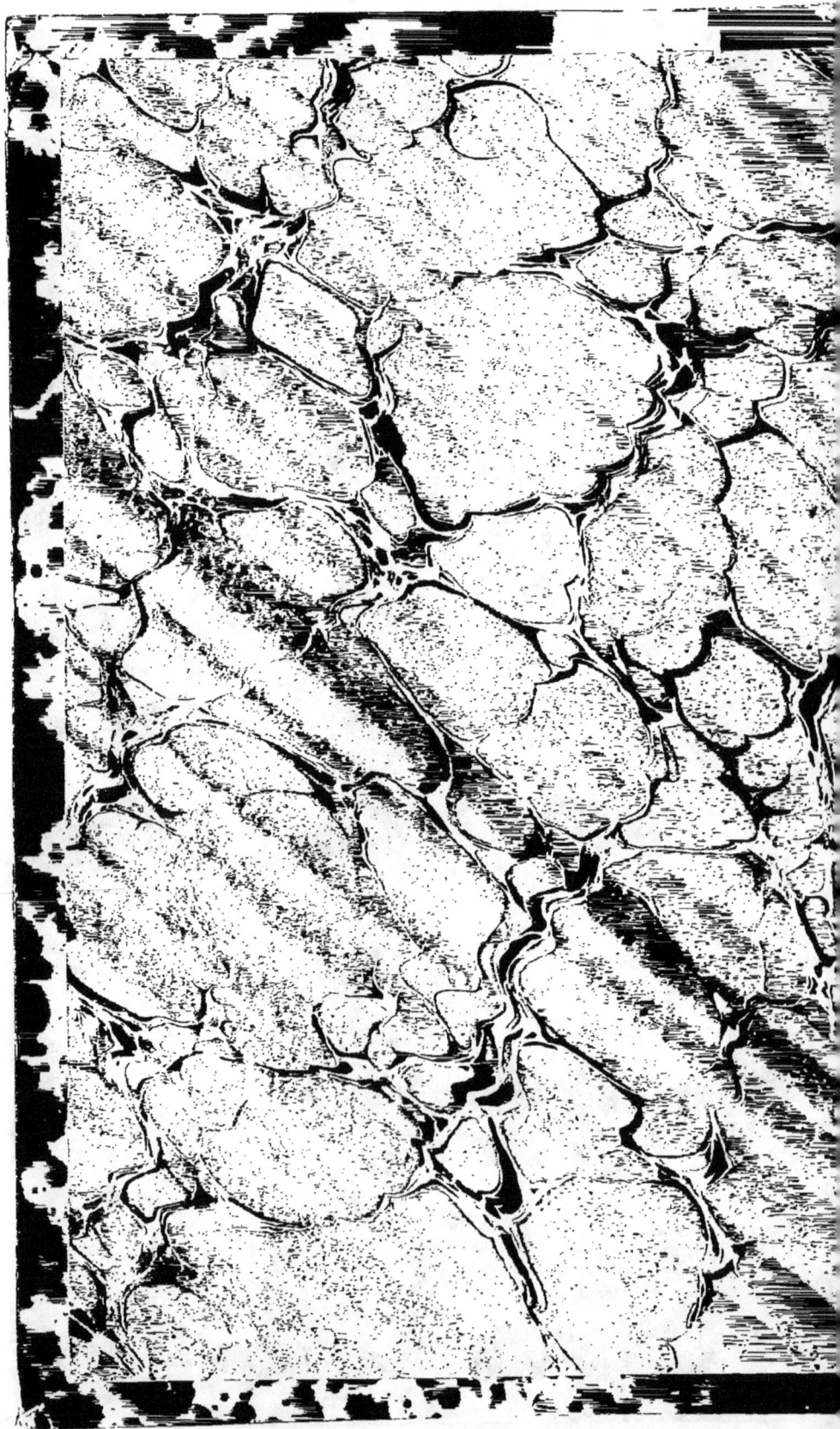

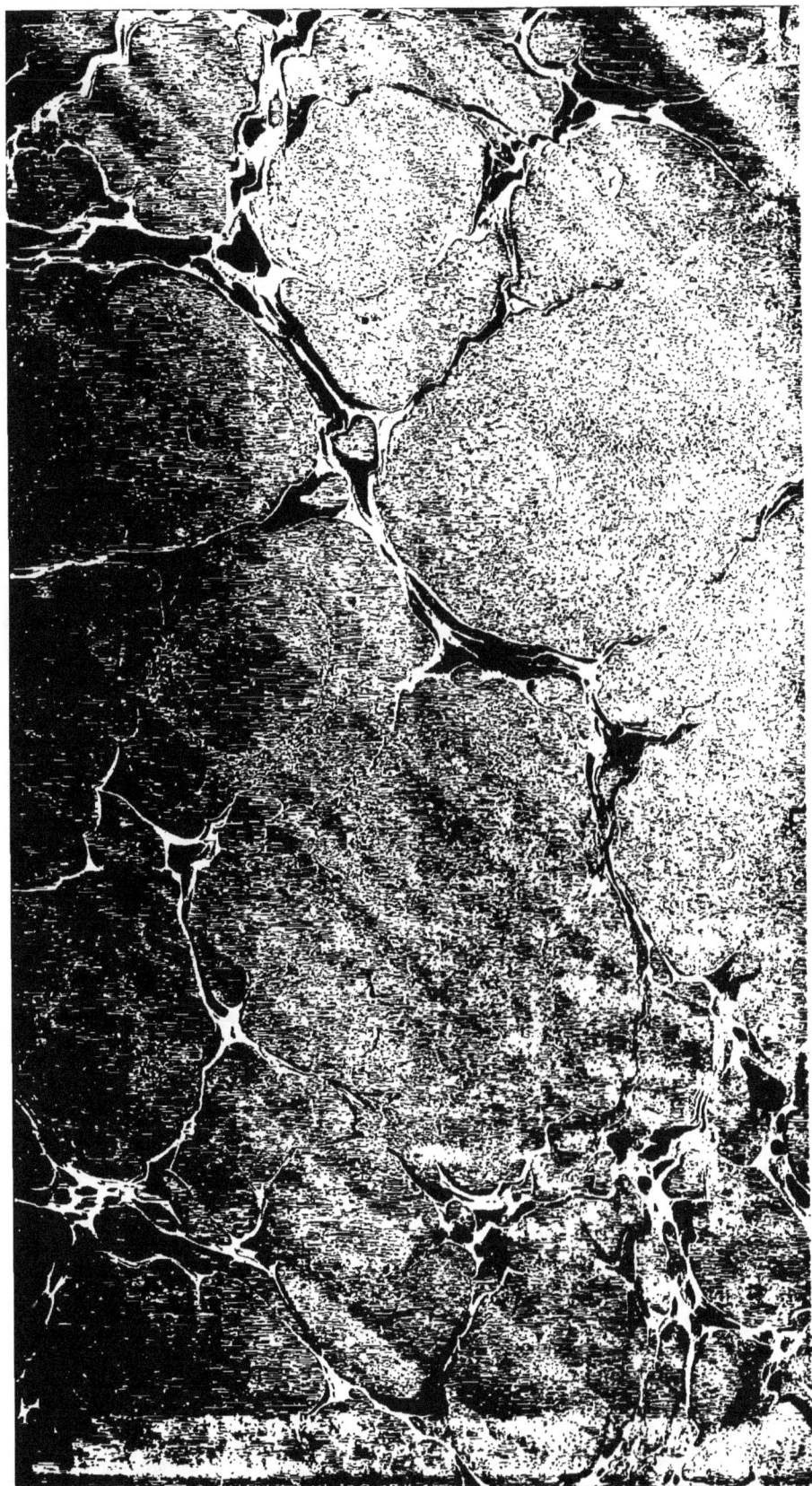

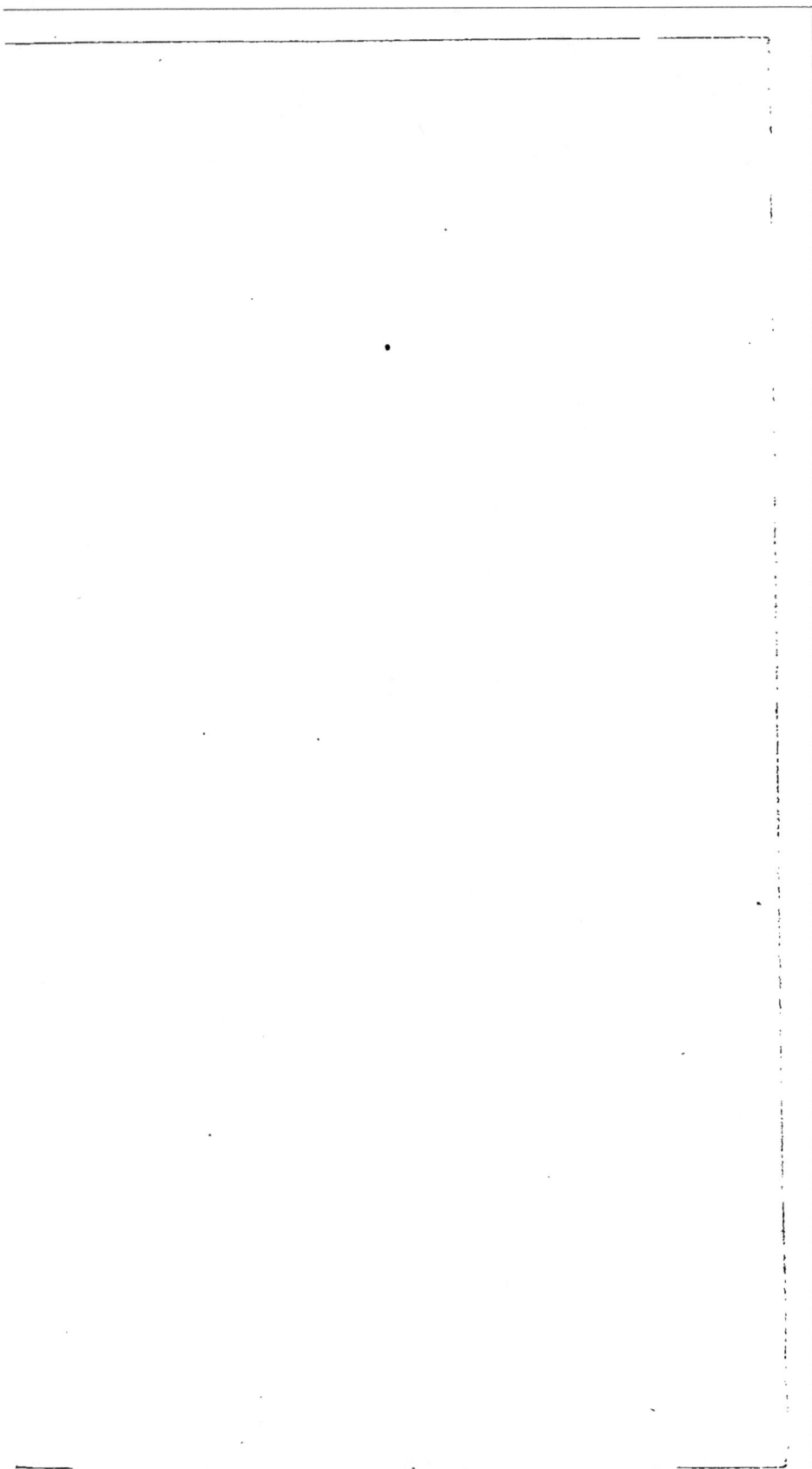

MANUEL

DE

L'ÉTUDIANT MAGNÉTISEUR

MANUEL

DE

L'ÉTUDIANT

MAGNÉTISEUR,

OU

NOUVELLE INSTRUCTION PRATIQUE SUR LE MAGNÉTISME,
FONDÉE SUR 30 ANNÉES D'EXPÉRIENCES ET D'OBSERVATION;

PAR

M. le baron DU POTET.

Seconde édition, corrigée et très augmentée.

PARIS.

GERMER BAILLIÈRE, LIBRAIRE-ÉDITEUR,
17, RUE DE L'ÉCOLE-DE-MÉDECINE.

1850.

A MESMER.

Si ceux qui ne sont plus comprennent nos pensées, si ta grande âme, ô bienfaiteur des hommes, est encore parmi nous, écoute la voix d'un cœur reconnaissant, reçois les hommages d'un homme qui te doit les plus doux moments de sa vie. Tes ouvrages l'inspirent; mais, trop faible pour t'imiter, il ne peut que cultiver les vérités semées par ton génie sur cette terre de France. Si, dans leur fol orgueil, ou dans leur méchanceté, quelques hommes se plaisent à flétrir ta mémoire, l'avenir n'est point pour eux, l'oubli les attend; tandis que toi, MESMER, le monde retentira de ton nom. Devançant les temps, j'ai voulu que cet ouvrage contînt un témoignage de mon admiration pour toi et de ma bien vive reconnaissance.

Baron DU POTET.

PRÉFACE.

Le champ de la science médicale a été cultivé par plus de trois millions d'hommes, et, après tant de travail et de labeur, pas une vérité-mère n'a été découverte, pas une certitude n'est venue surgir au milieu des doutes pour ennoblir cet art. Ah! c'est assez; cessez donc, médecins, de poursuivre votre œuvre; abandonnez cette terre maudite que vous avez en vain voulu rendre féconde. Ne voyez-vous pas que toutes les sciences ont marché, excepté la vôtre, usant bien moins d'hommes? Ne voyez-vous pas tout se rajeunir ou changer de formes autour de vous, et vous, vous restez couverts de la rouille des siècles passés? Des germes féconds sont partout répandus sur la surface du globe, et seuls, au milieu du mouvement général, vous restez immobiles; les hiéroglyphes de vos maîtres sont indéchiffrables à vous-mêmes, et vous le savez bien. N'ayant plus la vertu des premiers temps, vous ne trouvez que des paroles amères pour les hommes qui cherchent dans la sincérité de leur cœur à vous ramener aux vrais principes.

La science est à votre porte, et vous ne voulez pas lui ouvrir; elle vous supplie et vous l'insultez;

plusieurs d'entre vous l'ont outragée, l'ont frappée même, et cette fille divine ne cesse de vous implorer. Ouvrez-lui donc enfin. C'est Hygie, chassée par vous et qui revient dans votre temple : son voile est levé, vous ne pouvez méconnaître ses traits. Le charlatanisme impur lui a dit déjà : Viens ici ! Elle y est venue, et des guérisons surprenantes sont venues confondre votre raison. Elle s'est retirée bientôt de ces lieux qui n'étaient point faits pour elle, car ces nouveaux prêtres ne pouvaient ni la comprendre ni la servir. Désolée, elle vous implore de nouveau ; c'est de vous qu'elle a besoin, vous qui connaissez l'homme physique jusque dans ses moindres ressorts. Ecoutez-la donc cette fois, craignez de nouveau son éloignement. Songez que c'est de la France que doivent partir les vérités destinées à éclairer les hommes et à les rendre meilleurs et plus humains. Relevez donc les autels de votre Dieu et soyez de nouveau les ministres de ses décrets. Une découverte, grande comme le monde, sera, quand vous le voudrez, renfermée dans votre temple, pour ne plus en sortir.

Vous serez supérieurs à tous les autres hommes, car vous saurez plus qu'eux ; vous calmerez les alarmes et ferez cesser les craintes ; les douleurs, la mort même, au lieu de vous suivre, fuiront à votre approche.

Préférez-vous le mensonge à la vérité, les ténèbres à la lumière ? voulez-vous continuer de verser inutilement des flots de sang humain ? Si c'est de l'or que vous voulez, la vérité vous en donnera plus que l'erreur, et les larmes que vous ferez répandre ne seront plus les larmes du désespoir, mais celles de la joie.

Sans doute, il faut qu'on meure, mais que l'on ne meure point avant l'âge et victime d'assassinats; lorsqu'on saura que la nature rappelait à elle la créature qu'elle avait faite infirme, sans que vous ayez en rien rapproché le terme fatal, on se courbera sous le niveau sans vous maudire et sans blasphémer contre Dieu.

Que ne puis-je, dépouillant par la pensée cette masse d'êtres humains grouillant dans la grande cité, vous la montrer telle qu'elle est ! Apercevez-vous les traces de vos instruments? Voyez-vous ces vésicatoires, ces sétons, ces cautères, ces ulcères, ces bras sans muscles, ces poitrines amaigries, cette peau livide et flétrie, ces cancers; le pus sortir de ces émonctoires comme de ces poitrines que la phthisie dévore? Celui-ci rongé par des dartres, cet autre l'écume à la bouche et se roulant dans la fange? Ceux-ci, jeunes encore, n'ont plus de dents, plus de cheveux, leurs yeux distinguent à peine les objets, et il faut que l'optique vienne à leur secours. D'autres ont des hernies, des engorgements scrofuleux !...

Y a-t-il un de ces corps qui n'ait reçu quelques unes de vos cruelles atteintes, et n'ait dans le sang quelques uns de vos poisons? L'air semble vicié par l'odeur qu'exhale sans cesse cette population confiée à vos soins et à votre sagesse. Mais, sans dépouiller cette génération, ne voyez-vous pas ces gibbosités, ces corps courbés, atrophiés, déviés, ces membres amputés ? Tant de maladies, que vous n'avez su ni empêcher ni guérir, n'éclaireront donc jamais vos esprits? Sont-ce là les signes d'une vengeance divine, ou plutôt n'existez-vous que pour montrer aux hommes leur néant et l'impuissance de votre savoir?

Dieu! prends enfin pitié de la race humaine que tu as formée à ton image! Fais descendre un rayon de ta divine intelligence dans le cœur de tant d'hommes que le mauvais génie inspire. Entends ma voix suppliante, et si je ne puis les toucher et les rappeler à la vérité, ôte-moi ce feu qui me dévore et le cri de ma conscience, sans cela je croirai que tu m'as fait le plus malheureux de tous les hommes!

Hélas! j'appelle en vain de meilleurs jours, je ne dois point les voir! Le temps viendra pourtant pour la vérité que j'enseigne: les germes en sont déposés dans le cœur de quelques hommes. L'avenir m'apparaît par la pensée, j'y pénètre, je vois une science plus brillante que celle qui nous éclaire; car sa lumière se répandra sur l'immensité; la destinée de l'homme ne sera plus un problème, et l'art de le conserver aura la sanction universelle.

Paris, le 1er juillet 1830.

Baron DU POTET.

MANUEL

DE

L'ÉTUDIANT MAGNÉTISEUR

PRÉLIMINAIRES.

—

Communément on donne le nom de *magné-tisme animal* à l'influence occulte que les corps *organisés* exercent à distance l'un sur l'autre. Le moyen ou véhicule de cette action n'est point une substance qui puisse être pesée, mesurée, condensée; c'est une *force* (1) vitale, dite fluide ou agent *magnétique* que chaque organisation recèle, et que *tout être* peut émettre.

Lorsque, par des procédés particuliers, on parvient à l'accumuler dans nos organes, elle y développe une série de phénomènes qui portent la même épithète.

Douée de propriétés éminemment curatives,

(1) Les physiciens définissent *force* par *cause de mouve-ment.*

elle est susceptible d'une application raisonnée au traitement des maladies.

Sans rechercher à qui la découverte en est due, sans nous préoccuper, avec quelques auteurs, de la question de savoir si, sous d'autres noms, l'Inde, l'Égypte, la Grèce, le monde romain, les Arabes et le moyen âge en ont possédé la connaissance ; sans parler non plus des obstacles que Mesmer a rencontrés auprès des corps savants, voici les *faits physiques* qui prouvent manifestement l'*existence* de l'agent dont nous poursuivons l'étude. Ils sont indépendants de toutes causes étrangères ou forces connues jusqu'à ce jour.

Action sur des enfants.

Il n'est aucun enfant *endormi* qui, magnétisé cinq ou dix minutes au plus, ne manifeste suffisamment le changement qui s'opère dans l'état habituel de son existence.

Pour obtenir cette modification dans sa manière d'être, voici comment je procède :

Me plaçant à un pied de distance de l'être que je veux impressionner, je promène mes mains successivement sur toute la surface du corps, sans déranger les couvertures ; puis, cessant ces mouvements ou *passes* au bout du temps plus haut fixé, j'approche un doigt d'une surface nue ou couverte, et, *sans contact* aucun, j'y détermine de légères contractions musculaires.

De petits mouvements convulsifs se manifestent dans les doigts, si c'est la main que j'actionne, et souvent même tout le corps participe à ce commencement de magnétisation.

Si je dirige sur la tête la force que je suppose en moi, le sommeil devient plus intense.

Si j'ai choisi la poitrine comme point d'expérience, la respiration devient laborieuse, et la gêne commence sans que les contractions que je viens de signaler cessent de se manifester par instants.

En insistant davantage sur la surface totale du corps, de légères secousses, simulant de faibles décharges électriques, ne tardent pas à se produire visiblement, ostensiblement, et l'enfant est éveillé indubitablement par l'agitation qu'il éprouve.

Si, ceci fait, je le laisse retomber dans son état primitif, à cinq ou dix pas de distance, je reproduis la même chose en me servant des mêmes procédés.

Enfin si, pour détruire toute incertitude, lever

tout doute, je place un corps quelconque entre moi et l'enfant, l'effet n'est en rien modifié.

Cette force, ainsi mise à jour, ne peut plus être contestée. Néanmoins voyons d'autres preuves.

Action sur des hommes.

Le système nerveux d'un enfant pouvant être impressionné par des agents d'une faible puissance, essayons sur des hommes faits placés dans les mêmes circonstances, c'est-à-dire en état de *sommeil naturel.*

Je trouve qu'il n'en est encore aucun qui n'éprouve, presque dans le même laps de temps, des effets absolument identiques, c'est-à-dire trismus des muscles, secousses, gêne dans la respiration, sommeil plus profond, ou réveil subit, selon l'organe actionné.

J'ai rarement rencontré quelque être humain *endormi* sans essayer sur lui l'action du magnétisme, et, dans plus de mille expériences de ce genre que j'ai faites en ma vie, les phénomènes nerveux ont toujours apparu de la même manière.

Dans l'*ivresse*, la *syncope*, où tout se passe à l'insu du patient comme dans le sommeil, les phénomènes se manifestent aussi de la même manière et avec le même caractère. Cela ne suffit pas encore, suivons.

Action sur des animaux.

Le chien, le chat, le singe et quelques autres animaux ont été magnétisés; soit *endormis*, soit *éveillés*, on observe sur eux les mêmes effets que sur les hommes dans les cas qui précèdent.

Le cheval même, qu'on pourrait supposer difficile à émouvoir à cause de sa masse relative, est sensible, et son système nerveux s'émeut au bout d'un instant.

Je suppose ici que ceux qui voudront s'assurer du fait, en cherchant à le produire eux-mêmes, sauront magnétiser, ou qu'ils connaîtront au moins les résultats des expériences auxquelles M. le marquis de Larochejaquelin s'est livré sur ce point.

Action sur des magnétisés.

Souvent, pour m'assurer de la réalité du *sommeil magnétique* de personnes qu'on me disait être en cet état, il m'est arrivé de diriger sur elles une de mes extrémités sans but apparent, mais intérieurement animé du désir d'exciter leur système nerveux. Eh bien, elles sentaient mon

1.

action, m'avertissaient que je les magnétisais, et éprouvaient des secousses qui, du reste, ne laissaient aucun doute.

Il en était encore absolument de même lorsque me tournant le dos et causant avec les personnes qui les entouraient, j'agissais avec la même intention, et que, par ma volonté, je chassais au dehors la force agissante venant de mes organes.

Voici, au reste, une expérience qui les résume toutes ; je la tire du rapport de M. Husson à l'*Académie de médecine*.

« C'est principalement sur M. Petit, âgé de
» trente-deux ans, instituteur à Athis, que les
» *mouvements convulsifs* ont été déterminés avec
» le plus de précision par l'approche des doigts
» du magnétiseur. M. du Potet le présenta à la
» Commission le 16 août 1826, en lui annonçant
» que M. Petit était très susceptible d'entrer en
» somnambulisme, et que, dans cet état, lui,
» M. du Potet, pouvait, à sa volonté, et sans
» l'exprimer par la parole, par la seule approche
» de ses doigts, déterminer des mouvements con-
» vulsifs apparents. Il fut endormi très prompte-
» ment, et c'est alors que la Commission, pour
» prévenir tout soupçon d'intelligence, remit à

» M. du Potet une note rédigée en silence à l'in-
» stant même, et dans laquelle elle avait indiqué
» par écrit les parties qu'elle désirait qui entras-
» sent en convulsion. Muni de cette instruction,
» il dirigea d'abord la main vers le poignet droit,
» qui entra en convulsion; il se plaça ensuite
» derrière le magnétisé, et dirigea son doigt en
» premier lieu sur la cuisse gauche, puis vers le
» coude gauche, et enfin vers la tête. Ces trois
» parties furent presque aussitôt prises de mou-
» vements convulsifs.

» M. du Potet dirigea sa jambe vers celle du
» magnétisé; celui-ci s'agita de manière qu'il fut
» sur le point de tomber. M. du Potet dirigea en-
» suite son pied vers le coude droit de M. Petit,
» et ce coude s'agita; puis il porta son pied vers
» le coude et la main gauches, et des mouvements
» convulsifs très forts se développèrent dans tous
» les membres supérieurs.

» Un des commissaires, M. Marc, dans l'in-
» tention de prévenir davantage encore toute
» espèce de supercherie, lui mit un bandeau sur
» les yeux, et les expériences furent répétées avec
» une légère différence dans les résultats!...
» MM. Thillaye et Marc dirigèrent les doigts sur
» diverses parties du corps, et provoquèrent quel-

» ques *mouvements convulsifs*. Ainsi M. Petit a
» toujours eu, par l'approche des doigts, des
» *mouvements convulsifs*, soit qu'il ait ou qu'il
» n'ait pas eu de bandeau sur les yeux. »

Ces démonstrations de l'existence de la force
magnétique, reprises dans une autre séance pour
obéir aux désirs des commissaires, eurent lieu
dans le local même de l'Académie, rue de Poi-
tiers. M. le rapporteur, en laissant de côté tout
ce qui a trait à la vision, s'exprime ainsi à leur
sujet :

« Pendant que M. Petit faisait une deuxième
» partie de piquet (en somnambulisme), M. du
» Potet, sur l'invitation de M. Ribes, dirigea par
» derrière la main sur son coude ; la contraction
» précédemment observée eut lieu de nouveau.
» Puis, sur la proposition de M. Bourdois, il le
» magnétisa par derrière, et toujours à un pied
» de distance, dans l'intention de l'éveiller. L'ar-
» deur que le somnambule portait au jeu com-
» battait cette action, et faisait que, sans le ré-
» veiller, elle le gênait et le contrariait. Il porta
» plusieurs fois la main derrière la tête comme
» s'il y souffrait. Il tomba enfin dans un assou-
» pissement qui paraissait être un sommeil natu-
» rel assez léger, et quelqu'un lui ayant parlé

» dans cet état, il s'éveilla comme en sur-
» saut.

» Peu d'instants après, M. du Potet, toujours
» placé derrière lui, et à quelque distance, le plon-
» gea de nouveau dans le sommeil magnétique,
» et les expériences recommencèrent. M. du Po-
» tet, désirant qu'il ne restât aucune ombre de
» doute sur la nature d'une *action physique exer-*
» *cée à volonté* sur les somnambules, proposa
» de mettre à M. Petit tel nombre de bandeaux
» que l'on voudrait et d'agir sur lui dans cet état.
» On lui *couvrit*, en effet, la figure jusqu'aux
» narines de plusieurs cravates, on *tamponna* avec
» des gants la cavité formée par la proéminence
» du nez, et on *recouvrit le tout d'une cravate*
» *noire descendant en forme de voile jusqu'au*
» *cou.* Alors on recommença de nouveau, et *de*
» *toutes les manières*, les essais d'*action à dis-*
» *tance*, et *constamment* les mêmes mouvements
» se manifestèrent dans les parties vers lesquelles
» la main ou le pied étaient dirigés. »

Réalité des effets qui précèdent.

N'ai-je point été dupe de mon imagination ?
Mes sens ne m'ont-ils point trompé ? Non, car
je puis, *à toute heure, devant les plus incrédules,*

aussi bien que dans le silence et loin de tous, reproduire les mêmes effets physiques.

Les autorités de la science niant le magnétisme devant moi, et la crainte de me tromper, m'ont souvent fait mettre en doute, pour un moment, les résultats de ma propre expérience; je recommençais alors avec plus de défiance, et les mêmes phénomènes nerveux venaient de nouveau éclairer mon esprit. J'ai répété à satiété ces expériences, j'ai varié les temps, les lieux, les sujets; et la nature, toujours constante quand on sait la solliciter par les mêmes causes qui la font agir d'elle-même, s'est plu, dans tous les cas, à reproduire les mêmes phénomènes.

Tous sont donc bien réels et le produit d'une cause *particulière.* Ils ont lieu sur l'homme sain comme sur le malade, et la meilleure condition pour qu'ils se produisent de la même manière, c'est le *sommeil naturel.* Entendez-vous bien, le *sommeil?* état qui détruit, anéantit à lui seul toutes les explications qu'on a tenté de donner sur la cause de ces singuliers phénomènes, tels que l'*imagination,* l'*ennui* causé par la *monotonie des gestes l'éréthisme de la peau, la chaleur animale,* l'*imitation,* etc. Si vous avez suivi avec attention, vous avez vu que, dans les cas que je iens de détailler, aucune de ces causes ne peut tre admise sans briser la raison. Mais nous vons bien d'autres faits : cet ouvrage en sera empli.

Action sur des êtres bien portants.

Si je prends un individu sain, bien éveillé, et ue je le soumette à l'influence des mêmes pro-édés, quelles que soient sa *force* ou sa *faiblesse hysiques*, voici, en laissant de côté les phéno-nènes si curieux d'*attraction* et de *somnambu-isme* que nous retrouverons plus loin, les modi-cations physiologiques que subira son être.

D'abord le *pouls augmente* de force et de fré-uence, ou *diminue* dans les mêmes rapports, nalgré le repos du corps, car je suppose le pa-ient assis. Les pulsations ne restant pas au même egré, la chaleur varie ; les yeux deviennent bril-ints, vitreux ; la sensibilité s'exalte ; souvent il urvient une transpiration abondante, comme ussi une grande prostration de forces, et le orps *obéit aux lois de la pesanteur.* A ces phé-omènes se joignent souvent ceux que nous avons bservés sur des êtres *endormis ;* quelquefois nême ils acquièrent un développement extraor-inaire, ainsi qu'on en trouve un exemple dans e rapport précité de M. Husson à l'*Académie.*

L'incrédulité empêche-t-elle la manifestation de ces phénomènes? Je n'ai jamais de ma vie tenu compte de cette disposition morale de la part de ceux que je magnétisais. Je l'ai toujours regardée comme ridicule, car, à mon sens, nier le magnétisme équivaut à nier la lumière en plein midi.

Remarquons seulement que, dans ces cas, les effets varient un peu en intensité et en temps, parce que l'individu est éveillé, que son imagination travaille, qu'il est dans des conditions où le corps ne peut obéir avec régularité à l'action d'un agent contrarié par une volonté souvent puissante, parce qu'enfin il n'y a pas *passiveté*, et que le magnétisme doit subir la loi de la plupart des agents de la nature, dont l'homme a, jusqu'à un certain point, la possibilité de contrarier et souvent même de paralyser les effets.

Effets profonds et tardifs.

Est-il des êtres qui n'éprouvent absolument rien? Je ne le pense pas; car, ayant fait des expériences extrêmement nombreuses sur des gens de tous les pays et de tous les tempéraments, autant que j'ai pu le constater, quand le magnétisé assurait n'avoir rien senti, il se trourait dans le cas d'un homme qui, ayant bu une dose de vin qui ne lui a pas troublé la raison, soutient que ce liquide ne grise pas.

Le magnétisme n'est jamais vainement introduit dans l'organisme : il y produit toujours un effet. Si vous avez affaire à un magnétisé de bonne foi et capable de bien observer, disant *n'avoir rien senti* ou accusant seulement quelques effets obscurs, vagues, ne le *démagnétisez pas*. Il arrivera en dehors de vous de l'insomnie ou un sommeil plus prononcé qu'habituellement, quelquefois aussi une exaltation de la sensibilité.

Des *sécrétions* abondantes et inaccoutumées viennent d'ailleurs attester l'action du magnétisme, et même sans cela le physiologiste pourrait constater un grand nombre d'effets résultant d'une cause légère en apparence. Le magnétiseur, de son côté, peut y constater l'augmentation du travail médicateur. J'ai vu ainsi apparaître presque subitement, à la suite de mes expériences, des affections de la peau qui n'attendaient, sans doute, pour se manifester, qu'un surcroît de ton, un excitant de la sensibilité.

Les *Archives de la Société magnétique de Cambrai* contiennent un exemple remarquable du fait que j'avance.

« Je magnétisais, dit l'observateur, un enfant ;
» après lui avoir fait quelques passes, il s'éleva
» sur la partie malade des boutons qui disparurent
» après la séance. Il en fut ainsi pendant plusieurs
» jours, et cet effet ne saurait être attribué à
» d'autre cause qu'au magnétisme. »

J'ai vu le même fait se produire sur quelques
uns des enfants que j'avais magnétisés pendant
leur sommeil pour expérimenter. Mais je dois le
dire, ces affections ont été toutes bénignes. La
rougeole, là variole même, ont aussi apparu, et
ce n'est que la répétition fréquente de ce curieux
phénomène qui m'a fait y croire, quoique, dans
le principe, les parents se fussent aperçus que le
magnétisme avait été la cause du développement
subit de ces affections et m'en eussent fait part.

Mais ce n'est pas tout, nous avons bien d'autres
faits à vous révéler en poursuivant cette étude.

Expérimentation sur des malades.

Prenant un malade au hasard, car il n'est pas
encore question du traitement des maladies, mais
du rôle que le magnétisme joue comme agent
physique sur les malades, nous allons mettre
sous vos yeux l'ensemble des phénomènes observés, comme si nous les voyions sur un seul ; plus

tard nous essaierons de dire ce qui est propre à chacun d'eux.

Disons d'abord qu'il n'est pas facile de constater l'action magnétique lorsqu'elle est douce et tempérée, lorsqu'elle est exercée par un être faible, lorsqu'enfin on s'adresse à une maladie chronique *très ancienne* ou une affection aiguë *très grave*.

§ I. Dans les affections chroniques.

Légère chaleur, respiration plus marquée, yeux plus animés, sentiment de bien-être inaccoutumé, pandiculations, bâillements, réveil de douleurs anciennes, calme de celles présentes, qui quelquefois s'exaltent, mais c'est le plus rarement; besoin d'expectorer s'il y a quelque altération de la poitrine; disposition au sommeil, envie d'uriner; s'il y a un émonctoire, le malade y sent des picotements, de la démangeaison; s'il y a eu fracture des membres, ou quelque solution de continuité, il peut constater en cet endroit un travail singulier, quelque chose qui lui rappelle le dérangement dont ces parties ont été le siége, et les douleurs qu'il y a endurées.

Quelquefois la peau devient moite, les extrémités brûlantes, la salive abondante; dans d'au-

tres cas, c'est le besoin de boire que le malade
éprouve.

Quelquefois la magnétisation augmente le mal
et replace l'individu dans l'*état aigu*; c'est le plus
favorable des symptômes.

Tout cesse bientôt, et le patient, qui avant
l'opération ne ressentait aucun des symptômes
que nous décrivons, retombe dans son état habituel, jusqu'à ce qu'une nouvelle magnétisation
soit pratiquée.

§ II. Dans les affections aiguës.

Ici l'analyse est difficile à faire; les effets
varient à l'infini, selon le genre de maladie, la
gravité des symptômes, les remèdes déjà pris,
et le moment que vous avez choisi pour agir; car
le mal change souvent dans cette tourmente du
corps, où rien n'est pacifique, où chaque organe
participe plus ou moins, bien que dans certains
cas on ne soit atteint gravement que dans un
seul organe.

Mais ce que je regarde comme un des plus
grands bienfaits du magnétisme, et qui sera considéré de même par la suite, c'est la propriété
qu'il possède de faire cesser subitement les affections secondaires ou sympathiques. Je me hâte

le le dire, car je l'ai vu tant de fois produire ce
résultat, que ma conviction est entière, complète, et n'aura jamais besoin de nouvelles
preuves.

Voici la description d'effets qu'on peut constater.

Si la circulation est accélérée, le pouls petit,
rrégulier, la circulation se modère, le pouls
devient plus plein, moins fréquent, ne fût-ce que
pour un instant. La peau sèche cesse de l'être,
mais pour un instant aussi. S'il y a des vomissements, ils peuvent s'arrêter; le sommeil peut
venir également lorsque le malade n'en éprouvait
pas le moindre symptôme; mais s'il n'est pas
somnambulique, il cesse aussitôt que vos forces
diminuent.

Je sens combien il est difficile de suivre une
description semblable. Il faut, ici plus qu'ailleurs,
savoir bien distinguer ce qui est le produit de la
maladie et du travail médicateur naturel qui se
fait dans l'organisme, de celui de votre agent,
quand les effets de ce dernier se confondent avec
le tout, et sont souvent dominés par de plus puissants : aussi, pour plus de clarté, de précision,
nous allons laisser la maladie se caractériser, et
la prendre avec un nom. Dégagée de l'abstrac-

tion, notre marche sera plus assurée dans le domaine des faits.

Premier exemple. — On sait que le magnétisme a été bien rarement employé au début des maladies graves; ce n'est jusqu'ici qu'à la fin, et lorsqu'il n'y eut plus d'espoir, qu'on essaya l'emploi de ce moyen curatif. Je n'ai moi-même que peu de fois dans ma vie pu précéder tout médecin.

Dans un cas de *fièvre ataxique*, où cette maladie avait parcouru toutes ses périodes, je magnétisais pour mon instruction, pour essayer. Voici ce qui arriva :

Le malade était sans connaissance; ses membres étaient d'une roideur extrême (il était au quatorzième jour de sa maladie). Ces symptômes alarmants étaient survenus à la suite d'un délire de plusieurs jours et d'une hémorrhagie considérable. La langue, les dents, les lèvres étaient couvertes d'une espèce d'enduit couenneux, qui s'étendait jusque dans la gorge. La respiration était râleuse et fréquente, les yeux vitreux, et les paupières ne s'abaissaient plus. Si le besoin de boire se faisait sentir, il était de toute impossibilité de le satisfaire, à cause de l'enduit qui remplissait la bouche et l'arrière-bouche. Je magnétisai ce malade sans espoir de le guérir, comme e l'ai dit, pour expérimenter. Et quel ne fut pas non étonnement! Ses yeux devinrent mobiles; il eprit connaissance; nous le vîmes mouvoir sa main, la porter à ses lèvres, arracher avec ses oigts les mucosités épaisses qui tapissaient sa ouche. Il demanda à boire, on lui en donna, t le liquide passa. Une demi-heure de magnétiation avait suffi pour produire ces phénomènes. e ne magnétisai que cette seule fois ce malade, qui succomba trois jours après.

Deuxième exemple. — Une jeune fille, apartenant à une honnête famille, fut affectée l'une fièvre à peu près semblable. Je la vis avec on médecin, le docteur Desprez; comme il avait léclaré qu'il n'y avait plus d'espoir, je le tourmentai pour qu'il me la laissât magnétiser; il y onsentit et les parents aussi. Le fait observé plus iaut se renouvela : elle arracha les mucosités de a bouche, elle qui un instant auparavant était ans connaissance; elle but aussi, ce qui n'avait lus lieu depuis longtemps. Elle sentit vivement es parties sur lesquelles on avait appliqué de la moutarde et des vésicatoires, quoique auparavant ces parties fussent complétement insensibles. Je la laissai dans l'état que je viens de lécrire. Mais bientôt après elle reperdit connaissance, et retomba dans l'état où je l'avais trouvée. J'y allai de nouveau, la magnétisai, et obtins le retour des heureux symptômes. Encouragé de ce succès, je ne la quittai plus, et dès le second jour on avait le plus grand espoir de la sauver par le moyen que j'employais. Elle guérit enfin. Il y a bien longtemps de cela, je l'ai perdue de vue; mais les parents doivent avoir, comme moi, conservé le souvenir du succès de mes heureux efforts. Quant au médecin, il était ravi, et proclamait partout que cette jeune fille me devait la vie.

Troisième exemple. — La comtesse de R... avait été atteinte d'une *fièvre* que ses médecins nommèrent *muqueuse inflammatoire.*

Depuis soixante jours au moins pas une seule garde-robe, en dépit de tous les remèdes employés; pas un instant de sommeil, malgré toutes les compositions soporeuses.

La bouche était sèche, ulcérée, ainsi que la langue; l'abdomen ballonné; chaleur sèche et âcre à la peau.

Je la magnétisai dans cet état. Eh bien, la nuit qui suivit, elle eut quatre heures de bon sommeil, et le matin deux selles. On la croyait sauvée, je l'espérais aussi; mais ses médecins (ils étaient cinq), n'ayant pas été prévenus de l'essai

ue j'avais fait, crurent que la nature seule était
ause de ce changement heureux, et *voulurent
'aider*. Ils administrèrent deux onces d'huile de
icin, et une tisane pour en favoriser l'effet. Le
ien produit s'effaça rapidement ; cependant je la
nagnétisai encore deux fois, mais c'était dès lors
ans espoir. Je me retirai, et cinq ou six jours
près, j'appris que la malade était morte.

Je borne ici mes citations ; les multiplier serait
uperflu. Ces trois exemples suffisent à montrer
'évidence de l'action physique que l'agent ma-
;nétique exerce sur les malades.

Passons maintenant à son action curative. Mais
vant de tracer les règles de son application au
raitement des maladies en général, et de cha-
une d'elles en particulier, il est essentiel de dire
[uels sont les principes qui nous dirigent, nos
rocédés, notre manière d'expérimenter, notre
néthode enfin.

Méthode expérimentale de l'auteur.

Lorsque le patient peut s'asseoir, nous le met-
.ons sur un siége, et nous nous plaçons en face
le lui, *sans le toucher;* plus tard on saura pour-
[uoi. Nous restons debout, ou si nous nous
isseyons, nous tâchons toujours d'être sur un

Fig. 1.

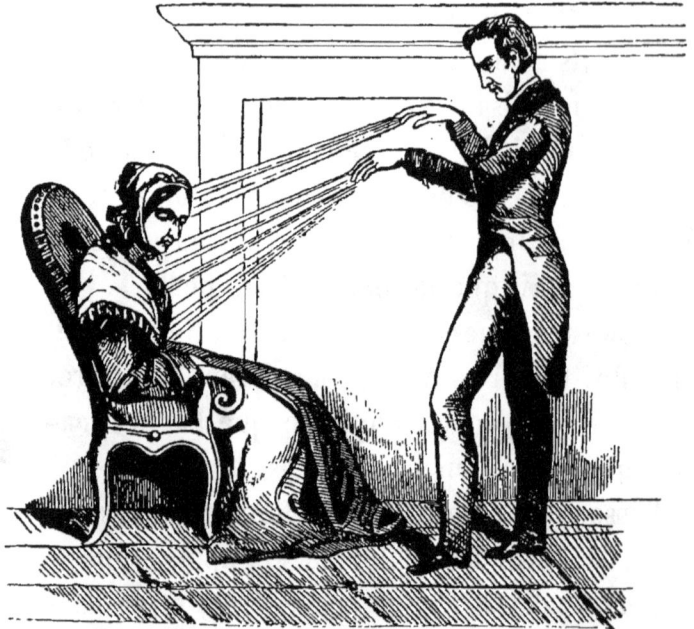

siége un peu plus élevé que le sien, de manière que les mouvements du bras que nous avons à faire ne deviennent pas trop fatigants.

Lorsque le malade est couché, nous nous tenons debout près de son lit, et l'engageons à s'approcher de nous le plus possible. Ces conditions remplies, nous nous *recueillons* un instant et nous considérons le malade. Lorsque nous jugeons que nous avons la tranquillité, le calme d'esprit désirable, nous portons une de nos

Fig. 2.

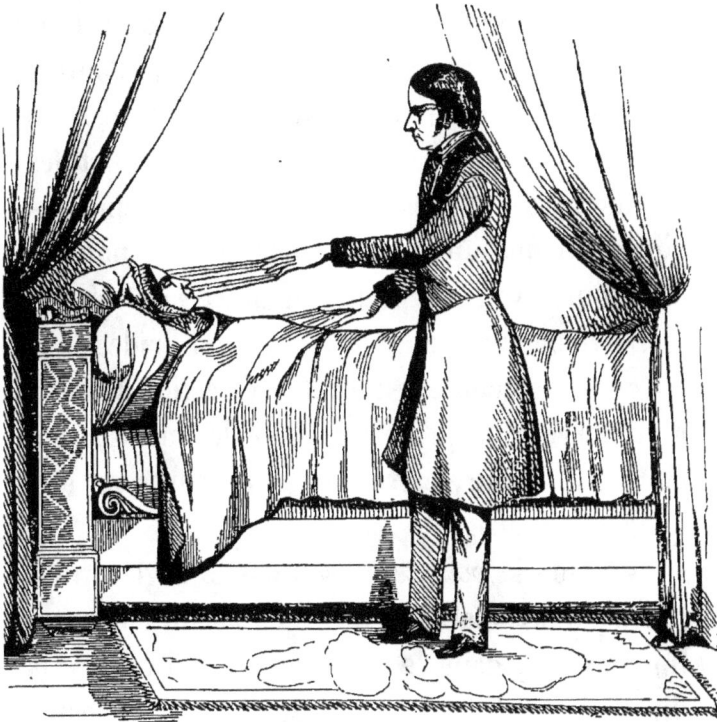

nains, les doigts légèrement écartés et sans
tre tendus ni roides, vers la tête du malade ;
uis, suivant à peu près une ligne droite, nous
a descendons ainsi jusqu'au bassin, et répétant
es mouvements (*passes*) d'une manière iden-
ique pendant un quart d'heure environ, en
xpectant avec soin les phénomènes qui se déve-
oppent.

Notre *pensée est active*, mais n'a encore qu'un but : celui de pénétrer les parties sur lesquelles nous promenons *nos* extrémités (quand un bras est fatigué, il est essentiel de se servir de l'autre) de l'émission d'un *fluide* que nous *supposons* partir des centres nerveux, et suivre le trajet des conducteurs naturels, les bras, et par suite les doigts. Je dis supposons, quoique pour nous ce ne soit point une hypothèse : notre *volonté* met bien évidemment en mouvement un fluide. Il se dirige et descend en suivant la direction des cordons nerveux jusqu'à l'extrémité des mains, franchit cette limite, et va frapper les corps sur lesquels on le dirige.

Lorsque la *volonté* ne sait pas le régler, il se porte par irradiation d'un objet sur un autre qui lui convient; dans le *cas contraire*, il obéit à la direction qui lui est imprimée, et produit ce que vous exigez de lui, quand toutefois ce que vous *voulez* est dans le domaine du possible.

Nous considérant donc comme une machine physique, et agissant en vertu des propriétés que nous possédons, nous promenons sur les trois cavités splanchniques, crâne, poitrine et abdomen, nos membres supérieurs, comme conducteurs de l'agent dont le cerveau paraît être le réservoir, n ayant soin que des *actes de volonté* accompagnent nos mouvements.

Faisons une comparaison qui rende notre pensée plus compréhensible.

Lorsque vous avez l'intention de lever un fardeau, vous *envoyez*, par votre volonté, la *force* nécessaire à vos extrémités, et elle obéit; car si elle ne s'y *transportait* point, vous ne pourriez rien. De même pour magnétiser.

Les effets dont le développement plus ou moins marqué suit d'ordinaire toute magnétisation apparaissent dès lors en raison de l'*énergie* de notre *volonté*, de la *force émise* et de la *durée* de l'action.

Nous avons toujours l'intention que les *émissions* du principe soient régulières, et jamais nos bras, nos mains, ne sont en état de contraction; ils doivent avoir toute leur souplesse pour accomplir sans fatigue leur fonction de *conducteurs* de l'agent.

Si les effets qui résultent ordinairement de cette pratique n'ont pas eu lieu promptement, nous nous reposons un peu, car nous avons remarqué que la machine magnétique humaine ne fournit pas d'une manière continue et selon notre volonté la *force* que nous exigeons d'elle. Après

3

cinq ou dix minutes de repos, nous recommen-
çons les mouvements de nos mains (*passes*),
comme précédemment, pendant un nouveau
quart d'heure, et nous cessons tout à fait, pensant que le corps du patient est *saturé* du fluide
que nous supposons avoir émis.

Cette pratique si simple, si facile à suivre, si
inoffensive en apparence, fournit pourtant la matière des plus grands résultats.

Pour vous la rendre plus compréhensible encore, voici, sous une autre forme, les procédés
magnétiques des Puységur et Deleuze. Cet
abrégé sera suffisant pour vous guider. Tout gît
dans les premiers succès; on marche ensuite ré-
solûment, lorsqu'en soi on a découvert la force
cachée, cause de tous les phénomènes.

CATÉCHISME MAGNÉTOLOGIQUE.

D. Qu'entendez-vous par magnétiser?

R. C'est diriger sur un malade à l'endroit de
son mal, ou sur les parties les plus sensibles de
son corps, l'agent magnétique afin d'y occasionner de la chaleur, ou un mouvement quelconque.

D. Croyez-vous que le magnétisme puisse
pénétrer dans tout le corps du malade?

R. Oui; et c'est ainsi qu'il produit de nombreux phénomènes.

D. Comment considérer ces effets?

R. Comme une accélération du mouvement tonique et une accélération de circulation de tous les fluides.

D. Le magnétisme est donc l'art d'accélérer et de régulariser le mouvement tonique des corps de nos semblables?

R. C'est un art et une faculté.

D. Tous les hommes sont-ils capables de l'apprendre et de l'exercer?

R. Sans doute, d'abord selon l'énergie de leur force et de leur volonté, et je puis dire de leur santé.

D. Pourquoi la volonté?

R. C'est que les hommes ne se déterminent à faire un acte quelconque que lorsqu'ils ont la volonté de le faire.

D. C'est donc une action de magnétiser?

R. C'est un acte aussi physique que de piler quelque chose dans un mortier, scier du bois, travailler à un métier, ou la composition d'ouvrages qui demandent de la force et de l'application, enfin comme tous les actes que quelques motifs nous inspirent la volonté de produire.

D. Si tous les hommes ont la faculté de magnétiser, comment se fait-il qu'ils ne l'aient pas plus tôt découverte en eux ?

R. Tout atteste qu'autrefois les hommes ont joui pleinement de leur puissance magnétique. Les fables, les mystères, les cérémonies religieuses des peuples anciens en laissent apercevoir des traces nombreuses ; mais probablement les formes, les procédés extérieurs pour magnétiser étouffèrent bientôt l'esprit qui les avait institués. L'usage rationnel de cette faculté une fois perdu, l'ignorance, les superstitions et le fanatisme ont constamment persécuté les hommes qui, à différentes époques, ont annoncé l'avoir recouvré.

D. Une fois persuadé que l'on a en soi la puissance magnétique, ne s'agit-il plus que d'avoir la volonté de l'exercer pour produire des effets ?

R. Oui, pour produire des effets quelconques, il ne faut pas davantage ; mais, pour n'en produire que de bons et jamais de nuisibles, il faut agir d'une manière constante et régulière.

D. Qu'entendez-vous par agir d'une manière constante et régulière ?

R. Une comparaison vous le fera comprendre·

c'est par l'effet de l'air, sur les ailes d'un moulin, que son mécanisme se meut; que cet effet cesse ou s'affaiblisse, la meule du moulin se ralentit ou s'arrête à l'instant. Que le vent change ou devienne trop violent, le mécanisme du moulin se désorganise aussitôt. Notre action magnétique, c'est le vent qui donne ou plutôt qui accélère le mouvement tonique dans les veines d'un malade; notre volonté, c'est ce qui donne à notre action et à l'agent magnétique sa direction convenable et nécessaire.

D. On pourrait donc faire du mal en magnétisant?

R. Sans doute, si l'on magnétise un malade sans intention ou sans attention, on produit des effets généraux sans but; la nature ne reçoit aucune indication, une impression est bientôt suivie d'une impression différente, et ce n'est alors qu'une suite de désordres. Il n'est qu'une manière de magnétiser utilement, c'est de ne jamais changer ni varier la direction de sa volonté.

D. Mais, avec la volonté ferme et constante de procurer le plus de bien possible à un malade, ne pourrait-on pas quelquefois produire trop d'action sur lui?

R. Oui ; il peut arriver un moment où votre agent tourmente avec trop de violence les organes, il faut savoir d'abord le mettre en équilibre dans toutes les parties, puis lui ouvrir une ssue.

D. Comment y parvenir ?

R. En faisant des passes jusqu'aux extrémités des pieds et en bornant la magnétisation lorsque la sensibilité exaltée est devenue générale.

D. Quoique tous les hommes aient plus ou moins la puissance magnétique, ne croyez-vous point cependant que les médecins en feraient toujours usage avec plus de discernement que d'autres ?

R. Cela est vrai seulement pour quelques cas difficiles qui seront d'ailleurs spécifiés dans ce traité, mais, avec un peu d'expérience, tous les hommes peuvent faire du bien ; le magnétisme est l'agent de la nature, il s'harmonise avec toutes les forces vives qui sont en nous, il augmente l'action médicatrice qui tend sans cesse à rétablir l'équilibre dans le jeu des organes.

D. Il n'est donc pas nécessaire de connaître ni l'espèce ni la cause des maladies pour s'employer à les guérir par le magnétisme ?

R. Ce sont des connaissances que la nature semble ne pas exiger ; il paraît même qu'une trop grande préoccupation de l'esprit, appliquée à la recherche des causes, détourne les forces magnétiques en suspendant par instant leur émission.

D. Vous parlez d'agent, de forces, et de fluide, êtes-vous donc certain que ce ne soit pas seulement la pensée du magnétisme qui agit sur la matière ?

R. En admettant l'action d'un corps sur un autre corps, nous pensons qu'un agent d'une grande subtilité existe, mais jusqu'à présent aucun instrument n'en a donné la preuve matérielle ; les effets ne peuvent s'expliquer sans recourir à l'hypothèse d'un agent, nous admettons l'existence d'un fluide nerveux ; mais n'importe la manière de se rendre raison des principes de toutes nos volontés et de nos actions, tout homme qui, avec l'esprit sage et le cœur compatissant, exercera sa puissance magnétique, se procurera les jouissances les plus douces qu'il soit possible de goûter, car il soulagera ses semblables et produira des œuvres supérieures à toute science d'école.

D. Quel est l'effet le plus désirable à obtenir en magnétisant ?

R. Tous les effets sont également salutaires; un des plus satisfaisants est le *somnambulisme;* mais il n'est pas plus fréquent, et les malades, sans entrer dans cet état, peuvent également guérir.

D. Ne doit-on pas toujours avoir la volonté de produire le sommeil?

R. Non, il faut le laisser arriver de lui-même; l'agent ayant en lui une vertu, une propriété dormitive, il la développera si la nature en a besoin.

D. A quelle indication peut-on reconnaître qu'un malade est susceptible d'entrer dans l'état somnambulique?

R. Lorsqu'en magnétisant un malade, on s'aperçoit qu'il éprouve de l'engourdissement, ou de légers spasmes, une légère altération des traits, et qu'il ferme les yeux, il arrive au sommeil en continuant la magnétisation.

D. Quoi! il n'y a pas autre chose à faire pour mettre un malade en somnambulisme?

R. Non; vous n'avez plus qu'à attendre du temps; car souvent il faut plusieurs opérations semblables, cette sorte de crise arrivant rarement à son terme du premier coup.

D. L'état magnétique, autrement dit le

somnambulisme, exige-t-il quelques ménagements?

R. Il faut considérer l'homme en état de somnambulisme comme l'être le plus intéressant qui existe par rapport à son magnétiseur; c'est la confiance qu'il a eue en vous qui l'a mis dans le cas de vous en rendre maître; ce n'est que pour son bien seul que vous pouvez jouir de votre pouvoir; le tromper dans cet état, vouloir abuser de sa confiance, c'est faire une action malhonnête, c'est enfin agir en sens contraire à celui de son bien, d'où doit s'ensuivre, par conséquent, un effet contraire à celui que l'on a d'abord produit sur lui. L'abus du pouvoir porté un peu trop loin peut même devenir criminel, c'est pourquoi on ne doit jamais se laisser magnétiser par le premier venu.

Voici comment s'exprimait une somnambule lucide interrogée sur le magnétisme. Ne perdez pas de vue que, presque dans tous les cas, les somnambules reflètent l'opinion, la croyance de leurs magnétiseurs; mais ici il paraît y avoir une connaissance parfaite du magnétisme.

« 1° *Du magnétisme.* — L'homme porte en lui-même autant de fluide qu'il lui en faut pour exister; mais il n'en a pas toujours assez pour le

communiquer aux autres. Ce fluide est élémentaire, léger, subtil, blanchâtre : lorsqu'il émane
de notre corps, et qu'il est mû avec vivacité, il
devient brillant. Les malades, lorsqu'on les magnétise, l'attirent selon leur différents besoins.

» Ce fluide est répandu dans toute la nature;
mais il n'y a que l'homme qui sache l'employer :
c'est par une vertu que sa volonté met en action,
et qu'au défaut d'un terme plus convenable, on
peut nommer *vertu magnétique*.

» Il faut que le magnétiseur se recueille, qu'il
soit sans distraction, uniquement occupé de lui
et de la personne qu'il veut magnétiser, afin
d'employer un des-moyens de la nature pour agir
sur elle-même. Il faut que son âme s'élève au
plus haut degré de l'amour du prochain; non
parce qu'il nous a été ordonné de l'aimer, mais
parce que tous les hommes étant liés par des
rapports indissolubles, et le genre humain for-
mant un corps, cet amour résulte de la nature
de l'homme.

» Le magnétiseur donne, par le mouvement
de ses mains, plus d'essor au fluide qui émane de
lui; il agit ainsi sur le fluide de celui qu'il magnétise, et lui communique une rapidité qui,
dans l'état naturel, ne lui est pas propre.

» Le magnétiseur ne doit avoir d'autre but
que celui de faire le bien, et de soulager le souffrant. Que l'un et l'autre soient tranquilles, et
soumis à la Providence. Que le malade se recueille, que sa volonté reste sans action, qu'il
songe à la vertu dont il attend du secours.

» Pour donner le premier rapport, il faut que
le magnétiseur se place vis-à-vis de la personne
magnétisée, qu'il tienne les mains sur les épaules,
qu'il les glisse le long des bras, et qu'il tienne
pendant quelques instants, pour que le fluide
circule de l'un à l'autre et se mette en harmonie.

» Le magnétiseur doit avoir soin de sa conservation, de ses forces, et maintenir son âme dans
une assiette tranquille. Le magnétisme convient
à presque tous les êtres souffrants ; mais ses effets
sont plus salutaires et plus prompts dans les uns
que dans les autres.

» On peut agir sur des personnes éloignées,
mais cet effet n'est possible qu'autant qu'il y a eu
préalablement un rapport fortement établi par
une action immédiate.

» Souvent pendant la cure magnétique se manifestent des maux qui, sans le magnétisme, se
seraient développés plus tard, et auxquels il peut

remédier. Si le magnétiseur connaît le genre de maladie, il dirigera le magnétisme sur la partie affectée; s'il ne la connaît pas d'abord, le magnétisé la lui indiquera bientôt, parce qu'il ne manquera pas d'éprouver quelques sensations à l'endroit où siége le mal.

» Il est impossible de donner des règles fixes sur la manière dont on doit magnétiser : elle dépend des circonstances et du genre de maladie; mais il importe de distribuer le fluide dans tout le corps, pour y occasionner une circulation prompte et égale. »

APPLICATION THÉRAPEUTIQUE.

Ici je dois m'étendre davantage, car le but de cet ouvrage n'est pas seulement d'établir matériellement la preuve que notre agent physique est la cause réelle des guérisons qui se produisent, mais encore d'enseigner les moyens, la manière de faire plus que nos prédécesseurs. Ce n'est point un vain orgueil qui me fait parler ainsi, aucune science ne reste stationnaire. On ajoutera bientôt à ce que nous aurons pu découvrir; mais nous sommes plus habile que les magnétiseurs dont tout à l'heure nous avons exposé la méthode.

Mon désir est d'éclairer en même temps ceux qui veulent se livrer à la pratique du magnétisme et ceux qui, tout en s'y livrant, manquent cependant des connaissances nécessaires.

Pour y parvenir, je crois que la seule marche rationnelle est de dire ce que j'ai observé dans les maladies que j'ai eu à traiter. De cette manière, ceux qui voudront m'imiter, vérifier ce que j'avance, seront convaincus, par leur propre expérience, des résultats thérapeutiques qui suivent forcément toute magnétisation régulière. Ils apprendront en même temps et la règle et l'emploi, l'action et son résultat. Leur jugement s'exercera sur la cause, le but et les moyens, comme leur opinion se formera sur l'ensemble; je n'ai pas cru devoir suivre une autre marche. D'ailleurs les effets les plus simples se présentant à l'observation avec les plus compliqués, j'ai suivi la nature.

Considérations générales.

Nous avons prouvé jusqu'à la dernière évidence la réalité de phénomènes résultats d'une *force physique*, existant en nous-mêmes, force qui est à notre disposition, et qui, par des actes de volonté, franchit notre enveloppe, non par jet continu, mais par sorte d'ondes successives, d'émissions que la volonté rend plus ou moins abondantes, selon l'énergie du vouloir et la perfection des instruments qui servent à la transmission.

Chaque être possède cette force. Les enfants en ont même une quantité suffisante pour agir sur des hommes faits et sur des animaux.

La nature, en cela, n'a point accordé de privilége : *c'est une loi.*

Pour développer des phénomènes et opérer quelques guérisons, nous avons déjà dit qu'il n'est pas nécessaire de connaître la nature du magnétisme. Ce n'est que lorsqu'on veut avancer dans l'étude de la science, cesser d'être *machine magnétisante*, et obtenir des effets physiques et moraux qui sortent de la ligne commune, que de nouvelles connaissances sont nécessaires. Le commençant peut s'en passer. Tous les hommes n'ont pas la capacité de les bien saisir, et des connaissances imparfaites ne sont propres qu'à jeter le trouble dans les idées des magnétiseurs et des personnes qu'ils magnétiseront. Il y a un noviciat à faire, et il doit durer un certain temps.

Il y a donc deux sciences dans le magnétisme?

—Non. Il y a un art et une science seulement.

Les médecins devraient posséder la *science*, et des hommes sains, bien disposés de cœur et d'âme, ayant suffisamment de sensibilité pour être émus à la vue des souffrances d'autrui, devraient exercer seulement l'*art* de magnétiser, c'est-à-dire avoir une méthode régulière, sans laquelle aucune application rationnelle de la force magnétique dont ils disposent ne peut avoir lieu.

Cette force étant utile aux malades, ils pourraient en disposer selon les intentions du médecin et les indications que ses connaissances spéciales lui permettraient de donner, c'est-à-dire, pour être mieux compris, qu'il devrait y avoir un *artiste* pour tracer le plan, et un ouvrier qui exécutât les travaux, en fournissant les matériaux nécessaires : l'un, le génie, qui conçoit une chose; l'autre, l'habileté, qui l'exécute.

En voici les motifs.

Il se présente des cas difficiles où l'observation de toute une vie suffit à peine pour trouver les moyens de lever les obstacles que la nature et la maladie opposent à nos efforts. Il faut quelquefois forcer la nature à revenir sur ses desseins, et à reprendre en sous-œuvre son premier ouvrage. Cela ne se peut faire sans une connaissance profonde de l'organisation humaine, des lois qui président au développement des êtres, de la marche ordinaire des maladies, et enfin des *propriétés nouvelles* dont peut se revêtir l'agent magnétique, lorsqu'une *pensée créatrice* a dit : Je veux que ceci s'accomplisse.

Mais ici tout est rempli de mystères, et dans ce *Manuel* nous n'en voulons approfondir aucun. Le magnétisme, c'est-à-dire l'agent ainsi nommé, ayant par lui-même des *propriétés thérapeutiques par excellence*, pouvant, par conséquent, guérir un grand nombre de maladies sans que celui qui l'applique ait besoin de sortir de son rôle d'instrument de magnétisation, c'est à ceux qui voudront s'avancer dans cette connaissance à lire d'autres écrits, et à chercher des vérités d'un ordre moral, qui seraient ici mal placées.

Règles générales.

Dès que la force magnétique, en cela semblable aux autres agents de la nature, a pénétré dans une organisation saine ou maladive, elle y développe une série de phénomènes appréciables. Comme telle, son application exige une direction méthodique. Il faut savoir la doser, connaître le moment précis d'agir et celui où l'on doit s'arrêter.

Malheureusement, aucun auteur jusqu'ici n'a tracé de règles certaines. On a magnétisé sans s'informer en rien si le moment était opportun, et la durée de la magnétisation a été, non pas selon le besoin du malade, mais suivant le caprice du magnétiseur.

Nous allons essayer de remplir cette lacune, en prévenant toutefois que nous sommes loin de connaître *toutes* les conditions nécessaires.

L'*art de magnétiser* se perfectionnera avec le temps; mais, en attendant, voici ce que nous tenons de l'observation.

Dans toutes les maladies accompagnées de paroxysme ou de redoublement, et elles sont nombreuses, l'*application du magnétisme doit précéder l'accès.*

Dans les fièvres intermittentes, par exemple, il faut que la magnétisation *précède de deux heures au moins* l'accès fébrile, et dans les cas où vous n'avez que de courts instants, il faut profiter *du peu de temps qui vous est laissé.*

Soyez assuré que dans ces cas vous ne ferez que peu de chose si vous attendez que le trouble ait pris tout son développement. Dans cet état, il n'est laissé que peu de prise au magnétisme, car l'activité qui existe dans la circulation est un obstacle à vos efforts. Au lieu que si cette effervescence ne fait que se préparer, ou bien que les matériaux de la fièvre soient en repos, vous en dérangez, à coup sûr, les dispositions, les combinaisons, si je puis dire. Vous *avancez* ou *retardez* l'invasion. Ce premier pas fait, vous êtes bientôt maître du mal.

Dans la plupart des affections nerveuses, et surtout dans l'*épilepsie*, l'*hystéric*, la *catalepsie*, etc., où vous n'êtes pas prévenu de l'arrivée des accès, *il faut les faire apparaître*, et vous le pouvez dans beaucoup de circonstances, comme je vous l'indiquerai tout à l'heure.

Dans toutes les affections où, par des causes naturelles ou maladives, la sensibilité est vivement excitée par le magnétisme, c'est par *dose infiniment petite* que vous devez procéder; je n'excepte qu'un cas, celui où le malade *lui-même*, en somnambulisme, vous engage à poursuivre. J'ai vu quelques malades se plaindre, avec raison, de l'inhabileté de leurs magnétiseurs, qui, de bonne foi, croyaient bien faire, mais agissaient *trop*.

Dans les cas *désespérés*, ne craignez rien, marchez; la vie s'en va, donnez des forces; *cinq, six heures* de magnétisation, si vous le pouvez.

Reposez-vous, recommencez ensuite ; de cette manière, des crises salutaires, bien au-dessus des ressources de la nature seule, se produiront sous vos efforts, et la *vie que vous aurez versée* rattachera au corps du moribond celle qui, effrayée des désordres qu'elle s'était en vain efforcée de détruire, abandonnait la lutte, et quittait le domicile qu'un feu intérieur minait sourdement et qui menaçait ruine.

Dans toutes les maladies passées à l'état *chronique, une heure* de magnétisation suffit pour un laps de temps d'*au moins dix heures.* Ordinairement on laisse vingt-quatre heures, et l'observation prouve que cela suffit ; mais en laissant moins d'intervalle, le travail médicateur est plus sensible et la guérison plus prompte.

Dans les affections *scrofuleuses* et *lymphatiques,* vous ne pouvez craindre de trop magnétiser ; c'est un terrain froid qu'il faut échauffer, et lorsqu'il y a des désordres tels que tumeurs blanches, engorgement des glandes, etc., etc., vous ne ferez rien avec quelques minutes de magnétisation ; c'est *par mois* qu'il faut compter, et avoir une constance à toute épreuve.

Dans les *suppressions de règles,* il faut magnétiser *trois ou quatre jours* avant l'époque naturelle que les femmes pressentent et savent fort bien indiquer, et, dans le cas de non-succès, recommencer le mois suivant.

Dans *tous* les cas de maladie que vous aurez à traiter chez les femmes, le flux menstruel *ne doit pas empêcher* la continuation du traitement. Ceux qui ont écrit le contraire étaient dans l'erreur; souvent même la nature attend cette époque et profite de ce véhicule pour rejeter des matériaux viciés, que, sans les efforts que vous avez ajoutés aux siens, elle n'aurait pu expulser par cette voie.

Les *hémorrhagies* doivent seules vous effrayer; vous ne devez agir qu'en tâtonnant.

La vacuité prolongée de l'estomac, comme sa trop grande plénitude, sans empêcher l'action, est défavorable à la manifestation ostensible des effets.

Comment magnétiser dans les maladies aiguës ?

Vos efforts de volonté doivent être puissants, prolongés, pour être efficaces. Il faut diriger votre action sur l'abdomen, ne magnétiser le cerveau et la poitrine que secondairement; tenir votre main sur ou en face de l'estomac le plus que vous pourrez. Cherchez, si vous avez des connaissances en médecine, l'*organe principale-ment affecté*, et dirigez vos *doigts en pointe* sur sa surface lorsque vous l'aurez découvert.

Une magnétisation fait ordinairement *peu de chose* dans les *cas extrêmes ;* ce n'est que dans le commencement qu'on peut les enrayer en changeant les symptômes par quelques heures de magnétisation. Mais maintenant que vous voulez voir plus que des effets curieux, il vous faut pro-longer, répéter même à de courts intervalles, l'emploi du magnétisme. Soyez certain que, quelle que soit la gravité du mal, si une crise est possible, elle aura lieu, et si la nature a cherché à la produire et n'y est point parvenue, aidée de vous, elle cherchera de nouveau à se débarrasser de ce qui l'opprime.

N'attendez pas qu'il y ait gangrène des intes-tins, que des organes soient détruits ou altérés profondément dans les tissus qui les constituent : le mal ainsi fait est irréparable.

Les exemples qui suivent sont destinés à vous servir de guides, dans des cas analogues. Dans l'impossibilité d'énumérer toutes les infirmités humaines dans un aussi petit écrit, j'ai choisi des maladies dont le traitement peut, jusqu'à certain point, être pris pour type d'affections analogues.

§ I. Rougeole, scarlatine, variole.

Dans ces affections si nombreuses, et qui ont quelquefois une terminaison si funeste, vous pouvez obtenir des résultats qui dépasseront vos prévisions.

Lorsque la marche de ces affections languit, lorsque les éruptions se font attendre, ou que, s'étant montrées, elles semblent rétrograder au lieu d'avancer, c'est là surtout que vous constaterez l'efficacité du magnétisme.

Ne craignez pas la fièvre, ni la chaleur qui pourront se manifester ; elles ne sont que le résultat du travail qui se fait par vos efforts et de l'augmentation du mouvement nécessaire.

Dans ces cas, votre *magnétisation* est simple ; elle doit être *générale* et de courte durée ; quinze ou vingt minutes pour chaque fois, et cette application ne dérange en rien le traitement judicieux qu'un médecin aura indiqué ou suivi dans pareil cas.

Même marche à suivre dans les maladies dites *éruptives*, fièvre miliaire, etc.

§ II. Inflammation du cerveau.

Ce que vous pouvez faire dans ces cas graves est encore immense. Votre action diminue, si elle

ne neutralise complétement, l'arrivée des fluides
que l'irritation appelle de toutes parts.

Passes à grands courants, jusqu'aux pieds, en
suivant la ligne médiane.

Placez une main à plat sur le front, frictionnez
légèrement les arcades sourcilières, puis termi-
nez votre magnétisation par des passes sur les
jambes.

La paralysie, l'absence de la parole, la rigidité des membres, et même, dans certains cas,
les convulsions, ne doivent point vous empêcher
de tenter la guérison. Ne sauveriez-vous qu'un
malade sur six, vous le pouvez ; n'est-ce pas un
résultat qui doit vous encourager ?

Dans ce groupe sont comprises : la *méningite*,
l'*encéphalite*, l'*apoplexie*, les différents degrés
de *congestion cérébrale* ou coup de sang.

§ III. Phlegmasies du tube digestif.

Cette dénomination comprend : la *gastrite*, la
duodénite, l'*entérite*, la *gastro-entérite*, la *diarrhée* aiguë et la *dyssenterie*.

Des frictions magnétiques, c'est-à-dire votre
main, promenée légèrement de place en place et
lentement sur le ventre, diminueront les ténesmes
et les coliques, et pourront empêcher le déve-

loppement d'une maladie qui mène souvent et rapidement à la mort.

Revenez souvent à ces procédés, ne quittez pas le malade qu'il ne soit mieux. Vous verrez peut-être survenir le sommeil magnétique, dans une intermittence des douleurs. Appliquez votre main, *parfois*, sur la région de la vessie ; mais que les pressions soient légères. Touchez aussi les reins en descendant jusqu'au sacrum.

Pour vous montrer que le magnétisme n'est point le patrimoine exclusif de quelques individus, mais qu'il appartient à tous, je prendrai quelques exemples en dehors de ma pratique. Ils justifient mes opinions, et montrent, jusqu'à la dernière évidence, que l'agent magnétique a des propriétés thérapeutiques qui lui appartiennent en propre, et, par conséquent, indépendantes de la croyance du magnétiseur et de sa foi.

Le fait suivant est extrait d'un ouvrage ayant pour titre : *De la gastrite*, par le docteur Bésuchet.

« Pendant l'hiver de 1830, madame F..., jeune femme de vingt-quatre ans, fut prise d'une maladie inflammatoire des plus intenses. Tous les viscères du ventre étaient le siége d'une phlegmasie portée au degré le plus violent qui se puisse

voir. Bientôt les fâcheux symptômes qui caracté-
risaient son état se compliquèrent de violentes
douleurs de tête, qui furent suivies d'une congestion cérébrale des plus graves.

» Madame F... était d'un tempérament sanguin très prononcé, vive, impatiente à l'excès, et
d'un caractère, par conséquent, très irritable ; je
n'ai pas besoin de dire que la médecine la plus
active fut employée par moi dès le début de la
maladie, mais malheureusement sans aucun succès ; les saignées réitérées, les applications nombreuses de sangsues, les bains, etc., etc., tout fut
inutile, ou du moins ne parvint point à entraver
la marche de la maladie. M. le professeur Fouquier, appelé en consultation, joignit ses efforts
aux miens ; mais des vésicatoires aux cuisses, qu'il
proposa, furent obstinément repoussés par la
malade ; il ne paraissait plus possible de tenter
de nouvelles saignées, à cause de l'état de faiblesse où se trouvait la malade. Nous jugeâmes
le cas tellement grave, que nous annonçâmes à
la famille que nous prévoyions une catastrophe
comme infiniment probable et prochaine. Je
voyais la malade trois fois par jour ; elle décli-
nait sensiblement, et dans les derniers jours, on
accourait souvent en toute hâte chez moi, me

5

priant d'y aller bien vite, car on croyait à tout instant qu'elle allait périr.

» Un soir qu'elle était extrêmement mal, je voulus la voir une dernière fois avant de rentrer chez moi; il était entre dix et onze heures, la journée avait été mauvaise; toute la famille, épuisée de fatigue, prenait un peu de repos; la garde même, luttant contre le sommeil, veillait à moitié sur son siége. Ma venue ne dérangea personne, et je m'approchai de ma malade, qui était sans mouvement; je m'assis en silence à côté d'elle, et contemplai quelques instants cette intéressante femme, dont la mort semblait déjà s'emparer. Sa belle figure était à peine éclairée par la lueur d'une bougie qui finissait : c'était le calme précurseur du néant. La malade fit un léger mouvement; je lui pris la main et lui fis connaître que j'étais près d'elle; elle me reconnut, mais ne me parla pas. Il me vint tout à coup la pensée de la *magnétiser;* je ne sais en vérité comment cette idée me vint, car il y avait bien deux ans que je n'avais eu occasion de renouveler des expériences magnétiques, et je n'aurais certes point songé à proposer un pareil moyen dans de telles circonstances. Enfin, je magnétisai, je puis bien dire, en présence de Dieu seul, car la garde, contente de me savoir là, s'abandonnait au sommeil en toute sûreté de conscience, et ma malade, à coup sûr, n'était guère en état de s'occuper de ce que je faisais. Je magnétisai donc, et je magnétisai avec cette confiance résolue que donne une bonne intention. Vingt minutes environ s'écoulèrent pendant lesquelles le silence le plus profond régnait dans l'appartement ; je n'avais certes pas envie de le rompre ; j'avais trop peur, en cherchant à interroger ma malade, de détruire l'espoir que je commençais à prendre en voyant un calme bienfaisant s'emparer d'elle peu à peu. Je continuai jusqu'à ce que la fatigue me contraignît à m'arrêter pour reposer un peu mes bras ; alors je remarquai que la malade était comme inondée par une sueur abondante qui couvrait son visage et sa poitrine ; mais, craignant de me tromper à cause de l'obscurité qui nous enveloppait presque, je portai la main sur son front ; aussitôt elle me dit d'une voix à peine articulée : *Mon Dieu ! quel bien vous me faites !...* Puis un peu après : *Que faites-vous donc qui me fait tant de bien ?* J'avoue que ces paroles et la manière dont elles furent prononcées produisirent sur moi un sentiment indéfinissable de plaisir ; je lui répondis : « Ne vous occupez d'aucune autre

» chose que de vous rétablir; vous avez une trans-
» piration qui vous sera salutaire; on va vous
» changer de linge, et la nuit sera bonne, j'es-
» père. » Tout de suite je réveillai la garde, qui
se mit en devoir de donner à sa malade les soins
dont elle avait besoin, et je me retirai, l'esprit
fort occupé de ce qui venait de se passer.

» Le lendemain de très bonne heure je courus
chez la malade; je la trouvai sensiblement mieux;
elle n'avait qu'un souvenir très confus de l'état
où elle s'était trouvée la veille : seulement elle
se souvenait m'avoir vu pendant la nuit, *et que je
lui avais donné ou fait quelque chose qui lui
avait fait beaucoup de bien.* «Alors, lui dis-je,
vous voulez bien que je continue ? — Oh ! sans
doute, » répondit-elle.

» J'étais un peu contrarié de magnétiser en
présence d'un tiers, et j'avoue que je regrettais
de ne pas me trouver, sous ce rapport, dans les
mêmes conditions que la veille. Il y a dans le
magnétisme quelque chose d'intellectuel qui fait
qu'on a presque honte de le prodiguer en présence de gens qui ne le comprennent pas, et
d'ailleurs je me souciais fort peu que cette garde-
malade allât rapporter de maison en maison que
je traitais mes malades par le magnétisme. (Cette

considération est certainement la cause que beaucoup de médecins qui auraient envie peut-être
d'expérimenter le magnétisme ne l'osent pas,
dans la crainte du *qu'en-dira-t-on ;* et moi-même
j'avoue que je me suis vu souvent arrêté par cette
crainte mondaine, dont il est difficile de se garantir entièrement.) Cependant le désir de sauver
ma malade l'emporta sur la puérile considération
de ce qu'on pourrait dire de moi. Je magnétisai
de nouveau en présence de la garde, tout ébahie ;
la malade ne tarda pas à entrer dans l'état de
somnambulisme complet ; quelques instants après,
je l'interrogeai ; elle m'assura que je lui avais
sauvé la vie, mais me dit qu'il fallait que je fisse
une *nouvelle saignée.* J'eus beau lui faire observer qu'elle était extrêmement faible, que je crai-
gnais d'interrompre la crise salutaire qui semblait vouloir s'opérer, elle n'en persista pas
moins dans l'opinion qu'il lui fallait une saignée.

» Réveillée, elle n'eut aucune connaissance de
ce qu'elle m'avait dit ; elle me confirma seulement qu'elle se sentait beaucoup mieux ; elle
connaissait par ouï-dire le magnétisme, mais ne
l'avait jamais vu pratiquer. Cependant je n'osai
pas saigner ; le soir, profitant d'un moment où il

n'y avait point d'importuns, nous fîmes une nouvelle séance, et de nouveau ma malade se prescrivit *une saignée*, en me faisant des reproches sur ce que je n'avais point encore exécuté sa prescription. La journée s'était assez bien passée, mais la douleur de tête persistait avec beaucoup d'intensité. Je me décidai donc à faire la saignée le soir même; le lendemain, la malade fut si bien, que chacun autour d'elle s'étonnait d'un changement aussi prompt et aussi complet. A partir de ce moment, rien n'arrêta le progrès de la convalescence, ainsi que le retour à une santé parfaite, et madame F...., que j'ai depuis perdue de vue, si elle a oublié le médecin, doit garder au moins quelque bon souvenir du magnétisme. »

Il y a des milliers de faits semblables. Ils sont tous réels, authentiques, consignés pour la plupart dans les divers écrits des magnétiseurs; je ne veux pas en grossir ce volume.

§ IV. Fièvres essentielles.

Cette partie compliquée de la pathologie embrasse les fièvres *continues*, *intermittentes* et *rémittentes*, désignées sous les noms aussi nombreux qu'incompréhensibles de : *graves, essen-*

tielles, *inflammatoires, bilieuses, muqueuses, adynamiques, ataxiques, typhoïdes, putrides, malignes, pernicieuses, hectiques,* etc., etc. J'abrége cette nomenclature ennuyeuse.

Ici les indications varient selon l'intensité et le siége du mal. La marche du magnétisme est obscure ; le trouble général ne permet pas de distinguer clairement les effets résultant de votre action. Ce n'est que par une *saturation* que l'on pourrait appeler *expérimentale* que l'on doit procéder. Il faut *chercher l'organe* qui répond le plus vite à l'appel que vous lui faites.

La force médicatrice est presque anéantie. Espérez pourtant, car il suffit que l'action d'un seul organe se régularise pour que bientôt, de proche en proche, vous apaisiez le tumulte des forces qui se combattent. Rappelez-vous surtout que la force vitale que vous donnez n'est point viciée, qu'elle secourt celle du patient, en chassant devant elle les matériaux putrides. Établissez des courants de la tête aux pieds ; mais aussitôt que vous vous sentez affaibli, prenez du *repos à l'air,* car, lorsque vous n'avez plus la *force,* vous absorbez à votre tour les miasmes délétères dont votre action a augmenté considérablement l'expansion.

Pénétrez-vous de ce que j'ai dit des *cas déses-*
pérés, des fièvres *intermittentes*, plus haut, à
l'article *Règles générales;* méditez les exemples
que j'ai cités au commencement de cet ouvrage,
sur l'action du magnétisme dans les maladies
aiguës, et si vous voulez en savoir davantage,
consultez les faits relatés dans mes autres écrits,
vous y trouverez des analogies qui pourront vous
guider dans les cas graves qui se présenteront à
votre observation.

§ V. Choléra.

Le docteur Foissac, page 531 de son *Rap-*
port, en cite les cas suivants :

« 1° M. le docteur Douin, sujet depuis dix ans
à une névralgie atroce, qui le forçait à prendre
soixante-dix grains d'opium par jour, était depuis
trente-six heures en proie à toutes les horreurs
du *choléra bleu*. Je me joignis, pour le traitement, à MM. Louyer-Villermay et Piron, ses
médecins. Afin de combattre des vomissements
verdâtres, accompagnés de vives angoisses à la
région épigastrique, je choisis ce moment pour
magnétiser le malade. Il ne pouvait assez se
louer de cette salutaire influence : « Combien
votre main me soulage ! disait-il; partout où elle

se porte, toute douleur disparaît, j'éprouve un bien-être inexprimable.

» 2° M. le comte de Mont..., témoin, dans son enfance, des merveilles de Buzancy, fut frappé d'une attaque de choléra portée à un très haut degré, dans la nuit du 13 au 14 avril. Je ne négligeai aucun des moyens que la médecine conseillait en pareil cas ; mais j'espérais surtout dans le magnétisme, que j'employai tantôt en frictionnant les membres avec la main pour y rappeler la chaleur, tantôt en faisant des insufflations sur la région du cœur pour y ranimer la vitalité de cet organe. Enfin, après plusieurs heures d'angoisses et de souffrances, tout danger disparut, et le lendemain M. Fouquier, appelé en consultation, déclara qu'il venait assister à une convalescence. Cette convalescence fut longue, sans doute, mais une demi-heure de magnétisme par jour en abrégea de beaucoup la durée, et M. le comte de Mont... recouvra une santé parfaite.

» 3° Je fus appelé, le 14 juillet, pour une jeune fille âgée de onze ans, qui venait d'être prise du choléra. En quelques minutes le pouls avait cessé de battre ; la peau était d'un froid glacial et offrait cette coloration bleuâtre qui caractérisait les cas les plus graves; les vomissements et les garde-robes se succédaient sans interruption : de toutes les souffrances, la plus insupportable était une soif inextinguible. Aux sangsues, à la glace et aux excitants extérieurs, je joignis un magné-tisme de tous les instants, tantôt en réchauffant les mains de la malade dans les miennes, tantôt en frictionnant doucement la région du cœur et de l'estomac. Au bout de douze heures, un peu de vie revint aux extrémités; les vomissements se calmèrent, et la circulation se rétablit. Le soir, un hoquet ayant paru, j'exécutai quelques passes, et immédiatement le hoquet se dissipa. Cette maladie, qui avait fait craindre pendant deux jours les suites les plus fâcheuses, guérit presque sans convalescence. »

Pour éviter une répétition, je passe outre sur les résultats que j'ai obtenus lorsque cette cruelle épidémie sévit à Paris, renvoyant ceux qui sont vraiment désireux de s'instruire à la relation que j'ai consignée dans mon *Essai sur l'enseignement philosophique du magnétisme*.

L'action magnétique doit être longtemps sou-tenue et porter principalement sur l'estomac et les intestins.

L'analogie des symptômes qu'offrent les

typhus, *fièvre des camps*, *fièvre jaune*, me fait penser qu'elles pourraient être heureusement influencées de la même manière ; mais c'est seulement une opinion que je soumets à l'observation de ceux qui sont témoins des ravages de ces fléaux, s'ils veulent bien expérimenter.

§ VI. Rhumatismes.

Dans ces affections si douloureuses, si communes, si faciles à reconnaître, le magnétisme, plus que tout autre remède, est appelé à rendre d'éminents services. Déjà des cures nombreuses ont eu lieu là où la médecine avait échoué complétement.

La fièvre ne doit point empêcher ou retarder l'emploi du magnétisme. L'exaspération de la douleur est souvent apaisée subitement ; mais il est certains cas où le magnétisme le fait naître ; alors elle n'est que critique, et annonce que les matériaux, cause de la maladie, vont changer de lieu, ce qui est un symptôme favorable.

Quand ces affections sont héréditaires, elles reparaissent. Mais si vous avez eu le bonheur de les atteindre par votre action, les crises sont alors moins fréquentes, comme aussi moins douloureuses, et cèdent plus promptement à l'emploi du magnétisme.

Le *rapport magnétique* établi par une magnétisation de cinq à dix minutes, vous dirigez vos doigts en pointe dans la direction des nerfs qui sont affectés ou sur l'articulation qui est le siége de la maladie, et vous descendez vos mains lentement, comme si vous vouliez attirer quelque chose vers les extrémités. Vous reprenez ensuite une magnétisation générale pour revenir encore au siége de la maladie. Et surtout ne craignez nullement, je vous le répète, les douleurs que vous aurez ainsi fait naître.

Tout ceci est applicable aux rhumatismes musculaire et articulaire, quelle qu'en soit l'acuité.

On peut, dans ces maladies, constater les phénomènes physiques les plus curieux. De loin, on peut, en dirigeant un doigt sur une partie douloureuse, y développer une sensibilité si prodigieuse, qu'un corps quelconque placé entre vous et le malade ne pourra l'empêcher de vous sentir.

§ VII. Hernies.

L'observation suivante est due au docteur Baudot; c'est son début magnétique :

Une femme de trente-quatre ans, chez laquelle

on pouvait reconnaître deux hernies, l'une cru-
rale, de la grosseur d'un œuf de poule, et qui
me parut étranglée; l'autre ombilicale, du volume du poing, et à laquelle j'attribuai les symptômes suivants, présentés en outre par la malade : pouls à peine sensible, pâleur de la face,
froid aux extrémités, efforts pour vomir et vomissements jusqu'à défaillance; la veille, cette dame
avait eu déjà plusieurs vomissements, dont la
matière offrait quelques stries de sang. Dans cet
état déplorable, cette dame fut magnétisée environ trois quarts d'heure : un doux sommeil se
déclara pendant ce temps; réveillée, les vomissements ne reparurent plus, les hernies étaient
rentrées. La malade accusait seulement de la
pesanteur dans les bras; du reste, tout présentait
l'équilibre le plus satisfaisant. Le lendemain, son
bien-être se confirma; elle m'assura qu'elle ne
ressentait plus rien de sa cruelle maladie, etc.

...... Je vois que cette cure a produit sur moi
une profonde impression. Le doute après un
tel fait ne me paraîtrait qu'un aveugle pyrrho-
nisme; et en conserver, c'est afficher le mépris
le plus formel pour l'expérience, mère de toutes
nos vérités.

BAUDOT, D.-M. P.

Voici un fait plus récent, et que nous avons imprimé déjà dans le *Journal du magnétisme*, in-18, t. 3, page 433 :

A Monsieur Hébert (de Garnay).

« Voici, mon cher ami, une observation curieuse.

» M. du Potet nous disait un jour : « Je suis sûr que le magnétisme réduirait des hernies étranglées. » Moi qui étais fort (songez ! un pro-secteur d'anatomie, c'est fort par nature, par prédestination); donc, moi très fort, j'ouvre de grands yeux, et me permets de sourire *in petto*, et de douter de toute la force de ma compréhen-sion, et même je pardonne majestueusement cet excès mesmérien, en disant : Il a oublié son ana-tomie. Mais, mon cher, voici qui vient de me corriger pour l'avenir.

» Un de mes parents, Edme Flogny, âgé de cinquante-six ans, demeurant à Mérey (Yonne), portait une hernie depuis trente ans, sans jamais en avoir été incommodé, bien qu'il n'eût pas de bandage. Il y a quinze jours, ce brave homme s'occupait à ramasser des débris de chaume jetés à terre par les ouvriers qui découvraient sa mai-son, occupation qui le tint continuellement courbé, les génitoires pendants.

» Probablement l'anse intestinale ordinaire entraîna une portion voisine, qui distendit le sac herniaire hors de coutume, et de là inflammation.

» A minuit on vient me chercher. Je trouve le malade pâle, respirant à peine ; point de selles, vomissements fréquents. S'il m'eût été permis de me tromper sur le *facies*, j'eusse pensé au choléra : songez ! nous étions en pleine épidémie ! Je vais pour examiner l'abdomen, le malade s'y oppose. « Que diable, lui dis-je, vous n'êtes pas une femme ! » Je le découvre de force, et j'aperçois une tumeur énorme (15 cent. de long, 20 de circonférence). « Mais c'est une hernie ! m'écriai-je ; que ne le disiez-vous donc tout de suite ? — Oh ! cousin, voyez-vous, ça se cache, ces infirmités-là ! » Et j'eus toutes les peines du monde à lui faire comprendre que cette infirmité était très commune à nôtre époque, et qu'il n'y avait rien de déshonorant pour lui.

» Enfin j'examine les vomissements. Déjà des matières stercorales ! Je tente le taxis, une, deux, trois fois ; point de succès. Et certes je fus à assez bonne école pour dire qu'alors il n'y avait plus d'espoir que dans le bistouri. J'envoie chercher un confrère immédiatement, pour procéder à l'opération. Les accidents se succédaient d'une manière effrayante. Il était quatre heures du matin ; j'attendais.

» Tout à coup une idée lumineuse, fatidique, se lève en mon cerveau : le dire de M. du Potet. — Voici ma main sur la tumeur, *sans mouvement, sans pression, simplement appliquée.* Notez bien ceci ; c'est important.

» Cinq minutes, dix minutes, un quart d'heure, c'est long en magnétisme, dans une semblable perplexité. — Rien. — Vingt minutes, vingt-cinq minutes ; mon homme se tourmentait..., et rien. *Les vomissements avaient cessé, et les coliques se calmaient....* Soudain la sueur me monte au front : « toutes mes phrènes, métaphrènes et diaphragmes étaient tendus et suspendus pour incornifistibuler dans la gibecière de mon entendement (1) » ce qui venait de se passer.

» Je venais de sentir un mouvement vermiculaire comme celui d'un scrotum refroidi, puis quelque chose me glisser sous la main très doucement : c'était l'anse intestinale qui faisait des siennes, et se permettait de rentrer honnêtement en son logis. « Çà y est ! » me crie le malade ; et *immédiatement* une selle ronflante, qu'il ne peut retenir, inonde son lit.

(1) Rabelais , III , 35.

» J'étais atterré. Je ne puis m'empêcher de rire dans mon escient en relatant ce fait ; ma surprise était épouvantable... Je tiens à mon expression. « Rentrée ! fis-je avec un profond soupir ; il aura donc toujours raison, ce vieux sorcier de magicien. » Je tiens encore à mon expression, pour faire comprendre combien j'étais désappointé, moi qui tenais tout à l'heure une magnifique opération, et avais été assez *innocent* pour me faire un *puff*. J'étais pétrifié. Mais comment, diable ! le magnétisme a-t-il réduit cette hernie ? Je croyais pourtant la chirurgie à l'abri des attaques de *Mesmer*.... Et me voici me remémorant toute l'histoire des hernies.... Je me souviens qu'un interne de l'Hôtel-Dieu, ayant éthérisé un malade pour une dernière tentative de taxis, sentit l'intestin rentrer comme de lui-même *à la première pression*, et qu'il expliquait ce fait par le relâchement des tissus blancs dont l'anneau est formé. Le magnétisme aurait donc relâché les ligaments : ce n'est pas la première fois qu'il se rencontre avec l'éther. Mais comment l'intestin est-il rentré tout seul, *sans pression?* Il est de fait médical qu'un purgatif violent a déterminé seul la rentrée de hernies ; or que faisait là ce purgatif ? Il éveillait tout bonnement le mouve-

6.

ment péristaltique, et l'anse emprisonnée revenait à la liberté. Voici bien mon affaire : le magnétisme, endormeur par excellence, a changé de rôle : il a éveillé, tonifié, revivifié. D'un côté, il relâchait les ligaments ; de l'autre, il rappelait à sa place l'intestin descendu. D'une pierre deux coups : j'éthérisais et purgeais, et cela *simplice manu.*

» Mais, du reste, pensai-je, il n'en pouvait être autrement. Nous guérissons le tétanos ; la hernie est admise comme un tétanos partiel : donc... Et voici que mon prodige devenait simple comme tisane de violette.

» Cette observation est très sérieuse ; nous en comptons bien peu, que je sache ; mais impossible de vous la donner en d'autres termes, mon cher : elle perdrait son naturel.

» La médecine et la chirurgie battues par le magnétisme, sous la même cape, c'est admirable ! Rien de drôle comme ma physionomie d'alors : mon doute puni, mon petit amour-propre vexé, c'était curieux !

» Adonc, mon cher ami, réhabilitez-moi auprès du maître, dont le cœur fut toujours si débonnaire envers moi ; je m'incline à tout jamais devant sa prodigieuse expérience, avec parfaite contrition.

La Bible l'a bien dit : *In antiquis est sapientia,
et multo tempore patientia.* (Job, XII, 12.)

« Tout à vous, de cœur, »

E.-V. LÉGER.

§ VIII. Maladies de la vessie.

« J'habitais, nous écrit le docteur B..., une
ville de province, lorsque je fus appelé pour donner des soins à une jeune fille âgée d'environ
vingt ans, forte, et d'un tempérament sanguin
bien prononcé. Elle se trouvait alors en qualité
de domestique chez un de mes parents ; j'appris
de cette malade que depuis environ quatre mois
ses règles s'étaient en partie arrêtées à la suite
de l'imprudence qu'elle avait commise de se
mettre les pieds dans l'eau froide à l'époque
menstruelle. Le premier jour que je la visitai,
je la trouvai affectée d'une ophthalmie assez aiguë, accompagnée d'autres symptômes inflammatoires dans différentes régions de la tête ; l'épigastre était brûlant, et la pression y développait
de la douleur ; du reste, soif ardente, pouls dur,
plein et fréquent ; appétit nul. A ces symptômes,
je crus reconnaître une gastro-céphalite accompagnée d'ophthalmie aiguë, ce qui m'engagea à

pratiquer, le jour même, une saignée du bras de
plus de trois palettes; je mis ensuite la malade à
une diète sévère, ainsi qu'à l'usage des boissons
et fomentations émollientes; enfin, je fis appliquer des cataplasmes sur les yeux et à la région
abdominale.

» Le lendemain, les symptômes avaient sensiblement diminué du côté du cerveau, l'ophthalmie était de beaucoup calmée, mais la gastrite
faisait des progrès et se compliquait d'entérite.
Le moindre mouvement réveillait des douleurs
assez vives au creux de l'estomac; la bouche était
sèche et la soif plus pressante. Je proposai une
application de sangsues sur l'abdomen; mais la
malade, effrayée de la grande faiblesse que lui
avait occasionnée, disait-elle, la saignée de la
veille, ne voulut jamais y consentir. Je me bor-
nai donc à prescrire la diète la plus sévère, à
continuer l'usage des émollients, et j'ordonnai
de plus des lavements de même nature pour remédier à une constipation opiniâtre. Ce traitement était trop peu énergique pour arrêter dans
sa marche une phlegmasie aussi bien caractérisée; la maladie continuait ses progrès; l'irritation se porta spécialement sur les intestins grêles,
où elle donna lieu à des coliques assez vives, et

de là s'étendit jusque sur la vessie. L'inflammation de ce dernier organe (cystite) occasionna,
comme il arrive presque toujours en ces cas, une
rétention d'urine; cependant la maladie était au
septième jour de son invasion et dans la période
de déclin, pour parler le langage des patholo-
gistes : la rétention d'urine continuait malgré
l'emploi des fomentations et cataplasmes sur l'hy-
pogastre. Depuis trois jours, la malade n'avait
pas rendu une seule goutte d'urine, et depuis
plusieurs nuits elle n'avait pas fermé l'œil, éprouvant des envies continuelles d'uriner, et, malgré
les plus violents efforts, ne pouvait parvenir à
satisfaire ce besoin. La vessie commençait à former une tumeur assez sensible dans la région
sous-pubienne; dans cette extrémité, je ne voyais
plus que la sonde qui pût remédier à cet incident,
que l'on devait, sans plus attendre, faire cesser,
pour en prévenir de beaucoup plus graves. J'en
proposai donc l'emploi à ma malade, mais sa
pudeur en fut révoltée; j'insistai, je fis tout pour
la déterminer : vains efforts! elle répondit toujours, dans le délire d'une vertu assurément mal
placée : « J'aime mieux mourir que de me laisser
sonder. »

» Dans la perplexité où je me trouvais, il me

vint à l'esprit *d'essayer l'action du magnétisme* contre cette ischurie alarmante. Plein de cette idée, je me rends sans différer auprès de ma malade ; je la trouve en proie aux mêmes douleurs : j'applique une main sur la région de la vessie, dans l'intention de soulager la malade, que je prie de laisser ma main ainsi appliquée pendant quelques instants. Je magnétisai alors avec toute la force de ma volonté. Durant toute l'opération, dont la malade ne se doute en aucune manière, des besoins d'uriner plus vifs que jamais se firent sentir ; la vessie elle-même semblait se contracter sous sa main. Je continuai ainsi mon action magnétique environ pendant vingt minutes, après quoi j'invitai ma malade à essayer d'uriner, ce qu'elle fit, à son grand étonnement, avec assez de facilité. L'écoulement des urines apporta un soulagement très prompt au malaise qu'entretenait nécessairement cette ischurie.

» Le lendemain de ce succès magnétique, je quittai la province, je cessai conséquemment de donner mes soins à cette malade ; mais depuis j'ai eu la satisfaction d'apprendre que sa convalescence et sa complète guérison ne s'étaient pas fait longtemps attendre. »

Procéder selon cet exposé dans le *catarrhe*

vésical chronique, la *néphrite*, les *diabè-*
tes, etc.

§ IX. Hémorrhagies spontanées.

Quelques hémorrhagies *essentielles*, que je ne
saurais préciser, cèdent très promptement; il en
est d'autres, au contraire, où le magnétisme agit
comme excitant, et des réactions efficaces ne pouvant avoir lieu à cause de désordres organiques,
vous devez craindre qu'il soit tout à fait contraire.

Ce n'est qu'en tremblant, je dois l'avouer,
que j'ai quelquefois expérimenté dans ces cas
graves.

J'avais soin de tenir un doigt sur une artère,
et lorsque la circulation prenait du développement, je cessais.

Des magnétiseurs assurent avoir réussi dans
tous les cas; moi, non. Peut-être sont-ils doués
de propriétés que je n'ai pas.

Il est essentiel de ne pas confondre l'*hémo-*
ptysie, où l'on réussit parfois complétement, et
les *hémorrhagies symptomatiques*, qu'on arrête
aussi, mais qui reviennent à coup sûr si l'organe
affecté n'est pas guéri.

En l'absence de données précises, il faut magnétiser avec la plus grande prudence dans les

pertes utérines, par la raison que le magnétisme, excitant ordinairement les menstrues, peut dans ce cas devenir tout à fait contraire.

L'*hématurie rénale et vésicale*, l'*hématémèse* peuvent aussi être heureusement modifiées.

§ X. Rage, morsure de serpents.

Le magnétisme agissant principalement sur la sensibilité, on doit espérer réussir dans ces affreuses maladies. Deux fois dans ma vie je me suis trouvé en présence d'hydrophobes, et j'étais allé auprès d'eux avec l'intention d'essayer; mais j'en fus empêché par une coutume absurde : les *représentants de l'art médical* avaient déjà fait prendre au malade des doses énormes d'opium. Il n'y avait donc plus rien à faire pour moi : on avait *tué* la sensibilité, c'est-à-dire la *force réactive; ils* étaient enfin *empoisonnés*. Cependant sur l'un je produisis des moments de *calme* extraordinaire. C'est donc à essayer avant toutes choses.

Chez les sauvages, qui ne possèdent point les sublimes connaissances des écoles de médecine, on pratique, dans des cas de morsures de serpents les plus venimeux, une magnétisation véritable. Ils *frictionnent légèrement et longitudina-*

lement le malade durant des heures entières, jusqu'à ce que l'enflure diminue et qu'une abondante transpiration se soit établie. Dès lors ils regardent le moribond comme sauvé, et ne se trompent jamais dans leurs prévisions.

Pourquoi ne réussirait-on pas de même dans l'hydrophobie? Un virus quel qu'il soit, introduit dans la circulation, si l'on parvient à le diviser, doit perdre de son activité, et la violence de ses désastreux effets s'affaiblir.

J'ai la conscience que le magnétisme, plus que tout autre moyen, pourra faire obtenir ce résultat. Quand donc en essaiera-t-on l'emploi raisonné?

Comment procéder dans les affections chroniques.

Chercher à *augmenter la vitalité;* ceci obtenu, produire des *crises;* je ne veux pas parler de *convulsions,* mais de mouvements dans les fluides. Il faut que le malade soit replacé dans l'*état aigu,* c'est-à-dire dans la disposition où la maladie, montrant toute sa gravité, appelait les secours puissants de la médecine.

Je ne puis ici espérer d'être compris que d'un très petit nombre d'hommes. C'est un travail curieux que de semblables magnétisations : il

7

faut, pour s'en expliquer les effets, les voir, les revoir encore; alors on conçoit la possibilité d'une espèce de rajeunissement, causé par l'expulsion, souvent moléculaire, de matériaux hétérogènes séjournant dans l'organisation. On conçoit comment des humeurs indolentes, inactives, souvent d'une grande ténuité et ne jouant sur l'organisme d'autre rôle que celui d'un corps étranger inerte, acquièrent cependant tout à coup, par des courants vitaux, des propriétés physiques et chimiques nouvelles, et peuvent ainsi être expulsées.

Les fondements de cette vérité jetés en passant, suivons les procédés.

Pendant huit ou dix jours vous appliquez la méthode pure et simple, vous ne cherchez le développement d'aucun effet, vous abandonnez même ceux qui surgissent, sans en chercher l'augmentation ou la diminution. Lorsque vous pensez que tout le corps a été parcouru par le magnétisme, vous changez de procédé; vous dirigez de préférence la magnétisation sur le siége du mal, s'il est bien connu; dans le cas contraire, sur la région où vous le supposez. Il faut y *développer* de la chaleur, de la *douleur même*, et ne rien craindre des nouveaux symptômes qui appa-

raîtront. Rappelez-vous qu'ils ont existé ancien-
nement; le malade vous dira qu'il les a déjà sentis. Continuez. Vous ne devez vous arrêter que
dans un seul cas, celui où le travail médicateur
est trop considérable, où la fièvre se développe,
lorsqu'enfin il y a trop de souffrance; ces cas sont
rares. Il faut alors doser votre magnétisme de
manière à entretenir le mouvement imprimé; bien
voir ensuite où se dirigent les matériaux déta-
chés ainsi, les suivre; s'ils se portent sur un organe dont le jeu est essentiel, donner de la force,
de la vie à cet organe, en même temps que vous
soutiendrez les efforts qui sont faits au siège même
du mal.

Soyez assuré que l'émonctoire qui doit servir
de voie d'expulsion se découvrira à vos yeux; la
peau par des transpirations, les reins par des
sécrétions; la poitrine même peut, dans certains
cas, par des expuitions glaireuses, des crachats
visqueux, jouer le même rôle; il survient aussi
des garde-robes plus fréquentes et plus abondantes.

C'est ainsi que j'ai vu, après plusieurs années
d'existence, disparaître des douleurs ostéocopes
qui étaient la suite de l'inoculation du virus vé-
nérien et de l'administration de préparations mer-

curielles. Le travail était évident : des plaques cuivreuses survenaient à la peau ; la vessie, tranquille jusqu'alors, devenait douloureuse, les reins également, mais le sommeil avait reparu ; la chaleur du lit, si insupportable avant la magnétisation, n'incommodait plus le malade. Un travail singulier avait lieu dans les os, qui avaient augmenté de volume ; les urines se chargeaient et servaient de véhicule à l'expulsion de ce que les forces médicatrices avaient détaché. Le malade enfin guérissait.

J'ai vu aussi des tumeurs blanches, des engorgements des glandes se résoudre après avoir été le siége de douleurs critiques causées par le magnétisme. Il survenait un dévoiement, une *diarrhée séreuse*, qui amenait une diminution sensible dans le volume, et enfin la résolution complète de ces engorgements avait lieu après deux ou trois réapparitions de ces heureux symptômes.

Des paralysies des membres et même des nerfs optiques avaient cessé après des *crises*, des surdités aussi, mais en petit nombre. On pouvait toujours suivre la marche et se rendre compte du travail critique qui avait lieu. La nature, renforcée, aidée, ne cachait point ses opérations :

l'œil le moins exercé pouvait les apercevoir.

Quelquefois une, ou quelques magnétisations, ayant eu pour résultat de replacer la maladie dans son état aigu, les effets diminuent, et la réaction que vous avez cherché à opérer et que vous aviez commencée ne se continue pas ; vous ne pouvez plus même reproduire le sentiment des premiers effets.

Si la nature refuse de vous suivre et de vous seconder, le malade est incurable par vos procédés. Mais, avant de déclarer qu'il en est ainsi, vous devez répéter vos tentatives, car la nature est souvent paresseuse et a besoin d'être stimulée. Ces cas se présentent surtout lorsque vous avez affaire à des malades qui ont épuisé toutes les ressources, ceux sur qui l'art a fait tous ses essais, en cherchant, comme vous, les réactions nécessaires. En épuisant les moyens on a aussi fatigué les organes ; le principe qui veillait à leur conservation s'est lassé, et il ne répond plus aux nouveaux appels que vous lui faites. Ici pourtant, phénomène singulier, il s'aperçoit que c'est *son analogue*, que c'est un ami, un frère, qui est entré dans son domaine ; il ne s'insurge pas contre lui, ne cherche point à repousser, comme il l'a fait pour l'agent contraire, qu'un médecin mal

7.

inspiré a pu introduire dans la circulation. Mais souvent ce principe de conservation n'est pas assez puissant pour seconder vos efforts; il laisse faire alors, et c'est à vous seul qu'il confie la réparation de la machine ; il garde ce qu'il a de forces pour entretenir le mouvement et la vie, car quelquefois il est même insuffisant pour ce travail de tous les instants.

Lorsque vous êtes parvenu à introduire assez de richesse et qu'il peut vous seconder, il se lie avec vous, devient votre auxiliaire, et, si la maladie est curable, il prend alors la direction des travaux. Il attend avec impatience l'heure à laquelle vous devez venir lui donner des matériaux essentiels; il cesse sa besogne si vous ne venez pas, et le malade éprouve l'inquiétude d'un besoin qui n'est pas satisfait.

Ces deux forces, bien différentes des forces *mortes*, comme l'électricité, le galvanisme, l'aimant ou magnétisme minéral, etc., etc., sont intelligentes; elles s'allient pour marcher en commun. Ainsi le magnétisme animal ne s'enfuit pas du corps où vous l'avez déposé; il y reste, au contraire, pour servir aux opérations de la vie.

Le magnétiseur, ici, a déjà besoin de connaître *son outil*, car il peut, sans le savoir, contrarier la nature en voulant l'aider. Ailleurs, nous développerons nos idées sur cette vérité.

Affections dites incurables.

Il est si naturel de chercher un soulagement lorsqu'on souffre que, quoique la science ait dit : Il n'y a point de remède, on doit pardonner même les tentatives insensées que les malades font presque toujours. Les magnétiseurs ne sont pas plus coupables que les malades en cherchant à produire un soulagement, quelquefois une guérison, là où la science médicale a reconnu son impuissance.

La nature a même tant de voies qui nous sont encore inconnues, quelque chose de si mystérieux accompagne ses opérations, que l'on ne peut jamais prononcer absolument et dire : Ceci est impossible.

Sans ramener nos lecteurs aux miracles, sans leur parler de ce qu'a pu produire dans certains cas une cause morale ou physique majeure ; sans chercher enfin à leur présenter le magnétisme comme une panacée, nous devons cependant leur affirmer ce qui est vrai, savoir, que, dans des cas désespérés, la nature aidée du magnétisme, a quelquefois triomphé complétement,

Abandonnant tous les cas qui paraissent surnaturels, nous ne parlerons que de ce qui peut être soumis au jugement de la raison, et est évidemment le résultat certain d'une cause purement physique.

Mais ici il se présente bien des questions à résoudre.

Quelle est donc cette cause physique?

Quel est ce magnétisme, agent de tant de phénomènes?

D'où vient-il?

Comment peut-il se lier avec la force médicatrice qui sert à nous maintenir?

Est-il un corps qui en empêche l'action si puissante, qui *l'isole* enfin (1)?

Hélas! tout ceci est du domaine de la science, et nous ne sommes pas savant. C'est au physicien, au physiologiste surtout, à étudier ces choses et à nous les enseigner.

Maintenant nous sommes magnétiseur, rien de plus.

Plus tard nous essaierons de donner des expli-

_____

(1) Je n'en ai point trouvé qui atteigne ce but d'une manière absolue. Le papier superposé, le carton, par exemple, est le seul corps qui m'ait paru faire dévier les courants magnétiques, qui finissent cependant par s'y frayer un passage.

cations sur la nature du magnétisme, quoique cette tâche nous effraie et ne nous ait pas été dévolue. Si nous ne réussissons pas au gré de nos désirs et selon l'importance du sujet, on ne devra pas nous accuser, puisque, d'avance, nous prévenons de notre impuissance.

Tournons donc, puisque nous ne pouvons les résoudre, les difficultés qui se présentent ici, et reprenons le cours de notre description.

En supposant, pour un instant, qu'on nous ait mis entre les mains un appareil électrique ou galvanique, et que nous sachions nous en servir avec habileté, serions-nous obligé de dire : L'agent que nous employons vient de telle ou telle source; il obéit à telle ou telle loi, etc., etc. ? Non. Il suffirait que nous fussions éclairé sur sa force et l'étendue des phénomènes qu'il produit.

Le médecin à qui on pose ces questions : Comment se fait-il que le suc de pavot endorme? Comment le nitre agit-il sur les reins? Comment l'émétique provoque-t-il les vomissements? balbutie dans ses réponses, car, quelles que soient son habileté, sa sagacité, il emploie des agents d'une grande puissance sans savoir précisément quels sont leur nature et leur mode d'action.

Nous nous plaçons dans le cas de ce médecin,

et, sans plus chercher, nous provoquons, comme lui, l'apparition de phénomènes qui ne peuvent venir sans l'emploi du moyen que la nature a mis à notre disposition. Et nous disons à ceux qui veulent nous imiter : Procédez de telle manière; faites ceci; agissez d'après ce que l'expérience a fait connaître de positif, et ne prenez point la peine de donner des explications.

Ne perdez pas de vue que la gravitation existait avant Newton, et que l'aimant attirera le fer encore longtemps peut-être avant qu'on sache par quel mystère il le peut.

Soyez circonspects si vous vous permettez de donner des explications sur les phénomènes magnétiques que vous aurez produits; car il se trouvera des hommes très savants qui prouveront que votre explication est mauvaise, et, par cela seul, rejetteront ou parviendront à faire rejeter le fait lui-même, ce qui est absurde, mais pourtant très commun.

Mais revenons aux maux incurables.

Les maladies ont, en général, un commencement obscur. Ce sont souvent de petites causes, des agents d'une faible puissance qui déterminent à la longue les plus grands changements, les perturbations les plus considérables. Le médecin le plus clairvoyant, la sagacité la plus exercée ne les aperçoivent pas toujours lorsqu'elles commencent à troubler l'exercice des fonctions. Les malades eux-mêmes ne s'arrêtent point lorsqu'ils éprouvent des malaises, souvent même ils n'y font pas attention. Le trouble augmente; alors on agit, sur qui? sur quoi? car, le plus souvent, la cause est inconnue.

Je dis ceci seulement parce que j'ai remarqué que, dans les affections chroniques qu'on a le bonheur de guérir, pour s'en aller, *le mal suit exactement le chemin qu'il avait pris pour arriver au point de menacer la vie.* De sorte que l'on voit clairement, ou que la nature a été impuissante, ou bien que ses forces ont dévié, et que l'on n'a pas su ou pu lui donner la puissance qui lui manquait, ou la redresser dans ses écarts. La cause réelle se laisse alors apercevoir.

Il y a tout un système nouveau de médecine à faire ici, s'il est vrai que l'agent magnétique avertit, redresse la nature lorsqu'elle s'égare et dévie à ses lois.

Toutes les maladies pouvant, soit par leur nature, l'idiosyncrasie des malades ou l'impuissance de l'art, devenir incurables, je n'ai tracé que des règles générales de conduite ; les règles particulières, variant avec chaque cas, sont laissées à la sagacité de chacun.

L'emploi du magnétisme dans ces traitements n'exclut point les remèdes ordinaires ; mais il faut les laisser au choix du dormeur lorsque vous avez été assez heureux pour provoquer le sommeil lucide.

Les livres de magnétisme sont pleins d'exemples de ce genre, dont le plus authentique est celui de mademoiselle Lahaye, abandonnée de *tous* les professeurs et des membres les plus distingués de la faculté de Paris. J'entrepris le traitement de cette malade à la recommandation de Broussais, qui, quelques jours avant de mourir, conseilla le magnétisme comme dernière ressource. Ayant traité ailleurs ce sujet (1) avec le développement que comporte un cas aussi remarquable, je le rapporterai cependant à la fin de ce volume sans craindre une répétition inutile. D'ailleurs, pour preuve que je ne suis pas seul à faire ces choses, que le pouvoir magnétique est un don que Dieu a réparti à tous, il est bon que je vous initie aux résultats qu'obtiennent d'autres magnétiseurs.

(1) Du Potet, *Essai sur l'enseignement philosophique du magnétisme*, 1845, 1 vol. in-8, pag. 120 et suivantes.

Écoutez donc ce qu'écrit, à la date du 15 décembre 1840, le docteur Charpignon, d'Orléans, au docteur Frapart :

C'est un exemple à suivre.

« Le docteur Georget disait que la médecine des somnambules était la plus parfaite. Vous avez soutenu cette opinion avec le plus heureux succès dans des occurrences difficiles ; je vais vous conter, à ce sujet, ce qui vient de m'arriver tout récemment.

» .... Une demoiselle de vingt-trois ans, après avoir passé par les traitements de quatre médecins, me fit demander ; voici comment je la trouvai : bouffissure générale ; hydropisie du ventre ; toux sèche, fréquente, par accès de cinq minutes de durée, et recommençant par intervalle de deux à trois minutes ; difficulté très grande de respirer ; douleurs aiguës par tout le thorax, surtout du côté gauche ; battements de cœur précipités, sourds, mais réguliers à la main. Il était impossible de chercher quelque indice par l'auscultation, attendu la fréquence de la toux ; il survenait des syncopes deux ou trois fois dans les vingt-quatre heures, elles duraient deux, quatre et cinq heures ; l'estomac ne gardait aucune boisson. Cet état était le même depuis près d'un mois,

mais la toux et les palpitations avaient plusieurs
années de date.

» Ce que j'avais à faire en pareille circonstance, c'était de ne pas tourmenter la moribonde
par une nouvelle médication, car la mort me
semblait ne pas devoir tarder ; la famille, du reste,
s'y attendait à la première syncope. Qu'aurais-je
tenté après les mille moyens employés par ceux
qui m'avaient précédé ?... La malade, qui n'avait
entendu parler du magnétisme que depuis peu de
jours, me conjurait de l'endormir, car c'est là ce
qu'elle désirait par-dessus tout, pour obtenir
quelques moments de repos. Après avoir longtemps lutté avec moi-même, je me décidai à la
satisfaire, au risque de me faire accuser de vouloir ressusciter un mort.... Cinq minutes sont à
peine écoulées que la toux est arrêtée et que
mademoiselle Rose semble dormir. Je lui parle,
elle ne me répond pas. Plus tard, elle s'agite
pour marquer qu'elle entend. Après une heure
de sommeil, je la réveille ; mais aussitôt tous les
accidents reparaissent. Cependant la nuit a passé
sans accès. Le magnétisme provoque instantanément le sommeil ; bientôt la malade m'entend,
puis me répond.... Elle est somnambule ! « Où
souffrez-vous le plus ? » Elle prend ma main et la

pose sous le cœur.... « C'est donc là votre mal ?
Qu'y a-t-il donc ? — Du sang... ; il y en a bien
trois cuillerées. Il est liquide.... Il est entre la
pointe du cœur et le *plancher* (entre le diaphragme et l'extrémité du péricarde). — Est-ce
toute la cause de votre maladie ? — Non ; mon
ventre est aussi bien mal, mais je n'y vois pas. »

» Après une dizaine de minutes de silence,
elle me dit spontanément : « Voyez-vous ces
sangsues ? — Où donc ? — Là, à mon cœur. —
Comptez-les. — J'en vois dix ; elles vont bien
me soulager ; demain je n'aurai plus de battements de cœur, plus de toux. — Voulez-vous
être éveillée ? — Oui ; à moitié seulement ; il
faut que je dorme toute la nuit, sans sentir mes
sangsues ni le sang qui coulera jusqu'au matin. »

» Cette intention était un ordre pour moi ; je
fis exécuter la prescription, et le lendemain la
toux et les palpitations avaient disparu. Nouvelle
magnétisation : mademoiselle Rose ne voit plus
de sang au cœur, mais elle aperçoit dans son
ventre une grande abondance d'eau ; puis son
estomac qui est distendu par des glaires, ses
membranes sont piquetées de sang. Ces désordres
l'affligent. Tout à coup elle dit : « Ces eaux s'en
» iront, car voilà quatre choses pour composer

» une tisane. Ceci, c'est de la graine de lin et du
» cerfeuil ; cela, de la racine d'asperge ; cette
» autre racine, je n'en connais pas le nom..., et
» vous ? » Moi, je ne voyais rien, et je ne pus
dire ce qu'étaient ces petits morceaux de racine
noire.... O docte médecin !!! « Vous me ferez
» avec cela une tisane, et vous passerez dessus
» les mains comme sur moi, parce qu'il en sort
» quelque chose de semblable aux rayons du so-
» leil qui pénètre dans une chambre. — Com-
» ment se fait-il que les sangsues d'hier vous
» aient si promptement guérie, quand vous en
» aviez eu tant de fois inutilement ? — Sans
» doute on m'en a mis souvent, mais jamais à
» la place qu'il fallait.... Ma toux provenait aussi
» d'une grosseur que j'avais dans la poitrine, à
» droite.... C'est une boule de sang caillé mêlé
» d'humeur, grosse comme une noix ; elle n'est
» pas dans le poumon, elle est entre lui et la
» toile qui le sépare de l'autre.. . Cette boule
» s'est beaucoup fondue par votre magnétisme ;
» demain je cracherai du sang et de l'humeur. »

» Il survint, en effet, une expectoration muqueuse mêlée de sang coagulé ; les urines furent
très abondantes, glaireuses et fétides durant les
premiers jours. Au douzième, la somnambule

assurait ne plus rien voir de malade en elle, et ses paroles étaient, du reste, confirmées par tout ce que l'œil pouvait constater. La convalescence fut franche, sans rechute, et depuis le quatorzième jour de traitement mademoiselle Rose est rendue à la vie ordinaire.

» Cette observation, mon cher maître, est à enregistrer à côté de celles que vous avez déjà faites, et de leur nombre doit forcément naître cette conclusion :

» *Le somnambule magnétique voit les organes* » *malades, et il a l'instinct des remèdes qui lui* » *conviennent.* »

Des affections nerveuses.

Sous cette dénomination, de toutes la plus élastique, la médecine range les nombreuses maladies dont l'appareil nerveux est affecté, soit essentiellement, soit sympathiquement ; toutes affections rebelles à la médecine, et qui, de tous temps, ont été traitées avec le plus grand succès par le magnétisme. Les écrits des magnétiseurs ne tarissent pas sur ce chapitre. Je ne veux point vous en offrir le tableau pour ne point excéder le cadre que comporte un livre aussi élémentaire que celui-ci.

8.

Ce à quoi je tiens surtout, c'est à vous expliquer le mécanisme de ces guérisons ; pour cela je vais vous dévoiler encore une vérité dont la découverte m'appartient ; la voici :

Il existe un fait général : c'est que si vous magnétisez *à grands courants*, c'est-à-dire sans vous arrêter, du sommet de la tête à l'extrémité des pieds, *le magnétisme suit la route que vous lui tracez*. Il s'en va en grande partie, ou plutôt il ne reste qu'une saturation incomplète du système nerveux, trop faible pour opérer les réactions que vous cherchez.

Exemple pour fixer nos idées.

Toutes les fois que vous ne produirez point le réveil aussitôt que vous aurez jugé devoir faire cesser le sommeil magnétique, magnétisez les jambes, en les touchant ou non, jusqu'aux pieds. L'agent magnétique y est attiré et s'écoule en grande partie.

Plus de vingt fois je me suis trouvé en grand embarras : je ne pouvais éveiller à ma volonté des personnes que j'avais mises en somnambulisme. Mais m'étant aperçu qu'en magnétisant, soit par distraction, soit parce que je croyais bien faire, les extrémités inférieures des personnes soumises au traitement magnétique,

leurs yeux s'ouvraient, si déjà il y avait eu commencement de sommeil. Cet effet me paraissant
singulier, je répétai le procédé avec intention;
alors je vis clairement de quoi dépendait ce réveil subit. Depuis, dans des circonstances semblables, j'ai fait usage de ce procédé, que je dois
à l'observation, et toutes mes craintes ont disparu (1).

Cette curieuse observation m'a conduit à une
autre découverte bien plus importante; la voici :

Il m'est maintenant démontré que, dans beaucoup d'affections nerveuses de nature convulsive,
les désordres qui apparaissent sont produits par
une véritable rétention des fluides nerveux ou
forces vives qui n'ont pu s'écouler par les extrémités, leur route naturelle. Il suffit d'une cause
morale pour produire cet accident.

Ces forces ainsi déviées occasionnent dans les
parties où elles séjournent une espèce de *congestion nerveuse*, bien différente sans doute des con-
gestions sanguines, mais tout aussi réelle, tout
aussi appréciable. Les désordres qui en résultent
n'ont pas non plus les mêmes dangers, mais ils
deviennent pour le médecin plus difficiles à com-

(1) Voir mon *Cours de magnétisme* en sept leçons, 2ᵉ édit.,
1840, 1 vol. in-8.

battre, car contre eux la lancette ne peut rien.

Tous ces accidents disparaissent lorsqu'une voie nouvelle s'est ouverte à la circulation des fluides ainsi retenus; mais avant qu'il en soit ainsi, que de troubles, que de cris, que de mouvements, que de sensations bizarres et singulières éprouvent les malheureux chez qui ce fait arrive !

Quelquefois ce sont des altérations d'organes qui produisent ces *rétentions*, ainsi qu'on l'observe dans quelques cas, heureusement rares, d'épilepsie, de catalepsie, d'hystérie, etc. Mais il suffit de la compression d'un nerf pour que le fait que je signale puisse avoir lieu. Peut-être même, dans les amputations, le tétanos traumatique, qui arrive si souvent et qui amène toujours la mort, tient-il à la ligature de quelques nerfs ou au spasme des parties voisines de l'amputation. C'est à vérifier, et s'il en est ainsi, il serait facile de faire cesser cet état par un quart d'heure de magnétisation.

Cet aperçu, que je ne veux pas pousser plus loin, va pourtant recevoir un peu plus de lumière par les faits qui suivent.

Voyons si, par le magnétisme, en établissant des *courants artificiels*, ou en rétablissant la circulation naturelle du fluide nerveux dévié, nous n'allons pas obtenir les plus grands résultats.

Rien n'est si facile, pour le magnétiseur, que de faire cesser les *spasmes*, des *attaques de nerfs*, d'*épilepsie* même. Eh bien, comment s'y prend-il? *Il magnétise de la tête aux extrémités inférieures;* rien de plus. Que sentent alors les malades? *un dégagement* quelquefois subit dans l'organe qui était opprimé. Ils éprouvent la sensation d'une véritable circulation nerveuse vers les extrémités, et il est même facile d'y constater des mouvements qui n'y avaient point lieu avant cette simple opération.

La chaleur revient bientôt dans les membres froids, souvent même il survient de la transpiration aux pieds. On aperçoit de légers mouvements convulsifs sur le trajet que parcourt le fluide qui avait été retenu, comprimé, emprisonné par les spasmes ou contractions des conducteurs où il aurait dû passer pour redescendre. Ces spasmes cessant tout à coup, la route est rouverte, les fluides s'y précipitent à flots, et la partie congestionnée d'une manière si singulière, mais pourtant si compréhensible, se trouve débarrassée.

La plupart des affections nerveuses peuvent

donc trouver un remède? Oui, même celles qui, dans le jeune âge, tuent une grande partie des enfants. J'ai essayé tant de fois avec succès qu'il ne me reste plus un doute.

Il y a ici le livre le plus utile, peut-être, que l'on puisse faire; s'il m'était libre d'expérimenter dans un hôpital comme je le voudrais, et de telle manière qu'il me plairait, je ferais ce livre, appuyé sur des faits que je rendrais d'une vérification facile.

§ I. Paralysies.

Ici vous avez affaire à des parties d'où la vie s'est retirée, les vaisseaux qui lui donnaient passage se sont rétrécis, et les tissus, ne recevant plus leur part de suc nourricier, ont été flétris, altérés. La circulation nerveuse n'a plus lieu, ou du moins d'une manière très imparfaite; la nature a été forcée de changer la direction de ses forces; mais tout est à sa place, et vous pouvez espérer encore. Il vous faudra du temps, de la patience; mais enfin la cause réparatrice peut agir avec efficacité. Elle reprend le chemin qu'elle avait quitté. C'est une source disparue qui revient vivifier le domaine qu'elle fécondait en d'autres temps.

Qu'on ne croie pas pourtant que tous ces malades peuvent guérir ; il en est d'incurables. Que l'on n'en accuse ni nous, ni la nature. Ce que nous pouvons produire dépasse de beaucoup les limites tracées par la science ; mais que l'on ne nous demande pas l'impossible. Qui ne sait que le terrible travail qui précède la mort commence et se fait souvent peu après la naissance, et que lorsque nous sommes avertis, l'édifice est miné de toutes parts ?

Lorsque, après avoir magnétisé généralement, on s'arrête à une action locale, qu'arrive-t-il ? D'abord de la *chaleur* dans le membre froid, puis des picotements, et si vous persistez après quelques instants de magnétisation, vous obtenez des *contractions* et souvent aussi, comme je l'ai dit déjà, une sorte de commotion qui ressemble à de légères décharges électriques.

En continuant, les secousses augmentent d'intensité, et le malade ne tarde pas à recouvrer la souplesse et l'usage du ou des membres paralysés.

La vieillesse ne s'oppose pas toujours à un changement heureux ; mais en général, dans ces cas, on ne doit se promettre qu'un demi-succès. Je viens de produire, sur un vieillard hémiplé-

gique, un effet singulier : le gros orteil du côté
paralysé était relevé et ne pouvait s'abaisser par
la volonté. Au bout de quelques jours, il rentra
sous l'empire du mouvement volontaire et reprit
sa position naturelle.

§ II. Chorée ou danse de Saint-Guy.

Lors de mes expériences de Reims, un homme
affecté de *chorée* depuis *quarante ans* s'en vit
débarrassé en moins de deux mois par un de mes
élèves. C'est en excitant les nerfs, en produisant
des *mouvements plus forts* que ceux qui avaient
lieu presque constamment, que ce malheureux
vit cesser en si peu de temps un mal qui avait
fait le tourment de sa vie.

Cette marche est également applicable aux
tic nerveux et *delirium tremens*.

§ III. Épilepsie, hystérie.

Contre ces terribles affections la médecine n'a
point de remèdes. Si l'on considère, au contraire, le nombre prodigieux de cures opérées
par le magnétisme, on est tenté de croire que
s'il n'en est l'unique remède, il est au moins le
plus puissant.

Les exemples de guérison sont nombreux, et

les plus remarquables de ma pratique sont relatés dans mes autres ouvrages, avec des considérations sur la nature et le traitement de ces maladies, qui seraient déplacées dans ce petit
manuel.

Comme je l'ai dit page 42, il faut provoquer
des *accès artificiels*, et les faire prédominer sur
les morbides.

Tant que je n'ai fait que chercher à calmer
les crises par l'application *paisible* des procédés
enseignés par nos devanciers, je n'ai en rien
changé les symptômes de ces maladies. Il m'a
fallu provoquer, dans le moment de calme, le
système nerveux, et *obtenir violemment la manifestation des accès;* et quelquefois, usant de
ce procédé, j'en ai renouvelé plusieurs fois de
suite l'apparition. J'ai changé ainsi les heures de
leur arrivée, modifié la sensibilité, fait perdre
aux nerfs l'*habitude* qu'ils avaient de se contracter sous l'empire d'une force occulte, qui avait
donné une fausse direction à la circulation des
fluides et imprimé dans la mémoire un souvenir
qu'il fallait effacer.

Ma volonté, d'abord contrariée, a fini par
agir avec une grande promptitude, les principaux efforts étant dirigés du côté du cerveau. La

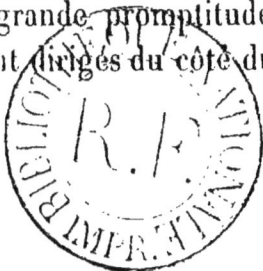

9

rigidité des membres convulsés cessait en faisant
simplement des passes longitudinales sur les parties contractées.

Il reste, à la suite de ces *crises magnétiques,
répétées*, de la courbature, de la lassitude ; les
muscles, quoique revenus à l'état normal, conservent une sensibilité douloureuse, qui cesse
avec le repos.

Voici un cas de guérison que je transcris ici,
parce qu'il est complet, et que l'on peut y puiser un utile enseignement, sous le rapport du
travail intérieur qui a préparé la guérison et sur
les crises qui se sont manifestées. Aucune rechute
n'ayant eu lieu, la cure est radicale.

A M. le baron du Potet (1).

Monsieur le baron,

Avant de terminer un traitement si fructueux
pour moi, qu'il me soit permis d'en bénir la
source et de remercier l'homme généreux qui se
sacrifie avec tant de courage au bien de l'humanité.

Une maladie cruelle avait brisé mon avenir,
le bonheur n'était plus pour moi qu'une amère

_____

(1) Extrait du *Journal le Magnétisme*, p. 161, t. VII.

ironie ; l'espérance, ce soutien de l'infortune,
avait fui de mon cœur ; ma vie s'échappait de
mon corps, brisé par des souffrances continuelles ;
mais vous êtes venu à mon secours, et dispensant
en moi ce fluide vivifiant qui maîtrise la douleur,
vous avez rendu le repos à mon corps en même
temps que vous avez ramené le calme dans mon
âme. Recevez-en, monsieur le baron, mes sincères remerciements, et afin que, d'après le bienfait, vous jugiez de la reconnaissance, permettez-
moi d'esquisser à grands traits et ma maladie et
ma guérison, que je considère au moins comme
très avancée.

Il est des êtres qui semblent placés sur la terre
pour faire chérir la vie au reste des humains, en
leur offrant le contraste de la douleur au bien-
être dont ils jouissent ; je fus de ce nombre. Mon
enfance se passa au milieu des mille maladies qui
ne l'assiégent que trop souvent : à huit ans j'eus
la fièvre cérébrale, un médecin fameux me mit à
la diète la plus sévère et me condamna ; un autre
médecin, également célèbre, me voyant mourir
de faim, me fit prendre des aliments ; ma mère
s'épuisa pour moi en soins les plus tendres, et
je fus sauvé ; mais déjà mes parents remarquaient
en moi cette irritabilité nerveuse qui se déve-

loppa plus tard à un si haut point, et de plus des
coliques incessantes firent déclarer une gastrite
qui me fit souffrir pendant neuf années consécu-
tives, gastrite suivie cependant de quelque temps
de repos. Pendant ce calme mensonger, je plon-
geais déjà dans l'avenir les regards avides de la
jeunesse, et je bâtissais avec plaisir dans mes
rêves l'édifice joyeux de mon existence, quand
une nuit un songe affreux m'agita violemment et
me laissa le matin en proie à une fièvre ardente;
le frisson de l'insomnie parcourait tous mes
membres, mes dents claquaient avec force, et
les convulsions de ma bouche m'empêchaient de
parler; en vain je voulus combatre le mal et me
livrer à mes occupations journalières, je ne pus
rester sur mon siége, je tombai, et pour la première fois j'eus une crise nerveuse, une attaque
d'épilepsie.

J'avais dix-huit ans; c'est l'âge où un jeune
homme cherche à se créer un avenir honorable,
et tout espoir me fut bientôt interdit! La maladie
faisait de rapides progrès; j'abandonnai mes travaux pour jouir d'un peu de repos, et néanmoins
mes crises prenaient de jour en jour des caractères
plus inquiétants. Pendant les trois dernières années, à la tourmente du corps s'ajoutèrent des

étouffements horribles; ma respiration, rendue
extrêmement pénible, menaçait de cesser pour
jamais; c'est alors que, m'agitant convulsivement, je poussais ces cris aigus que m'arrachait
la douleur, et auxquels succédait le râle de l'agonie, puis mon corps tombait dans la plus complète inaction, jusqu'à ce qu'enfin je revinsse
lentement à moi. A chacun de ces terribles moments je voyais la vie prête à s'enfuir avec mon
dernier souffle. Aussi, monsieur le baron, vous
pensez que je dus avoir recours à la médecine;
je vis plusieurs docteurs célèbres, et ma maladie
allait toujours en s'aggravant; l'un d'eux, qui
traitait spécialement les maladies nerveuses, et
qui mourut d'une affection de la moelle épinière,
me donna ses soins pendant deux ans, et me ren-
voya en me disant qu'il fallait vivre avec mon
mal, plus grand encore, malgré un régime sévère
et une médication suivie. Abandonné ainsi de
M. Ollivier d'Angers, je suivis le conseil amical
de l'honnête médecin de ma famille, et j'allai
passer une année à la campagne, où je cessai tout
traitement. Je m'en trouvai assez bien; cependant une de mes crises, devenues, du reste, moins
fréquentes, me tint pendant deux heures entre
la vie et la mort, et fut plus forte que toutes

celles qui l'avaient précédée. Ces accès me prenaient le plus souvent après le repas ; souvent aussi les contrariétés les déterminaient subitement. J'étais également incommodé par des maux de tête, contre lesquels ne purent jamais agir efficacement les sangsues ni les saignées ; ils disparurent presque entièrement à la campagne ; mais j'avais toujours, dans l'intervalle de mes attaques épileptiques, ces mouvements des viscères que je ne puis décrire, et qui m'annonçaient le plus ordinairement une chute prochaine. Tel était l'état de ma santé quand, l'année dernière, je revins à Paris, où, comme vous le savez, je retombai en deux mois aussi mal que précédemment. Ce fut alors qu'un de mes bons parents, que vous connaissez si bien pour son cœur droit et bienfaisant, M. Simonneau, entreprit de me faire connaître la science de Mesmer, dans laquelle il avait la plus grande confiance ; j'avoue que je ne ne la partageais pas avec lui. D'abord je ne connaissais le magnétisme que par des ouï-dire si souvent menteurs ou exagérés, et puis j'avais été traité par des mains si différentes, et avec si peu de succès, que j'avais pris mon parti, comme me l'avait conseillé M. Ollivier d'Angers ; néanmoins j'allai avec M. Simoneau à vos belles conférences du dimanche, où je fus promptement convaincu de l'existence de l'agent que vous mettiez en jeu sur moi ; car mon extrême sensibilité ne me permettait aucun doute à cet égard. A dater de ce moment, je prenais dans vos leçons et dans vos ouvrages connaissance du magnétisme, lorsqu'un soir je tombai chez M. Simonneau dans une crise nerveuse ; plusieurs de vos élèves étaient présents ; c'était donc le moment de s'assurer de l'efficacité du magnétisme pour mon mal ; un homme aussi aimable qu'intelligent, toujours prêt à faire du bien et à seconder les efforts des propagateurs de la nouvelle doctrine, M. Andriveau, proposa de me soulager, et dirigeant ses mains sur mes membres convulsés, il en calma bientôt l'agitation ; l'oppression cessa aussitôt sous ses efforts, et je fus promptement en état de m'en retourner chez moi. Je me défie toujours des raisonnements des hommes, mais je me rends aux faits, et le magnétisme a cela de sublime, c'est qu'il parle de lui-même : aussi la semaine suivante, c'est-à-dire dans les premiers jours de décembre, j'allai vous voir, et vous commençâtes à me magnétiser régulièrement trois fois par semaine.

Je ne vous énumérerai pas toutes les particu-

larités de mon traitement, le récit en serait trop
long; il me suffira de vous dire qu'il forma pour
moi trois périodes bien distinctes : dans la première, c'est-à-dire pendant une partie de l'hiver,
la rigidité des membres était un des principaux
caractères de la magnétisation; ma sensibilité se
manifestait après quelques minutes d'action par
une grande agitation des différentes parties de
mon corps, mais principalement des intestins, en
même temps que des coliques aiguës me cau-
saient parfois de cuisantes douleurs; il semblait
que j'eusse dans le ventre un foyer fixe qui ré-
pandait autour de lui des courants de feu; c'est
ce qui vous fit juger que le siége de la maladie
était au moins en grande partie dans les intestins, et depuis vous m'avez magnétisé spécialement cette partie; les effets les plus heureux s'en-
suivirent, car mes coliques disparurent; ma
santé semblait renaître sous vos doigts, et en
même temps ma sensibilité diminua. Déjà, au
commencement du printemps, mes parents et
mes amis constataient en moi une amélioration
sensible, aucun accident ne m'était survenu depuis le commencement de mon traitement; je
n'avais plus de maux de tête, comme les années
précédentes; je pouvais m'occuper sans fatigue

à des travaux sérieux, et dès lors j'étais convaincu qu'il est un moyen universel de soulager et de guérir les hommes.

Ce fut vers le commencement d'avril que ma sensibilité diminua presque subitement; je ne vous vis plus que deux fois par semaine, et je donnai une série de phénomènes nouveaux. D'abord vous employiez un temps plus long pour m'impressionner; à ces mouvements brusques et répétés qui avaient lieu lors de mes premières magnétisations, succédèrent des mouvements souples et lents; la catalepsie avait entièrement disparu. Ce fut à cette époque que vous remarquâtes chez moi les premières extases qui, allant toujours en croissant, vous donnèrent à observer des scènes si bizarres et si dignes des plus hautes réflexions. En effet, comme souvent vous me le dites, et comme purent l'observer M. Hébert et d'autres personnes, tous mes mouvements donnaient l'expression d'une idée conçue; la joie ou la frayeur se dessinaient sur mon visage et dans mes différentes attitudes; quelquefois vous me vîtes reculer avec effroi, souvent, au contraire, je souriais avec satisfaction, et parfois même, pressant de mes mains ma poitrine haletante, je fondais en larmes, comme ivre de joie

et de bonheur. Cependant je n'étais pas somnambule; ces expressions étaient données par
une force particulière qui agissait en moi en dehors de ma volonté; j'entendais assez bien quand
on parlait, mais je ne pouvais vouloir, et une
demi-heure après être sorti de chez vous, je me
rappelais, quoique assez vaguement il est vrai, la
scène dont j'avais été l'acteur, ou plutôt la machine vivante.

C'est là, je crois, une remarque intéressante;
car, lorsque nous dormons, nous sommes isolés,
séparés de ce qui nous environne, et si nos actions expriment parfois une pensée, notre cerveau l'a réellement conçue; en effet, si dans le
cauchemar nous nous réveillons avec terreur,
nous avons vu au moins l'image du poignard qui
était près de nous frapper; mais, dans l'état que
j'essaie de vous rappeler, mon esprit est encore
au monde extérieur; j'entends vos paroles,
quoique ne pouvant vous répondre, et, remis
dans mon état habituel, je me rappelle les parties les plus étranges de mon extase; mais jamais je ne pus avoir le moindre souvenir de la
force qui m'avait fait agir, des idées que j'ai ex-
primées tour à tour; aussi est-il pour moi hors
de doute que, dans l'extase magnétique, nos

actions expriment nettement des pensées, des idées que nous avons conçues, et dont nous n'avons cependant nullement la conscience; c'est là, ce me semble, une belle arme pour les spiritualistes, qui pensent que dans certains cas l'âme agit chez nous en dehors de ce que nous appelons notre volonté.

Ce furent, comme vous devez vous le rappeler, ces extases qui caractérisèrent si bien la dernière partie de mon traitement; car, de très rares qu'elles étaient dans la précédente, elles devinrent dans celle-ci très fréquentes. Ma grande sensibilité, amoindrie pendant un certain temps, s'était de nouveau augmentée; je n'avais plus ni convulsions brusques, ni catalepsie, et, dans mon état normal, je n'éprouvais rien de mes douleurs passées.

Tel est, comme vous pouvez le voir, le résumé bien succinct du traitement que vous entreprîtes avec tant de bienveillance; pendant les neuf mois que vous l'avez continué, je n'eus pas une seule de ces crises nerveuses qui m'effrayaient à si juste raison, et j'ai tout lieu de croire qu'elles ont à jamais disparu.

Comment, monsieur le baron, puis-je reconnaître le bien que vous m'avez fait? Mon avenir était brisé, ma vie n'était plus qu'un mal qu'il fallait prendre en patience; je n'envisageais qu'en tremblant l'avenir qui se déroulait devant moi ; le bonheur de la famille était proscrit de mes projets; comment, en effet, aurais-je pu le goûter avec la pensée que mes enfants dussent hériter peut-être du mal de leur père? Du reste, quels projets pouvais-je faire étant moi-même à chaque instant à deux doigts de ma perte? Mais maintenant un horizon plus vaste et plus lumineux m'entoure, et grâce à vous, monsieur le baron, je puis sans crainte en parcourir l'étendue. Recevez donc mes remerciements bien sincères, et si la Providence m'accorde un jour de jouir du bonheur domestique, permettez que mes enfants, dans les naïves actions de grâces qu'ils adresseront au Créateur, joignent à son nom celui du bienfaiteur de leur père.

Daignez, monsieur le baron, recevoir l'assurance de ma plus haute considération.

Léon LEROLLE.

Noyers, 20 septembre 1847.

§ IV. Possession, obsession.

Voici un fait étrange, singulier, *diabolique;* cependant, si vous avez bien retenu ce que je vous ai dit des *courants artificiels*, vous allez vous-même en trouver l'explication.

Un artisan de la ville de Reims était affecté d'une espèce d'hypochondrie ; il se plaignait de douleurs vagues et de maux nerveux. Malgré la médecine et les médecins, il continuait de souffrir, car vainement on avait essayé de le guérir. Sa maladie avec le temps prit plus d'intensité. Il perdit le sommeil et l'appétit. Bientôt même ses nuits furent troublées par l'apparition d'un phénomène étrange. Étant couché, il entendait *distinctement* frapper de petits coups sur le dossier de son lit, à l'extrémité de ses pieds. D'abord il n'y fit pas grande attention.

Cependant ses pieds ne touchaient point le bois ; ces coups étaient très distincts et se répétaient à de courts intervalles. Bientôt ce même bruit se fit entendre au dossier où était sa tête, bien qu'elle en fût éloignée. La peur prit cet homme : à coup sûr c'était un *revenant;* on lui demandait des messes ; et comme il était crédule et peureux, il fit des prières pour l'âme en peine. Mais l'efficacité des prières fut nulle dans cette circonstance : le phénomène continua. Ne pouvant y tenir, il fit part de ses angoisses aux voisins, et bientôt toute la ville savait que dans la chambre de cet homme il y avait des revenants ; on voulut voir et entendre. Cet homme consentit à toute espèce d'examen, et on fut confirmé de la réalité du fait, car les coups frappés, le bruit enfin arrivait toujours de la même manière lorsque cet homme était couché. Les médecins vinrent ; incrédules d'abord, ils parurent se rendre au fait. Ils firent consentir le malade à changer de lit, croyant au fond qu'il y avait là quelque supercherie, que l'examen attentif ferait découvrir. Dans ces cas, les savants supposent toute chose, excepté ce qui est vrai, sauf à reconnaître quelquefois leur erreur et à rendre hommage à la vérité.

Le possédé fut couché chez un médecin : le lieu était bien choisi ; celui-ci avait pris toutes ses précautions. A sa grande surprise et contre son attente, les coups mystérieux se répétèrent distinctement, et de manière que des sourds auraient pu les entendre.

Il n'y avait plus de doute, cet homme était de bonne foi. Mais quelle était la cause d'une si étrange chose ? On n'en savait absolument rien, et les esprits étaient en suspens. Les dévots seuls ne l'étaient pas : le diable, une âme en peine, tourmentait le malade...

Sur ces entrefaites, un chimiste de Rouen, j'ai su son nom, mais ma mémoire ne me le fournit plus, n'importe, arriva à Reims pour éclairer cette ville par le gaz, et quelques esprits par sa science. On lui conta le fait, il voulut le constater, et ayant entendu, distinctement entendu, il ne voulut pourtant pas croire aux revenants. Ce savant n'était sans doute rien moins que dévot.

Il proposa au malade de le débarrasser de ces tourments s'il voulait consentir à une simple expérience. Cet homme y consentit avec joie. Ce chimiste donc imagina de faire coucher le malade comme à l'ordinaire, et ceci étant fait, il lui attacha au gros orteil un fil de laiton dont l'extrémité allait plonger dans un vase où il y avait seulement une dissolution saline. O miracle ! plus de bruits, plus de coups frappés; cet homme était tranquille, le démon s'était enfui. Surprise de tous. La répétition du procédé pendant quelques jours guérit parfaitement le malade.

Dans un autre temps on l'eût exorcisé, et peut-être l'eût-on brûlé, ce qui eût été bien pis.

§ V. Noctambulisme.

Le traitement de cette affection n'est pas sans danger pour l'opérateur. *Il faut faire prédominer le somnambulisme* magnétique *sur le* naturel, *pour le diriger à son gré;* mais la contrariété qu'en éprouvent ces malades les fait quelquefois user de leurs forces décuplées contre celui qui veut les guérir, mais qu'ils considèrent comme agresseur.

Voici un fait curieux et qui m'est personnel, je l'extrais du *Journal du magnétisme*, 1845, t. I, p. 42.

Peu de temps après mon arrivée dans une ville étrangère, on vint me prier de venir magnétiser dans une maison un jeune homme qui, tous les soirs, tombait dans une espèce de somnambulisme extatique. Ses nuits se passaient sans que l'on osât l'interrompre, bien qu'il dépérît à vue d'œil; cependant ce sommeil paraissait moralement lui être favorable. Il avait alors plus d'esprit; ses discours, remplis d'images, charmaient tous ceux qui les entendaient. Lorsqu'il prenait un violon, c'était le génie de la musique qui semblait s'être emparé de l'instrument, tant les sons étaient ravissants, tant ses improvisations étaient supérieures à celles des plus grands artistes !

Des médecins avaient été consultés, mais leurs remèdes n'avaient point eu d'efficacité. Les accès continuaient; d'ailleurs il en désirait ardemment le retour, car il s'y complaisait, chaque fois leur terminaison lui laissant une espèce de béatitude inexprimable. Lorsque je vis ce jeune homme pour la première fois, il était éveillé, et je lui parlai du magnétisme, cherchant ainsi à l'amener à en subir les effets sans surprise. Il ne voulut pas consentir à l'essai que je lui proposai, tant sa crainte *d'être guéri* était grande. Mais la famille, de plus en plus inquiète, vint de nouveau me prier de le magnétiser pendant son extase. J'y consentis, sachant que je faisais mal, car il m'avait repoussé; il était homme et libre, je n'avais nul droit sur sa personne.

J'y allai cependant. J'avais recommandé de ne m'introduire près de lui que lorsque son sommeil mystérieux serait complet, et que ses sens seraient entièrement fermés aux impressions extérieures.

Voici ce qui arriva :

Impatient de constater les phénomènes magnétiques, on n'attendit pas que le sommeil fût profond; on m'introduisit près de lui en me donnant l'assurance que la condition exigée par moi pour que j'entrasse existait déjà depuis quelque temps; mais cela n'était pas.

Je trouvai ce jeune homme couché sur un canapé, ayant les yeux ouverts, mais fixes; les

muscles de la face dans un état de repos parfait;
le pouls était petit, fréquent; il avait quelque
chose de fébrile; une sueur froide couvrait sa
peau, et ce sommeil me parut si singulier, si
différent de ce que j'avais vu jusqu'alors, que je
ne pouvais m'empêcher de considérer celui qui le
présentait. Je me mis en devoir de le magnétiser,
sans m'approcher de lui, à la distance de trois
pas environ ; mais, au bout de quelques instants,
ce dormeur se leva; je me reculai un peu pour
lui laisser de la latitude et considérer ses mouvements. Il marcha dans ma direction, lentement,
sans que sa physionomie changeât en rien. S'il
était possible de faire marcher un mort, de le
faire agir, et que cette scène se passât dans le
silence et sans que le spectateur fût prévenu des
moyens magiques qui auraient été employés,
l'individu qui verrait cela serait impressionné
singulièrement, comme je l'étais dans ce moment,
et ne pourrait rendre les sensations qu'il aurait
éprouvées. Je le vis donc avancer avec cette
impassibilité automatique que je cherche à faire
comprendre; il vint près de moi et il allongea
les bras pour s'assurer si c'était bien, en effet,
l'objet qu'il cherchait; je me laissai saisir par
ses mains glacées, et cette espèce de spectre me

repoussa doucement vers la porte par laquelle
j'étais entré. Je cédai sans résistance; mais, lorsque j'y fus parvenu, je dégageai une de mes
mains et la lui appliquai sur le front, en lui disant
doucement : « Retournez à votre place; » et je le
reconduisis ainsi comme il était venu, mais à
reculons et toujours dans un état d'impassibilité
que je n'avais vu de ma vie.

Je redoublai d'intention, voulant faire prédominer le somnambulisme magnétique sur cette
espèce de somnambulisme extatique et le faire
ainsi parler sur lui-même, espérant qu'il serait
son médecin et pourrait facilement se guérir.

Quelques légers spasmes ne tardèrent point à
se manifester; la mobilité de ses traits devint
apparente, et, pour la première fois, il com-
mença de parler. *Je ne veux pas être magnétisé,* disait-il ; *je ne veux pas être guéri. Allez-
vous-en, monsieur.* Les parents m'invitèrent à
continuer, malgré mon peu d'envie; mais je
recommençai de nouveau à le magnétiser sans
geste, mentalement et à la distance de cinq pas.
Il se leva plus promptement que la première
fois, et se dirigea sur moi sans hésitation, et,
comme je restai immobile, il me saisit et me
repoussa brusquement du côté de la porte. Je

cherchai à me défendre doucement et lui parlai avec calme, cherchant ainsi à agir sur sa raison. Il s'irrita de mon insistance, et sa colère, bien que je ne le magnétisasse plus, devint d'une extrême violence. Il n'était pourtant point éveillé. Il brisa d'abord des petits meubles qui étaient à sa portée, et, comme je voulus l'en empêcher, il saisit une table assez grande, la mit en morceaux avec une facilité surprenante, puis en choisit un des pieds et vint sur moi pour m'en frapper. Ses coups étaient dirigés avec beaucoup d'adresse et une force terrible; je les évitai d'abord, mais son insistance me fit bien voir qu'il en voulait à ma vie. Je n'avais pas la ressource d'attaquer à mon tour celui qui me traitait en ennemi.

Ses parents, ses amis, comme de braves gens, avaient fui, et, reculant moi-même, je gagnai la porte, étant assez heureux pour pouvoir la fermer sur lui. Sa voix devint terrible et menaçante, ses imprécations celles d'un homme en délire! La porte, fermée à clef, céda à ses premiers efforts, tant ils étaient violents. Une seconde porte, fermée de même, s'ouvrit en un instant; aucune personne ne venait à mon secours, bien qu'il n'en voulût qu'à moi seul.

L'obscurité et le grand nombre de pièces que j'avais à traverser n'étaient point un obstacle pour cet être singulier ; il suivait mes traces comme l'eût fait un chien, et les portes fermées semblaient s'ouvrir d'elles-mêmes. Je n'avais plus qu'une chambre à traverser pour être en sûreté, elle donnait sur l'escalier dérobé par où j'étais monté ; la clef qui en ouvrait l'entrée se trouvait au dehors et nul moyen de l'ouvrir n'était à ma disposition. La redoutable voix arrivait toujours dans ma direction. Il n'y avait plus moyen d'é-chapper ; je devais songer à défendre ma vie.

Ma position était doublement critique ; je ne pouvais à mon tour devenir l'agresseur : dans aucun cas semblable on ne doit y penser. J'avais d'ailleurs perdu la seule ressource que je possé-dais, celle d'anéantir ses facultés motrices, et cela en temps opportun. J'avoue que, resté seul avec lui, dès le premier moment de son exalta-tion, des scrupules me vinrent. La fuite de tous avait fait apparaître des craintes en mon esprit, non sur le danger que je courais, car j'aurais pu m'y soustraire d'abord en abandonnant à lui-même ce fou, mais sur la responsabilité qui pou-vait m'atteindre. Il était homme et libre ; il n'a-vait pas voulu consentir à être magnétisé, sa santé le touchait peu. J'étais donc dans mon tort, et je n'eusse pas dû écouter les conseils de la famille.

Toutes ces réflexions, je les fis rapidement et bien d'autres encore ! Mais le cours en fut interrompu par la présence de mon redoutable adversaire, qui, armé de son espèce de levier, commençait à frapper sur moi, en visant à la tête. Mes fuyards arrivèrent à la fin, non de face, mais par derrière, pour ne courir aucun risque. Ils avaient traversé la cour et monté l'escalier pour m'ouvrir cette fatale porte. Je pus gagner ainsi la rue. La colère de cet enragé, calmée un instant par ma disparition, reprit avec plus de force, et de loin j'entendais le rugissement du lion. C'est ému de pitié et non rempli de courroux que je m'éloignais ; j'avais bien quelques contusions, car je n'avais pas pu parer tous les coups ; mais je devais cependant me féliciter : je venais d'échapper à un péril certain.

J'appris quelque temps après qu'il s'était calmé une demi-heure après mon départ, et qu'il fut deux semaines sans avoir d'accès de son somnambulisme, ce qu'il regrettait infiniment. Enfin ils revinrent et présentèrent à peu près le même caractère. A la longue ces accès ont amené la faiblesse du cerveau et une espèce d'hébétement, trop faciles à prévoir. J'ai soupçonné depuis que cet homme faisait usage de préparations narcotiques, car l'action du magnétisme, si certaine et si efficace dans les cas de ce genre, mais naturels, n'avait pas produit d'abord ce que je devais en attendre.

C'était le cas de m'écrier, en sortant de chez ce forcené : Qu'allais-je faire dans cette maudite galère ! Mais le médecin va bien au milieu des fous et des pestiférés. Un missionnaire va bien, pour convertir à sa foi des infidèles, braver tous les dangers. Lorsqu'on est dans le péril, il n'est pas temps de s'occuper des causes qui vous y ont conduit ; c'est à l'éviter que l'on doit alors songer. On sait après si l'on a quelque courage. Se connaît-on jamais sans épreuves ?

Je pourrais ici vous entretenir de cas non moins graves : le docteur Pigeaire en cite un dans son ouvrage, où le magnétiseur courut aussi des dangers (il magnétisait un aliéné); mais ils ne doivent point empêcher de faire des tentatives pour sauver un malheureux. L'homme qui se jette à l'eau pour retirer un infortuné qui se noie, celui qui pénètre dans une maison incendiée, ne courent-ils pas aussi des dangers l'un et l'autre ?

La crainte ne pénètre point au cœur de celui qui veut faire le bien. Elle n'agit point non plus sur l'esprit de celui qui veut découvrir l'inconnu. Aujourd'hui même encore, pour revoir une pareille scène, je m'exposerais aux mêmes dangers; j'en saisirais les principaux traits qui m'ont échappé, et peut-être serais-je assez heureux pour pouvoir les rendre à mes lecteurs, ce qui m'est impossible à présent, tant ce que j'ai vu a la forme d'un rêve.

Ce serait ici le lieu de traiter des *hallucinations*, des *monomanies*, et autres *maladies mentales*, mais les emportements, l'indocilité, quelquefois la fureur de ces infortunés, ne permettant pas une application régulière du magnétisme, on n'a que peu de cas de guérisons.

§ VI. Névralgies.

Ce groupe comprend les névroses de l'estomac : *gastralgie*, *cardialgie*, *gastrodynie*, *vomissements nerveux*, *pyrosis* ou *fer chaud*, *pica* ou *malacia*, *boulimie*, etc.; *l'odontalgie*, *l'otalgie*, *la migraine* et autres douleurs nerveuses des diverses régions.

Rien n'est plus facile, pour le magnétiseur,

que de faire cesser ces malaises, qui, sans être dangereux, font souvent beaucoup souffrir.

« Mais, dit M. Rostan (1), la puissance du magnétisme sera-t-elle bornée aux maladies du système nerveux? Nous savons que le cerveau étend son empire sur tous nos organes, sur toutes nos parties. Cet organe-roi, étant par ce moyen profondément modifié, ne peut-il pas à son tour opérer quelques changements avantageux dans un organe souffrant? En suspendant la douleur, ne produira-t-il pas d'abord un premier bienfait? La douleur étant suspendue, l'appel des fluides qu'elle détermine ne sera-t-il pas aussi suspendu? Les matériaux de congestion, d'irritation, d'engorgement que ces fluides apportent, et qui augmentent le mal local parce que l'effet augmente la cause, ne cesseront-ils pas d'arriver? Ne s'opposera-t-on pas, de cette manière, aux progrès ultérieurs du mal, et ne favorisera-t-on pas sa résolution? Nous supposons seulement la douleur suspendue, et cet effet est incontestable, et déjà nous voyons que les résultats sont immenses : que sera-ce si les expériences physiologiques prouvent d'une ma-

(1) *Dictionnaire de médecine* en 21 volumes in-8, article *Magnétisme.*

11

nière incontestable que le magnétisme active l'absorption ? »

Bientôt nous parlerons de ces cas et de bien d'autres qui ont échappé à la sagacité des magnétiseurs.

Maladies chroniques diverses.

Plus vous étudierez le magnétisme, plus cette découverte se montrera grande à vos yeux. L'expérience commence à être un flambeau pour moi, je me trompe moins sur les opérations de la nature, et j'apprécie avec un cœur reconnaissant le pouvoir que j'ai et qu'ont tous les hommes de venir en aide à leurs frères souffrants. Mais ce qui me ravit, c'est que j'aperçois mon ouvrage au travers de l'enveloppe du corps ; dans certains cas même, je puis porter un pronostic que le temps ne peut démentir, car l'effet que j'annonce est le résultat forcé d'un travail organique déterminé par l'agent magnétique agissant en vertu d'une loi qui lui est propre.

Vous aurez donc un jour cette précieuse connaissance qui m'est venue à moi bien tard, car je n'ai point eu de maître. Vous prendrez plaisir à vos magnétisations, car, outre le charme que l'on éprouve toujours à faire le bien, un intérêt peut-être plus vif attachera votre esprit à votre œuvre.

Dans les affections chroniques rebelles à la médecine, dont je vous ai déjà parlé, c'est là qu'il vous faut toute l'attention possible pour ne point quitter votre ouvrage, lorsque, croyant la nature impuissante ou rebelle, tout se prépare pourtant pour la guérison.

Méditez les exemples qui suivent.

§ I. Affections scrofuleuses.

Ici le magnétisme montre rarement aux yeux son travail; il faut le deviner sur de petits signes à peine sensibles. Ainsi vos magnétisations paraissent sans importance, le malade n'éprouve rien d'apparent. Mais de petites modifications ont lieu dans le pouls; la peau, par suite, devient plus chaude. Plus tard le ventre se ballonne un peu, des borborygmes se font entendre, la langue se charge d'un enduit mince, une petite fièvre bien irrégulière se manifeste. Attendez encore; tout se prépare. Ce n'est point la peau qui servira d'émonctoire, les urines non plus, car elles restent limpides; mais le ventre devient un peu plus tendu; de légères coliques se font sentir, enfin surviennent des *garde-robes* tout à fait *séreuses.*

Ne vous y méprenez point, n'aidez point la nature par des purgatifs, car tout se resserrerait bientôt. Le travail critique se fait bien seul. Des évacuations alvines plus abondantes vous l'annoncent; la lymphe s'écoule, la *fièvre devient plus sensible;* ne craignez rien cependant; elle n'est que le résultat du travail qui s'opère dans les tissus, travail nécessaire à l'expulsion des fluides qui obstruaient les organes, et qui, n'ayant encore pu trouver leur écoulement, avaient engorgé les glandes dont la rupture produit les ulcères. Maintenant que les glandes deviennent plus flasques, plus molles, elles s'affaissent sur elles-mêmes, diminuent de volume, et les muscles se dessinent davantage.

J'ai ainsi vu se terminer une maladie scrofuleuse au bout de cinq mois de magnétisation, par un dévoiement qui dura *quatorze* heures sans interruption. Il avait fallu ce temps pour le préparer, et les symptômes décrits plus haut l'avaient seuls annoncé.

J'ai vu plusieurs autres de ces affections se terminer moins brusquement, mais toujours par des garde-robes séreuses, qui revenaient par intermittence.

Aucun médicament n'avait été administré pendant ces traitements; la nature agissait seule.

Ici je dois vous dire que les procédés magnétiques varient. C'est par une *application prolongée de la main sur l'estomac et le ventre* que vous devez agir, car c'est là que se fait le travail, qu'aura lieu la crise. Quels que soient les engorgements glanduleux ainsi que leur situation, n'en cherchez pas la cure autrement que je ne vous l'indique. En supposant que vous agissiez sur leur volume, ce n'est que faire refluer les humeurs ailleurs, les porter dans le torrent circulatoire, d'où elles se reportent sur d'autres points pour y causer les mêmes désordres. L'*insufflation* qu'on a recommandée n'est utile que quand il n'y a qu'une seule glande; elle se pratique ordinairement au travers d'un linge plié en quatre et appliqué sur la tumeur (1).

§ II. Maladies aux mille noms.

Je me sers de cette définition, car, dans certaines affections, chaque médecin appelé donne

(1) Voir mon *Cours en sept leçons*, page 229.

un nom différent, selon qu'il croit saisir la cause
réelle des désordres et surtout l'organe affecté.
Ainsi chez une malade que j'ai actuellement sous
les yeux, tous les médecins appelés, et il y en
eut beaucoup, car le mal est ancien, dure depuis plus de dix ans : *hystérie, hypochondrie,
mélancolie, maladie imaginaire, humorale,
rhumatismale, affection de la moelle épinière,
mal à la matrice, ver solitaire*, etc., etc. Je
m'arrête, cette nomenclature serait trop longue.
Mais voici les symptômes :

Ordinairement inappétence, comme aussi parfois appétit immodéré, constipation opiniâtre.
Tic douloureux de la face, idées noires et cha-
grines. Fatigue extrême à la moindre marche,
besoin de la solitude. Peau couverte de petites
élevures écailleuses que le frottement détache,
mais qui renaissent bientôt. Éructations très fréquentes. Abattement, puis tout à coup développ-
pement de forces exagérées. Sommeil rare. Jamais de transpiration. Froid aux pieds. Pouls
ordinairement petit. Difficulté de lire et de soutenir une conversation, malaise général, etc., etc.

Les traitements allopathiques suivis ont été
nombreux comme les régimes. Il s'est parfois
manifesté un peu de mieux, mais de peu de durée.

Les voyages, les eaux, l'hydropathie n'ont point produit d'amélioration; l'homœopathie essayée a soulagé. Cependant le corps s'affaiblissait comme les forces, le pouls devenait plus petit, plus rare; la langue se couvrit d'un enduit d'un jaune foncé; la peau devint plus sèche, et une fièvre lente ne quitta plus la malade.

Tel était son état lorsque j'entrepris son traitement. On avait prescrit les aliments : *mangez, mangez, forcez-vous*, était un commandement. Je conseillai le régime contraire, car je reconnus bien vite que l'estomac et les intestins fonctionnaient difficilement; des matières putrides s'étaient accumulées dans les voies digestives; l'haleine était aigre et fétide. Cependant j'eus à combattre toutes les préventions qui accompagnent un traitement magnétique. Je persistai et mis la malade au bouillon aux herbes pour toute boisson et alimentation.

Toute mon attention, mes forces magnétiques furent dirigées sur l'estomac et les intestins.

Ces parties semblaient ne plus exister, il fallait y ranimer la sensibilité; je ne l'espérai pas en vain. Ma main appliquée tantôt sur l'estomac, tantôt sur les intestins, et laissée sur ces parties jusqu'à ce qu'il s'y manifestât une vive chaleur, me fit remarquer un commencement d'action, mais j'attendis deux mois ce symptôme. *La fièvre avait considérablement augmenté*, la maigreur était plus apparente, les forces nulles, et des espèces de vertiges avaient lieu vingt fois dans la journée. J'assurai cependant hautement la guérison, mais, je dois le dire, sans convaincre la famille; la malade avait seule confiance en moi. Le sommeil devint meilleur, malgré tous ces signes fâcheux. La langue, quoique toujours jaune, était moins sèche; des gaz commençaient à circuler dans les intestins, ce qui n'avait point eu lieu depuis longtemps.

Toujours avec la même obstination, mes magnétisations étaient dirigées sur l'abdomen. Enfin la crise cherchée avec tant de persévérance se produisit. Des matières blanches et concrètes furent rejetées au dehors; elles étaient tellement abondantes que la malade n'en pouvait croire ses yeux. Ces premières déjections la soulagèrent; la langue fut moins pâteuse. De petits potages au beurre furent très bien digérés, ainsi que du café de glands. Les garde-robes continuèrent, et, chose remarquable, celles critiques suivaient presque immédiatement les ordinaires, et toujours copieuses, sans que l'alimentation pût les justifier. La fièvre diminua sensiblement alors : seulement, une légère chaleur annonçait le travail critique. Une amélioration sensible se fit de jour en jour remarquer, et il ne resta plus de doute sur la guérison prochaine ; car les forces reparurent, quoique l'on n'eût pas encore introduit un atome de viande dans l'estomac.

Ce cas, des plus remarquables, offre plus d'un enseignement pour la pratique du magnétisme. Sans ma persévérance, aurais-je pu guérir cette maladie rebelle à tous les genres de traitements ? Et si je n'eusse pas pris sur moi la responsabilité d'un régime qui semblait contraire, mais favorable, la nature fût restée sourde à mon appel. En vain j'aurais magnétisé avec toute la force possible ! Les humeurs qui étaient passées dans les tissus, entretenues par des matériaux riches, mais devenus putrides par leur séjour dans l'estomac et les intestins, véritable cloaque, eussent inévitablement amené une fièvre adynamique. Fallait-il croire à l'efficacité des purgatifs ? Non. On en avait usé largement, sans oublier même *la médecine Leroy*, et sans profit aucun. Le magnétisme pouvait donc seul produire cette guérison. Heureux d'en être l'instrument, ç'a été pour moi l'objet d'une étude suivie, car je voyais le travail qui se faisait intérieurement, et toujours je l'annonçais d'avance.

Je vous citerais bien encore d'autres traitements; mais, quoique très instructifs, ils allongeraient trop cet ouvrage, que j'ai voulu rendre rapide.

§ III. Hydropisies.

Tant de causes diverses peuvent produire ces affections qu'il est difficile de les embrasser toutes ici. Il en est d'organiques, presque toujours indestructibles, d'autres qui résultent du ramollissement et de la faiblesse ou atonie des tissus. Quoi qu'il en soit, le magnétisme compte, dans ces dernières, bon nombre de succès dus à son action tonique et excitante.

Rarement la peau se prête à servir d'émonctoire; mais le canal intestinal et la vessie se partagent parfois ce travail critique. L'action magnétique est profonde, moléculaire, et les effets physiques ne se montrent pas toujours. Les nerfs, baignés ou abreuvés de sérosité, réagissent sourdement, on voit peu d'effets, et nous venons d'en dire la cause. C'est l'*abdomen* qu'il faut surtout magnétiser, lors même que l'infiltration n'existe que dans les jambes. C'est à pénétrer cette cavité dans toutes ses parties, c'est à la *chauffer* par l'influence excitante, que l'on doit tendre.

Bientôt une toux d'un caractère particulier vous avertit qu'une portion du liquide épanché est entrée dans la circulation générale, et des battements de cœur inaccoutumés, dus à la même cause, vous confirment que votre travail a un résultat. Ne vous étonnez point des *garde-robes séreuses*, elles peuvent venir en grand nombre; l'eau s'écoule par cette voie. Rarement la vessie se prête *d'abord* à vous servir; les urines restent quelque temps rares et rouges; mais enfin vous voyez un changement. Lorsque la chaleur interne a diminué, car le froid n'est qu'à l'extérieur, l'ardeur trop grande, fébrile, des organes sé-créteurs cesse, et les urines coulent souvent avec abondance.

J'aurais de beaux exemples à vous citer; ils sont dus à la persévérance des magnétiseurs, à leur dévouement, qui vaut mieux, dans certains cas, que la science. L'instinct indique qu'il faut magnétiser les reins, les hypochondres, mais surtout la région du bas-ventre. A quoi bon le sommeil? Il est inutile. Il faut seulement magné-tiser comme je l'indique, et se bien pénétrer de cette vérité, que le magnétisme *active l'absorption;* c'est une de ses propriétés les plus bienfaisantes.

L'anasarque et les diverses *infiltrations* de liquides séreux dans le tissu des organes, ou dans des kystes, sont soumises aux mêmes règles de traitement.

§ IV. Menstruation.

Malgré mon désir de rendre court ce petit traité, que je destine moins aux magnétiseurs qu'à ceux qui veulent le devenir, je ne puis passer sous silence encore quelques affections souvent très rebelles à la médecine, et où le magnétisme réussit parfaitement.

Qu'on ouvre, en effet, les écrits sur le magnétisme, ou qu'on écoute les récits journaliers des magnétiseurs, on est accablé de preuves que les *suppressions des règles* cèdent presque toutes à l'emploi du magnétisme. Maintes fois j'ai ainsi rétabli la menstruation après que tous les remèdes avaient échoué. Dans d'autres circonstances où les menstrues étaient, ou précédées, ou suivies de douleurs intolérables, j'ai fait cesser ces douleurs et rétabli l'état naturel par cette seule pratique.

Dans les cas de *simples* suppressions, magnétiser trois ou quatre jours avant l'époque menstruelle, et si l'on ne réussit pas, cesser pour reprendre le mois suivant.

En outre, lorsqu'une jeune fille est lente à se former, et qu'elle souffre parce qu'un émonctoire naturel ne peut s'établir, soit par faiblesse de tempérament ou d'autres causes inconnues, aidée par le magnétisme, elle devient nubile, et ce flux si nécessaire, si important, se régularise parfaitement.

Dans ce cas, le père ou la mère, s'ils savent magnétiser, peuvent être les médecins de leurs enfants.

Il est des cas qui paraissent devoir être rebelles, comme les affections de poitrine anciennes, qui retiennent, empêchent le sang de se porter vers le bassin : cependant, contre toute probabilité, dans ces cas extrêmes, la nature, par un puissant effort, détermine quelquefois le sang à prendre cette direction. Seulement, dans ce cas, le résultat n'est pas heureux : la nature épuisée fait preuve de bon vouloir ; mais on avait trop attendu, il est trop tard ; elle ne peut plus que vous laisser des regrets.

Dans les affections séniles, où la faiblesse est

extrême, et où cependant les règles paraissent, la nature, aidée par le magnétisme, les supprime. Elle retient ainsi, sans augmenter en rien le mal qui existe, des forces nécessaires. Vous ne devez pas vous en étonner; il n'y a pas contradiction dans sa marche, quoique cela apparaisse ainsi à notre faible intelligence.

J'ai constaté trois cas qui corroborent ce que j'ai dit plus haut en traitant des jeunes filles pour des *pâles couleurs* ou même pour des affections différentes. Tombées dans le sommeil magnétique, elles annonçaient le jour et l'heure de l'apparition de leurs règles; et, comme elles ignoraient ce que c'était, elles jetaient des cris d'effroi en apercevant du sang aussi distinctement que s'il eût été sous leurs yeux. Et au jour indiqué, à l'heure précise, les mamans, qui étaient dans le secret, obtenaient la preuve d'une prévision parfaite.

Les principales affections de cette fonction sont: la *chlorose* ou *pâles couleurs*, la *leucorrhée* et les *suppressions* par causes diverses.

§ V. Virilité, fécondité.

Un homme de cinquante ans environ, ayant perdu la faculté virile, magnétisé pour une affection rhumatismale, vit en même temps que la cessation de ses douleurs revenir une faculté qu'il ne possédait plus depuis longtemps.

Une femme de trente-cinq ans, stérile, devint grosse à la suite d'un traitement magnétique qui lui avait été ordonné pour une maladie qui n'avait point son siége dans l'abdomen.

Deux autres exemples sur des femmes qui avaient déjà eu des enfants, mais qui, par le temps qui s'était écoulé (dix ou douze ans), semblaient devoir ne plus être mères, le sont devenues de nouveau, et, dans tous ces cas, l'accouchement a été très heureux.

Le magnétisme ravive la sensibilité, il la porte même sur des organes manquant de celle qui leur est nécessaire, et leur fait de cette sorte retrouver le ton convenable. Je ne cite que des cas positifs; je n'ai commencé à les observer que lorsque plusieurs autres de même nature avaient eu lieu, mais je ne les attribuais pas alors au magnétisme.

§ VI. Vésicatoires, cautères, sétons.

Il est un fait précieux que n'ignore aucun de ceux qui magnétisent : c'est que les malades chez qui on a établi un ou des émonctoires les voient, durant le traitement magnétique, *sécher* ou *suppurer beaucoup plus abondamment*. On acquiert ainsi une donnée certaine sur leur opportunité. Dans le premier cas, on peut les supprimer sans danger, car ils sont inutiles ; dans le second, il faut bien se garder d'y toucher, ils sont nécessaires, et celui qui les avait ordonnés avait bien jugé. La nature dirige sur ce point des humeurs viciées ou superflues ; il faut laisser la source s'en tarir.

§ VII. Phthisies.

Elles peuvent être influencées à leur origine d'une manière favorable ; mais, passé le second degré, le magnétisme est tout à fait contraire si l'on ne sait le doser. Animé d'une foi vive, j'ai essayé à diverses reprises d'arrêter ce cruel mal ; mais plus je faisais d'efforts violents et plus mon énergie était grande, moins je faisais de bien. C'est que l'action d'un remède, quel qu'il soit, doit être calculée en raison de la puissance des organes. Ici cette puissance n'existait que fort peu, et la circulation augmentée, trouvant un organe en partie détruit, ne faisait plus que fatiguer en pure perte ce qui en restait. Souvent même des étouffements, des crachements de sang étaient la suite forcée de mes tentatives. Il est donc une limite où vous devez vous arrêter : ici elle est toute tracée. Vous ne pouvez guérir. — Contentez-vous de soulager, et vous y parviendrez par un magnétisme doux et de quelques instants.

§ VIII. Tentatives inutiles.

Parmi les maladies que l'on ne doit pas chercher à guérir, signalons :

1° Les *tumeurs enkystées* d'un gros volume. Le magnétisme peut bien, dans certains cas, agir sur leur masse; mais cette dissolution est dangereuse, et ne fait qu'aggraver l'état du malade en portant dans la circulation des matériaux d'irritation trop abondants.

2° Les *calculs de la vessie* ne peuvent être en rien diminués, ni expulsés par l'action magnétique. Il en est de même des corps étrangers introduits dans les organes. Il faut alors chercher le sommeil lucide, car il y a des ressources inconnues. Sans lui, il n'y a nul espoir par le magnétisme simple.

3° Les *taches de la cornée*, la *cataracte*, ne peuvent non plus être détruites par le magnétisme. Mieux vaut pour lui la paralysie des nerfs optiques, car plusieurs ont cédé assez promptement.

4° Les membres *atrophiés* dès le jeune âge, et qui sont restés en arrière du développement des autres parties de l'individu.

5° Le *rétrécissement* du diamètre du canal rachidien, comme la paralysie qui en est la suite : maux totalement incurables.

6° L'*idiotisme* de naissance, lorsque surtout la tête présente un défaut de proportion.

7° Enfin toutes les infirmités ayant pour cause un vice de conformation, lorsque le temps et la constitution ne les ont point déjà modifiés en bien.

Une énumération plus longue serait superflue ; il ne faut pas beaucoup d'intelligence pour distinguer ce qui est possible, faisable, de ce qui ne l'est pas.

Cependant, comme je vous l'ai fait pressentir, on peut, dans quelques cas, surmonter toutes les difficultés, même celles que vous oppose la nature, et je ne puis me refuser à vous offrir un grand exemple d'une *impossibilité* vaincue.

Anévrisme.

S'il est une maladie incurable par sa nature, n'est-ce pas une affection organique, celle du cœur surtout ? Voici pourtant une guérison dont j'ai été témoin.

Un jeune médecin suivait, en 1833, un de mes cours de magnétisme; il était convaincu de l'existence réelle de l'agent contesté et des singuliers phénomènes qu'il produit. Sa croyance, basée seulement sur l'examen des faits passés, avait cependant besoin d'une sanction. Il obtint bientôt, en magnétisant lui-même, la preuve matérielle que sa raison ne l'avait point trompé. Un jour il vint tout joyeux m'annoncer qu'il avait fait une somnambule lucide. C'était une jeune femme de vingt-cinq ans, affectée d'un anévrisme au cœur; après lui avoir donné des preuves d'une grande clairvoyance, cette dame venait de lui annoncer qu'elle pouvait se guérir, si l'on suivait avec exactitude les prescriptions qu'elle ferait, quelle qu'en fût la nature.

Monsieur Le B... s'était assuré par tous les moyens en son pouvoir que la maladie du cœur était des plus graves et déjà fort ancienne; les symptômes d'ailleurs en étaient effrayants : tous les deux jours elle crachait abondamment du sang; elle avait souvent des palpitations très fortes, accompagnées et suivies d'étouffements; les jambes étaient gonflées, la marche pénible; monter un escalier lui était très difficile. Le teint de cette jeune femme était d'un gris verdâtre; l'oreille du médecin et le stéthoscope ne laissaient aucun doute sur l'existence d'une dilatation considérable d'un des ventricules du cœur.

La première médication de cette somnambule consista dans l'application immédiate de cent cinquante sangsues : soixante-quinze devaient être posées dans la région du cœur, et les soixante-quinze autres sur la région correspondante dans le dos.

Monsieur Le B... ne voulut rien faire sans prendre mon avis, et comme je lui avais dit que les somnambules ne se trompaient point pour eux, il consentit à entreprendre ce traitement si je voulais en partager la responsabilité; j'acceptai sans hésitation. J'allai donc avec lui voir cette femme; il la mit en sommeil magnétique devant moi, et elle répéta qu'elle se guérirait si l'on voulait de point en point suivre ses prescriptions; elle persista dans sa première indication, assurant en outre que, le lendemain de l'exécution

de son ordonnance, elle dirait ce que l'on devrait faire. La diète la plus rigoureuse devait
dès cet instant être suivie.

Les sangsues furent donc appliquées, et on les
laissa saigner le temps qu'elle avait indiqué ;
malgré cela elle devait encore avoir un crachement de sang ; elle l'eut.

Endormie le même jour, elle se prescrivit une
abondante saignée du bras pour le lendemain.
M. Le B... vint de nouveau me trouver, ne
voulant rien faire que je n'eusse approuvé. Nous
vîmes encore la malade en sommeil ; elle répéta
qu'il fallait absolument cette saignée, et que
nous n'étions pas au bout. La saignée fut donc
pratiquée malgré la grande faiblesse de la malade ; elle n'avait déjà plus la force de se tenir
debout. Endormie le lendemain, elle s'ordonna
encore une abondante saignée pour le jour suivant, et nous annonça qu'éveillée elle ferait les
plus grandes difficultés lorsqu'on lui parlerait de
cette saignée, mais que, pendant la discussion
que cette proposition amènerait, elle aurait une
syncope, et qu'il fallait profiter immédiatement
de cet état pour l'exécuter.

L'inquiétude commençait à nous gagner, nous
nous interrogions des yeux, M. Le B... et moi,

mais la malade, devinant notre pensée, nous dit :
*Il ne fallait pas commencer si vous ne vouliez
pas finir ! D'ailleurs vous n'êtes pas au bout.*

La faiblesse de cette jeune femme paraissait
déjà extrême, la diète la plus rigoureuse avait
été observée ; sa parole était à peine entendue,
et nous dûmes cependant faire encore cette *abondante* saignée. Nous nous y résolûmes. Tout se
passa comme elle l'avait dit ; elle ne voulut,
malgré tous les raisonnements, y consentir dans
son état de veille. *Vous voulez me tuer,* disait-
elle, *vous m'assassinez ; ce sont des essais que
vous faites sur moi,* etc., etc. Mais bientôt elle
succomba à la fatigue ; la bande fut ôtée tandis
qu'elle était sans connaissance, et il coula de
nouveau un sang dont la couleur n'était déjà plus
riche et foncée, mais une espèce de lymphe ro-
sée ; de légères convulsions eurent lieu. On la
magnétisa, elle s'endormit ; nous l'interro-
geâmes, elle nous assura que nous avions bien
fait, qu'elle voyait parfaitement son cœur et le
travail qui s'y faisait, qu'il reviendrait imman-
quablement sur lui-même pour reprendre son volume et sa consistance ordinaires, *mais qu'il fallait encore tirer du sang.* A cette parole, le nôtre
s'était glacé dans nos veines ; elle aperçut notre

trouble, et ne cessa, quoique d'une voix faible, de nous encourager : « *Je sais ce que je fais, je sais ce qui est bon, je suis savante pour moi.* Demain, demain il faut que je sois comme une morte, mon pouls ne doit plus battre qu'imparfaitement; ma respiration doit à peine être sensible; mes yeux ne doivent plus voir, mais tout cela est nécessaire pour que je guérisse; demain donc, vous me ferez une dernière saignée, plus copieuse que les autres. » Et, afin qu'on ne commît aucune erreur, elle demanda un saladier qui était dans un buffet voisin, et, l'ayant entre les mains, elle traça avec son doigt, près du bord supérieur, une ligne où, dit-elle, nous devions seulement nous arrêter. » Cette saignée durera fort longtemps, car ce sera du *sang baveux* (ce sont ses expressions); mais gardez-vous d'interrompre; j'aurai les convulsions de la mort, je serai prise par un hoquet pendant lequel je rendrai des pulpes de cerises, cerises que j'ai mangées le matin du jour de l'application des sangsues. Elles sont dans mon estomac, je les vois; laissez-moi ensuite dans mon état de faiblesse, et pour tout remède ne faites que passer sur mes lèvres, de temps à autre, des barbes de plumes trempées dans du vin d'Alicante. Il faut que mes

forces soient bien lentes à revenir; dans quelques
jours seulement on pourra me donner une cuil-
lerée de bouillon dans une tasse d'eau; on aug-
mentera graduellement la dose de bouillon, et
ce n'est que dans un mois que je pourrai prendre
quelque chose de solide. » Elle donna ensuite
pour toute autre chose que pour elle des preuves
de clairvoyance. Mais, je dois l'avouer, nous
n'étions nullement rassurés; M. Le B... regrettait d'avoir suivi mon conseil, et moi je me re-
pentais amèrement de l'avoir donné. Un ami de
M. Le B..., aussi médecin, et qui était dans la
confidence de ce traitement, s'adjoignit à nous;
nous nous consultâmes, nous résolûmes de nous
trouver tous le lendemain au lit de la malade.
M. Le B..., qui la magnétisait de temps en
temps, n'était pas le moins inquiet; dix fois il
alla voir son état, et à chaque visite son effroi
augmentait : il voyait un visage livide, des yeux
voilés; il n'entendait plus sortir de sa bouche
que des sons formés par une voix éteinte. Il fallut pourtant encore nous résoudre à saigner!
L'heure vint; nous devions, je crois, alors être
aussi pâles que la malade. Au premier mot de saignée elle se trouva mal, et nous levâmes l'appareil
de la saignée, et le bras fut posé sur le saladier.

Nous n'osions nous adresser une seule parole; chacun se tenait renfermé dans un silence
absolu qui était effrayant. La saignée rendait à
peine quelques gouttes d'un sang pâle comme
de la lymphe; il y avait déjà une demi-heure
que cette opération durait, lorsque des mouvements de forme tétanique se déclarèrent ; nous
dûmes contenir la malade; elle eut le hoquet
prédit, et au milieu de la salive spumeuse qui
sortait de sa bouche, nous aperçûmes les pulpes
de cerises, cerises mangées il y avait déjà à peu
près huit jours. Je communiquai ma joie à mes
collègues; car dès cet instant je ne pouvais plus
conserver de doute sur le succès. Si la malade
avait pu avec exactitude annoncer l'expulsion de
ces débris de cerises, nous n'avions plus rien à
craindre désormais : tout se passerait comme elle
l'avait prédit.

Le sang continuait de couler sans jet, mais
goutte à goutte; par des mouvements convulsifs
de la malade mal contenue, le malheureux saladier fut renversé sur son lit, lit qui n'était déjà
que trop ensanglanté; le parquet fut lui-même
inondé. Nous bandâmes la plaie quelques instants après pour ne plus la rouvrir.

On n'apercevait plus chez la malade qu'un

faux rayon de vie errant par intervalles. Trois
hommes de cœur se regardaient alors avec une
sorte d'effroi et de frémissement nerveux. Une
espèce d'assassinat venait d'être commis par eux;
leurs intentions étaient pures cependant : ils
n'étaient animés que du désir de sauver une
pauvre créature condamnée à mourir jeune; ce
n'était pas même la pensée de s'éclairer sur un
grand fait qui les guidait; entraînés presque malgré eux, et par degrés, à suivre des prescriptions terribles et d'une efficacité qui n'était
point douteuse, mais qui leur paraissait telle
alors, ils se croyaient dans cet instant coupables aux yeux de Dieu et de la justice humaine, car l'emploi du magnétisme n'est pas
sanctionné *par les Facultés*. Quelle excuse, en
cas de mort, pouvaient-ils alléguer! La pureté
de leur conscience? mais aux yeux des hommes
qui eussent été appelés à se prononcer dans une
semblable cause, nous aurions été ou des fous
ou des assassins. Moi surtout qui avais dit :
Faites, ne craignez rien, agissez selon que la
malade vous conseillera; moi pourtant qui ai
horreur du sang humain ainsi versé, j'eusse été
représenté comme le principal acteur d'un drame
terrible et sans exemple! Ah! je dois l'avouer,

mes cheveux grisonnèrent pendant ces quelques jours, et, quoiqu'il y ait déjà quinze ans d'écoulés, en me rappelant cette époque, je crois avoir encore sous les yeux ce terrible drame.

La malade fut laissée dans le même lit tout imprégné de sang; une couleur verdâtre teignait tout son corps; affaissée sur elle-même, elle ressemblait à une personne morte déjà depuis longtemps. On suivit rigoureusement ses prescriptions; des barbes de plumes humectées de vin d'Alicante furent promenées de temps en temps sur les lèvres bleuâtres, et, quelques jours après, on lui donna un bouillon coupé, par petites cuillerées à café; plus tard, elle traça un nouveau régime, car elle n'avait pas cessé d'être magnétisée par M. Le B... Au bout de six semaines elle était très faible encore; je la rencontrai à un mois de là, c'est-à-dire deux mois et demi, à quelques jours près, du commencement de son traitement. Elle n'avait plus alors de palpitations; ses couleurs étaient revenues ce qu'elles avaient été dans ses plus belles années; elle marchait avec facilité; elle m'assura qu'elle pouvait monter un escalier sans ressentir son ancienne incommodité; tout crachement de sang avait cessé; son ignorance était complète sur les angoisses qu'elle nous avait causées. Heureuse du changement qui s'était opéré dans sa constitution, elle ne se rappelait que l'application des sangsues et la première saignée. M. Le B... la magnétisait de temps en temps, non pour sa santé, mais parce qu'elle offrait des phénomènes remarquables.

C'est ainsi que s'écoula ma vie, entre les émotions que fait toujours éprouver l'application d'un agent nouveau au traitement des maladies, les injures des sots, le doute plus cruel *des sages*, et la lutte constante de l'âme qui ne vous laisse aucun repos tant que la victoire n'est pas décidée au profit de la vérité.

Réflexions.

Vous voyez que c'est rapidement, à grands traits, et embrassant les caractères généraux de l'action du magnétisme, que je cherche à implanter cette découverte dans vos esprits. Quels que soient, au reste, les descriptions, les exemples que l'on puisse citer, un livre est toujours imparfait. L'essentiel est de se pénétrer des vérités-mères, et de grouper ensuite soi-même les faits de moindre importance près des faits principaux. Les sciences sont mobiles, et, quoique s'appuyant sur une base souvent solide, elles varient dans leur aspect. Mais ce que je vous ai dit est suffisant pour mettre en évidence la force ·mystérieuse qui est en vous, quoi que vous fassiez, quelle que soit la teinte de vos idées, les procédés qu'il vous plaira suivre. Les faits pourront se présenter avec des nuances distinctes ; mais, en les dépouillant, vous reconnaîtrez qu'ils viennent d'un fonds commun et qu'ils ont une même origine. Marchez sans crainte ; la nature, plus sage que nous, a donné des propriétés constantes à notre agent ; nous pouvons les affaiblir, mais non les détruire. Le magnétisme sera toujours un principe tonique ; il aura également la propriété de produire ce qu'on appelle le *sommeil magnétique*. Jamais ces qualités ne changeront, pénétrez-vous-en bien. Toutes les maladies par lui peuvent être influencées, modifiées ; c'est enfin l'agent de la nature donné à l'homme comme *moyen de se guérir et de se préserver*.

Ne bannissez cependant point les auxiliaires, les moyens qui peuvent lui venir en aide. Ce sera un jour le rôle de la médecine ; elle étudiera avec plus de fruit l'art de guérir ; car elle ne le connaît point encore, tandis que vous, au contraire, dès vos premiers pas, vous produirez des faits que votre esprit comprendra, dont il connaîtra la cause, et qui vous empêcheront de vous égarer. Mais, quoi que vous fassiez, jamais vous ne guérirez tous les malades; plusieurs sont sortis incomplets des mains de la nature; les uns devront avancer en se traînant jusqu'à un certain âge et mourir jeunes encore; d'autres, tout en vivant, éprouver les ennuis de vivre, car l'étui où l'âme avait été logée manquait des proportions nécessaires. Au milieu de tous ces infortunés se trouvent placés ceux que vous pouvez soulager ou guérir; il n'appartient qu'à l'étude de pouvoir les distinguer du premier coup d'œil. Jamais un livre, quel qu'il soit, ne vous donnera cette connaissance; elle arrive en nous lorsque les sens ont été exercés longtemps, et ne peut se transmettre, pas plus que le génie. C'est à vous d'avancer dans le pays dont nous vous offrons la topographie, de suivre la route que nous vous avons tracée : votre intelligence fera le reste. Dirigez-vous d'où vient la lumière. Il est des hommes qui veulent vivre et mourir dans les ténèbres, ne soyez pas comme eux; ils sont placés, dans l'échelle des êtres, plus bas que l'animal; car celui-ci, en avançant en âge, se perfectionne, il développe ses moyens, son instinct acquiert de la justesse, tandis que

l'homme qui n'étudie point se dégrade visiblement.

Résumé.

Vous demandiez la preuve de l'existence du
magnétisme : vous l'avez eue.

Il vous importait de savoir s'il est susceptible
d'une application rigoureuse au traitement des
maladies : vos doutes doivent êtres dissipés...

Guérit-il ? Voilà la question principale.

Écoutez ce que dit le professeur Rostan :

« Ils étaient bien peu médecins, peu physiologistes et peu philosophes, ceux qui ont nié que
le magnétisme pût avoir des effets thérapeutiques.
Ne suffit-il pas qu'il détermine des changements
dans l'organisme pour conclure rigoureusement
qu'il peut jouir de quelque puissance dans le
traitement des maladies ? Il n'est pas une de nos
molécules qui ne soit pénétrée par quelqu'une
des ramifications nerveuses; en modifiant le système nerveux, comme on le fait par le magnétisme, il doit survenir des changements fort remarquables dans nos organes. »

Je pourrais vous renvoyer aux ouvrages des
magnétiseurs ou vous citer cette liste, maintenant

si nombreuse, de malades que l'on a guéris, et qui, du reste, l'affirment eux-mêmes.

Je pourrais mettre sous vos yeux les guérisons éclatantes que j'ai obtenues moi-même en agissant comme machine magnétique ; vous rappeler l'*Hôtel-Dieu* et la fille *Samson*, si authentiquement guérie à l'heure où l'on n'attendait plus que sa fin : les exemples sont faciles à trouver ; mais je veux plus que vous convaincre, *je veux que vous magnétisiez vous-même, que vous soulagiez vos frères, et que votre conviction ne repose que sur vos œuvres.*

Je veux que, si vous êtes médecin, ou si vous voulez le devenir, vous sachiez quelle ressource le magnétisme peut vous offrir comme moyen de traitement, et combien d'instruction vous pouvez puiser dans l'étude de cette force nouvelle et des lois qui la régissent.

Je veux enfin que vous fassiez entrer de force dans la *science* une vérité féconde en grands résultats.

Il ne s'agit plus de faits isolés, d'un, de dix ou vingt êtres ayant les propriétés magnétiques que je viens de faire connaître, mais de la généralité des hommes qui les ont ou peuvent les acquérir. Il ne s'agit plus d'un genre de maladies spéciales pouvant être influencées heureusement par le magnétisme, mais bien du plus grand nombre de nos infirmités.

Faut-il maintenant se jeter *à corps perdu* dans le magnétisme et abandonner tous secours venant de la médecine? Non, sans doute. Mais il faut forcer les médecins à étudier les ressources qu'offre le magnétisme; il faut, et sans être coupables ils ne peuvent s'y refuser, qu'ils appliquent ou fassent appliquer devant eux l'agent magnétique d'abord dans les cas désespérés, ensuite · dans tous ceux où les remèdes, quoique bien indiqués, laissent pourtant les malades languissants, et enfin dans la plus grande partie des affections nerveuses, où, de l'aveu même du médecin, les remèdes sont impuissants et inefficaces.

Le magnétisme n'a-t-il pas subi l'épreuve du temps? Les préjugés qu'il a rencontrés ne sont-ils pas vaincus en grande partie? Aucun malade aujourd'hui ne repousserait ce moyen de guérir s'il était présenté ou conseillé par un médecin honorable? Il est temps, pour l'honneur de la médecine, que des préventions injustes cessent d'exister. Les remords viennent à la suite de toute action coupable. Ici n'en est-ce pas une, quand un infortuné meurt par *impuissance* du médecin qui a voulu rester *impuissant;* qui, lorsque la lumière luit à ses yeux, baisse la paupière pour ne pas voir le jour? Je sens que j'irais trop loin, je m'arrête; j'ai promis de faire un manuel, d'enseigner une méthode, et je rentre dans mon sujet. Si ma plume obéissait aux impulsions de mon cœur, ce serait un plaidoyer en faveur des droits de l'humanité que j'écrirais ici. J'ai besoin de me rappeler souvent que la science ne veut point de chaleur d'âme, aucun enthousiasme. Il faut, pour lui plaire, rester froid en présence de vérités qui vous transportent et vous élèvent jusqu'à Dieu. Il ne s'agit pourtant ici ni d'algèbre, ni d'arithmétique; et, sans chaleur d'âme, sans pensées brûlantes, point de succès dans des cas extrêmes. On pardonne à un artiste l'enthousiasme qu'il éprouve lorsque, d'un bloc de marbre, son ciseau a fait un chef-d'œuvre. Nous serions inexcusables, nous, si nous manifestions les saints transports que nous éprouvons lorsque notre main, dirigée avec art, a chassé le froid de la mort et donné de la vie à l'être qui se voyait mourir; n'est-ce point pourtant un chef-d'œuvre capable d'exalter l'artiste?

N'ouvrons point cette soupape aujourd'hui; l'ébullition de nos pensées généreuses la sou-

lèvera de force un jour, et le feu longtemps
contenu rejaillira au loin.

Revenons à la description de nos procédés,
et, pour inciter davantage à la pratique et à
l'étude du magnétisme ceux qui nous liront,
agrandissons le champ des phénomènes, parlons
du *somnambulisme* et de ses concomitants.

PHÉNOMÈNES MAGNÉTIQUES.

Les phénomènes généraux du magnétisme se
divisent naturellement en effets *physiques et mo-*
raux. Le manque de mots nouveaux pour peindre
des effets différents, et plus encore l'ignorance
de certains magnétiseurs qui se sont emparés de
ces étonnants effets pour les exhiber aux yeux
des curieux, font généralement confondre ces
deux ordres d'effets, pourtant bien distincts. On
les obtient en magnétisant :

1° L'épigastre et le tronc;

2° De la racine du nez au sommet de la poitrine seulement.

Cette différence de résultats vient indubitablement de l'existence en nous de deux systèmes
nerveux séparés, ayant chacun leurs fonctions et

présidant chacun à une série de phénomènes vitaux bien différents. Ils se partagent ainsi les opérations que nécessite la vie.

La communication entre ces deux systèmes nerveux a lieu sans doute; mais cela s'opère lentement, et, dans certains cas, on détruit d'une main ce que l'on a fait de l'autre, jusqu'à ce que la nature, plus habile que vous, ait compris ce que vous voulez, quels sont vos dessins. Le magnétisme, quoique le plus délié, le plus subtil peut-être des agents, rencontre ici une loi et y obéit avant de s'y soustraire.

Mais laissons de côté cette vérité que nous retrouverons plus loin.

Ici se présente encore un autre genre de phénomènes que nous devons examiner.

Outre les deux systèmes nerveux dont je viens de vous parler, il y a les *nerfs de la sensibilité*, bien distincts de *ceux de la volonté*, et qui sont influencés d'une autre manière par le magnétisme. Vous voyez qu'ici la difficulté se complique; mais elle rend l'explication des anomalies qu'on rencontre en magnétisant plus facile et éclaire un peu votre marche. J'en ai dit assez sur ce point; plus tard je parlerai avec plus d'étendue de l'organisation de l'homme physique.

Je viens de vous donner une explication que nul magnétiseur n'a donnée, et ce, parce que ces messieurs n'ont jamais tenu compte de la différence des effets, qu'ils ont toujours prise pour une *disposition particulière* au sujet soumis à leur magnétisation, tandis qu'elle résulte évidemment du centre nerveux auquel on s'adresse, et des organes sur lesquels on agit ou qui reçoivent l'influence magnétique.

La marche, comme vous voyez ici, devient déjà plus facile, plus expérimentale ; on voit, on sait ce qu'on fait.

Ainsi, lorsque je voudrai produire le *sommeil magnétique* ou le *somnambulisme*, je me garderai bien d'insister sur les *plexus épigastriques*, et je dirigerai toute mon action vers la *tête*, en descendant seulement jusqu'au haut du thorax.

Si je veux obtenir des réactions vers les *intestins*, l'*estomac*, le *foie*, je ne magnétiserai point la tête.

Si je veux produire des crises, des mouvements convulsifs dans les viscères abdominaux et thoraciques, les plexus du creux de l'estomac m'en offrent le moyen.

1° Effets physiques.

Sous cette dénomination, on doit entendre toutes les modifications physiologiques causées par l'agent magnétique sur le corps; purement physiques ou *corporels*, ils devraient seuls être montrés en public. Pour le physiologiste ce sont les plus concluants, parce qu'ils se passent dans des organes ou des systèmes qui ne sont point dans la dépendance de la volonté; et pour le vulgaire, le plus puissant moyen de conviction, parce qu'ils parlent à ses sens et qu'il est facile de s'assurer s'ils ne sont pas simulés.

J'en ai décrit quelques uns dans les préliminaires de ce petit livre. Je vais, sauf meilleure classification, diviser en cinq groupes ceux qui nous restent à étudier.

§ 1. Spasmes.

Lorsqu'on magnétise avec beaucoup d'attention et d'une manière intelligente, on observe entre autres choses ce qui suit.

La main, dirigée dans la région du *diaphragme* et maintenue avec quelque persistance dans cette direction, amène de singuliers effets; le rire

convulsif ou spasmodique, et par suite une sorte
de suffocation, quelquefois un épanouissement
de la sensibilité avec un état de bien-être inaccoutumé.

Le *foie*, que l'on pourrait croire tout à fait
insensible à cause de sa structure et du peu de
nerfs qui en parcourent le tissu, à la longue se
contracte, comme un muscle, et ceci est bien
précieux dans les maladies de cet organe, d'ailleurs si indolent. On niera ce fait parce qu'il ne
s'explique pas. Mais qu'importe.

L'*estomac* et les *instestins grêles* éprouvent
aussi leurs effets particuliers, lorsque, quittant
la magnétisation générale, vous vous attachez
avec persévérance à diriger sur la cavité abdominale vos doigts en pointe. Les malades qui peuvent vous rendre compte de leurs sensations vous
disent sentir comme si une sorte de galvanisation
y était dirigée; d'ailleurs, le phénomène est
visible extérieurement, et les contractions re-
muent bientôt tout le tronc.

Les *yeux*. J'ai obtenu aussi des contractions
des muscles du globe oculaire, toujours sans
contact et sur des aveugles, en dirigeant mes
doigts vers les orbites.

Pour le *cuir chevelu*, la même chose, et

cependant il n'y avait point de sommeil, et tout le reste du corps était tranquille.

J'ai déjà dit plusieurs fois que les mouvements du cœur, et par suite la circulation et la respiration, étaient profondément modifiés.

§ II. Attraction.

Je n'ai pas la prétention de vous expliquer ces effets; mais je dois ici vous les faire connaître, car ils peuvent devenir utiles au traitement des maladies.

Dès qu'une fois vous avez obtenu par la sensibilité du magnétisé une preuve que le magnétisme a parcouru le système nerveux, il vous est facile de déterminer des phénomènes d'attraction, c'est-à-dire que, vous éloignant de quelques pieds, vous pouvez facilement faire venir le magnétisé dans votre direction: vous n'avez besoin pour cela que de diriger vos mains sur la plus grande surface de son corps, les rapprocher de vous, comme si des liens vous enchaînaient l'un et l'autre. Bientôt le magnétisé obéit; qu'il soit éveillé ou endormi, il avance dans votre direction. Marchez alors, éloignez-vous lentement, vous serez suivi avec des démonstrations qui ne peuvent se décrire.

Si le magnétisé est assis, il s'inclinera dans votre direction; les jambes s'allongeront, deviendront d'une très grande roideur, et si vous tournez lentement, en décrivant un cercle, le magnétisé s'inclinera forcément de votre côté. Les corps opaques n'empêchent nullement la transmission du principe magnétique. Une porte fermée, comme je l'ai montré cent fois, n'était point un obstacle à mon action; le magnétisé venait se heurter contre elle lorsque j'étais placé dans la pièce voisine. Des milliers d'expériences, toutes variées, peuvent se faire ainsi; elles étonnent l'esprit, confondent la raison, et on se demande qu'est-ce donc *que l'homme?* d'où lui vient son pouvoir?

La cire à cacheter, l'ambre et le verre, frottés légèrement, attirent les corps légers; l'aimant attire le fer; mais ces attractions sont *aveugles;* tandis que l'homme seul imprime au principe qui émane de lui, à la force magnétique, des directions diverses et opposées. Il veut, et la matière *organisée* obéit. Ici point de pôles. Si pour les corps inertes la nature a tracé des lois, elle a voulu ou elle a permis que l'homme, par son esprit, s'en affranchît. Il est donc indépendant, et le mieux constitué des êtres qui peuplent

14.

ce monde; car, si d'un côté nous voyons des animaux exercer une sorte d'attraction sur d'autres animaux (1), cette attraction est bornée à certaines limites; l'accident le plus léger la dérange, et comme résistance, c'est plutôt l'instinct qu'elle rencontre qu'une volonté puissante.

Mais qu'est-ce que la volonté elle-même? Toutes les écoles de philosophie sont impuissantes pour éclaircir ce mystère. Je veux, et mes membres obéissent; mais je veux aussi que mon désir, ma pensée, franchissent la limite de la peau où semble se terminer leur domaine, et cette limite est franchie, et mon commandement va s'imposer à un autre être qui n'a rien de moi; il faut qu'il cède à un pouvoir étranger... La nature obéit à son impulsion, à une volonté de l'architecte des mondes. Si Dieu a permis que nous ayons en nous une force capable d'agir au dehors, il faut l'en remercier, et ne pas nous en étonner. Des choses plus extraordinaires se découvriront encore et viendront s'ajouter bientôt aux pages merveil-

---

(1) Voir, pour de plus amples renseignements, mon *Cours de magnétisme en sept leçons*, 2ᵉ édition, 1840, 1 vol. in-18, pag. 425, et mon *Essai sur l'enseignement philosophique du magnétisme*, pages 206 et suivantes.

leuses des facultés de l'homme. Devons-nous les rejeter ? Non, sans doute ; sachons donc les voir avec philosophie en attendant qu'on les explique.

Lorsque j'ai découvert (1) les phénomènes d'attraction, il me vint à la pensée de taire ces nouveaux faits ; je pressentais l'abus qu'en feraient certains hommes ; mais comment résister à se servir d'un moyen si puissant de conviction ? Je l'enseignai. Maintenant je cherche à en tirer parti dans des cas de paralysie. J'ai vu ainsi des membres se mouvoir par cette attraction, et les malades accuser après ces expériences une souplesse qui leur était inconnue.

§ III. Catalepsie.

Ce mot de catalepsie, emprunté au langage pathologique, dérive, selon Van-Swiéten, l'illustre maître de Mesmer, de καταλαμβανειν, parce que le principal caractère de cet état est que ceux qui en sont atteints *conservent la position* qu'ils avaient au moment de l'accès.

La *synonymie* de cet état singulier est assez

---

(1) Voir *Journal du magnétisme*, tom. I, 1845, page 346, comment j'ai été amené à cette découverte.

compliquée; j'en vais citer les termes les plus employés : *grec* : καταλεψις, κατοχη, κατοχος, κατεχομενος; *latin* : catalepsia, catoche, catochus, sopor vigilans, morbus mirabilis, oppressio, coma vigil; *français* : catalepsie hystérique, hystérie cataleptique, saisissement; *italien* : catalepsia, catalessia; *espagnol* : catoca, catalepsia; *allemand* : staarsueht, straunen; *anglais* : catalepsy, trance, etc., etc.

Les *définitions* n'étant pas moins nombreuses que les noms, Boerhaave, Dionis, Tissot, Sauvages, Bourdin, Petetin et Georget s'y sont exercés. En les conciliant, on arrive au résumé suivant : C'est une maladie nerveuse, intermittente, sans fièvre, caractérisée par des attaques de durée variable, durant lesquelles il y a *suspension* de la *sensibilité* et de l'entendement, quelquefois aussi transposition des sens (1), accompagnée de roideur tétanique des muscles de la vie animale, avec une aptitude particulière aux membres de garder la position qu'ils avaient au moment de l'invasion de l'accès ou qu'on leur donne ensuite.

Cette définition, quoique les contenant toutes,

____

(1) Petetin, *Électricité animale.* Lyon, 1808. 1 vol. in-8 de 520 pages.

ne donne qu'une idée fort imparfaite de la catalepsie, dont la vue frappe l'esprit d'étonnement.
Ce n'est jamais sans crainte que je l'ai vue se
produire, et c'est pour fixer votre attention sur
cet état morbide que je suis entré dans ces
quelques détails à propos de l'état magnétique
qui porte le même nom, mais qui en diffère
beaucoup.

La catalepsie *pathologique* est toujours symp-
tomatique d'une affection grave; la *magnétique*,
au contraire, est sans danger. Cet état de contraction musculaire survient quelquefois de lui-
même pendant la magnétisation, mais ordinairement on le provoque. On le détermine par
l'accumulation du fluide magnétique vers le
cerveau, et par suite en employant des actes de
volonté. Une certaine habileté d'expérimentation
est nécessaire, ou la catalepsie n'a lieu qu'imparfaitement. Les cataleptiques qu'on exhibe pour
la satisfaction des curieux ne sont pour la plupart
que des somnambules qui éprouvent, par un jeu
singulier des forces vives, une roideur partielle
des muscles locomoteurs sur lesquels on agit.
Mais cet état, quoique seulement *cataleptiforme*,
est encore très surprenant.

Ne jouez jamais avec ces instruments; considérez les phénomènes qui se développent comme ayant une signification. Faites cesser tout ce qui paraît trop anormal, et vous le pouvez en promenant vos doigts en pointe sur la partie contractée et privée de sensibilité; appliquez aussi votre main à plat à la base du crâne. Si les phénomènes persistent malgré tout cela, soufflez sur le cœur ou sur la région épigastrique; vous obtiendrez *subitement* une détente nécessaire, et le patient retombera dans un état somnambulique ordinaire.

§ IV. Immobilité.

« Vous n'avez, dit M. Rostan, qu'à vouloir
» interdire le mouvement à un membre : deux ou
» trois gestes le jettent dans l'immobilité la plus
» parfaite; il est tout à fait impossible à la per-
» sonne magnétisée de se remuer le moins du
» monde. Vous avez beau l'exciter à le vouloir :
» impossible; il faut la *déparalyser* pour qu'elle
» puisse s'en servir. Pour cela, il faut d'autres
» gestes. Ne croyez pas cependant que cette
» immobilité ne soit que le résultat des gestes
» magnétiques, et que le somnambule, en voyant
» ces gestes, ne comprenne ce que vous voulez,
» et fasse semblant d'être paralysé; *la volonté*

» *seule, l'intention de paralyser un membre, la*
» *langue ou un sens, m'a suffi* pour produire cet
» effet, que parfois j'ai eu beaucoup de peine à
» détruire. J'ai plusieurs fois, devant témoins,
» paralysé mentalement le membre qu'on me
» désignait ; un spectateur mis en rapport com-
» mandait les mouvements : impossibilité absolue
» de mouvoir le membre paralysé. »

§ V. Insensibilité.

Le premier fait d'insensibilité bien constaté,
authentiquement constaté, eut lieu à l'Hôtel-
Dieu de Paris en 1820, pendant les expériences
magnétiques que je faisais alors dans ce lieu rempli de douleurs. Ce fut donc moi qui en offris, sur
la fille Samson, le premier exemple à la curiosité et à l'incrédulité des médecins. Je dois ajouter que ces expériences eurent lieu malgré moi ;
mais mon opposition devait céder devant des considérations d'un ordre majeur.

J'ai publié ces premiers faits dans mon premier écrit : *Expériences de l'Hôtel-Dieu*, et j'ai,
dans mon *Cours de magnétisme en sept leçons*,
ajouté les expériences qui furent faites successivement depuis par plusieurs médecins ou magnétiseurs. Je ne pense pas qu'on eût, avant 1820,

coupé, brûlé, taillé les chairs des dormeurs sans
qu'ils poussassent la moindre plainte. Si j'ai bonne
mémoire, les magnétiseurs de ce temps crai-
gnaient, au contraire, de laisser toucher leurs
somnambules; on apercevait chez les dormeurs
une sensibilité qui s'exaltait par le moindre contact étranger, et le *rapport*, pour être établi,
demandait certaines précautions, que tous les
livres publiés alors recommandaient avec soin.
Mais nous ne sommes pas au bout des découvertes; cet état nouveau nous en fournira bien
d'autres encore.

Sans m'occuper davantage de cette origine
de l'insensibilité, citons des faits nouveaux; car
maintenant ce n'est plus qu'un jeu de produire
cet état si singulier; chaque magnétiseur possède
une masse de faits qui ne laisse plus de doute sur
cette acquisition de la science magnétique; ce fait
de réalité est constaté surabondamment.

Le docteur Pigeaire, dans son ouvrage, rapporte un grand nombre de cas; j'en extrais les
suivants :

« A Montpellier, M. le docteur Kuhnholtz,
pour s'assurer de l'insensibilité, laissa, à trois
reprises, brûler et s'éteindre de la cire d'Espagne
sur le dos de la main d'une somnambule, sans

qu'elle ait témoigné la moindre sensation (1).

» M. le docteur Lafont-Gouzi, doyen de l'École préparatoire de médecine de Toulouse, a eu une somnambule qui a supporté sans sourciller l'ustion de la peau dans toute son épaisseur, sur l'avant-bras gauche, dans l'étendue de six lignes carrées. »

On se rappelle l'extraction d'une dent molaire faite par M. le docteur Oudet à une somnambule, qui ne s'en aperçut pas seulement.

« M. le docteur Saura rapporte que M. Martoret, dentiste, passage Delorme, a fait la même opération à M. *Prost*, en présence de M. de Latour et de M. Emmanuel de Las-Cases. Le somnambule fut très étonné de ne pas trouver sa dent à son réveil. »

« M. Roubière, dentiste de Montpellier, arracha une grosse molaire à Philippine Bernard, mise en somnambulisme par M. Kuhnholtz, sans qu'elle fît le plus léger mouvement indiquant qu'elle avait ressenti de la douleur. »

M. Varney, de Gray, l'un de mes élèves, m'écrit que, sa femme étant magnétisée, un dentiste de Besançon, M. Petet, a pu, pendant une

(1) Pigeaire, *Puissance de l'électricité animale ou du magnétisme vital*, etc. 1839, 1 vol. in-8.

heure, lui limer les dents sans qu'elle ait senti la plus légère douleur; huit ou dix personnes étaient présentes à l'opération.

Le docteur Fillassier nous apprend qu'une femme qui n'avait jamais voulu se faire opérer d'une tumeur qu'elle avait au cou, tant elle redoutait l'instrument tranchant, se soumit à l'opération pendant qu'elle était en somnambulisme. Cette tumeur assez saillante, qui avait deux pouces de longueur sur un demi de largeur, fut enlevée lentement, et le pansement fait, sans exciter la moindre douleur.

Le docteur Elliotson, de Londres, a démontré publiquement l'insensibilité sur une jeune somnambule, miss Okey, que je lui avais laissée à mon départ de cette ville.

Le docteur Grandvoinet, président de l'*Athénée électro-magnétique* de Lyon, a démontré à une nombreuse assemblée d'incrédules, dans la salle de la Faculté des sciences de cette ville, l'insensibilité la plus complète d'un sujet magnétisé.

Toutes ces expériences ont une limite; ce n'est, si je puis m'exprimer ainsi, que le premier échelon de l'insensibilité; mais lisez attentivement ce qui suit. M. Husson, s'adressant un jour

à l'Académie de médecine (il en était alors le président), lui disait : « On est parvenu pendant
» ce singulier état (le somnambulisme) à pa-
» ralyser, à fermer entièrement les sens aux im-
» pressions extérieures, à ce point qu'un flacon
» contenant plusieurs onces d'ammoniaque con-
» centrée était tenu *sous le nez pendant cinq, dix,*
» *quinze minutes ou plus,* sans produire le
» moindre effet, sans·empêcher aucunement la
» respiration, sans même provoquer l'éternu-
» ment; à ce point que la peau était insensible à
» la brûlure du moxa, à la vive irritation dé-
» terminée par l'eau chaude très chargée de
» moutarde; brûlure et irritation qui étaient
» vivement senties et extrêmement douloureuses
» lorsque *la peau reprenait sa sensibilité nor-*
» *male.* »

Ici encore je devrais vous citer de grandes opérations chirurgicales, l'amputation de membres;
mais vous trouverez dans le *Journal du magné-*
tisme la relation détaillée de toutes celles qui
ont été faites en France, en Angleterre, et dans
l'Inde depuis 1845. Je pourrais ajouter à ce court
exposé plus de cinquante autres cas d'insensibilité qui, mis à côté de ceux que j'ai publiés dans
mes autres ouvrages, en rendent le nombre im-

mense. Je borne cet aperçu à une dernière observation qui m'est personnelle.

Une jeune Anglaise, nommée Lucie Clark,
affectée d'une maladie épileptique, me fut ame-
née pendant que j'étais à Londres. Soumise à un
traitement magnétique, elle tomba dans le somnambulisme et nous présenta l'exemple de l'insensibilité la plus prononcée.

Elle portait au cou un séton qui, par le développement d'un énorme bourrelet charnu, la faisait beaucoup souffrir. Ce bourrelet, traversé
par le ruban du séton, était très enflammé, et
sur ses bords une sensibilité excessive existait.
Elle jugea, endormie, que le séton devait être
entretenu, mais qu'il fallait couper les chairs qui
l'entouraient; elle nous dit qu'elle ne consenti-
rait point à cette opération lorsqu'elle serait réveillée. En effet, elle s'y refusa positivement,
lorsqu'à son réveil on l'assura qu'elle avait elle-
même ordonné cette opération.

Dans un de ses autres sommeils, un chirurgien anglais était chez moi, et je lui fis part de
l'ordonnance de la somnambule : je lui proposai
de faire sur-le-champ la coupure jugée nécessaire.
Ravi, car il était incrédule, il tira sa trousse, prit
un bistouri, et tailla sur la chair vive, comme s'il

eût coupé la pelure d'une pomme, et, pendant ce temps, la somnambule s'entretenait de choses insignifiantes avec une personne qui était en rapport avec elle. Rien ne nous put déceler qu'elle sentît; pas la plus petite contraction des muscles de la face; un rire naturel qui était la suite des impressions qu'elle recevait de la conversation; aucun mouvement dans la circulation. L'opération, que le chirurgien faisait durer avec intention, se termina au bout de six ou sept minutes. Le sang coulait avec abondance; on mit de la charpie, on banda la plaie, et, un instant après, la malade fut réveillée. On lui dit ce qu'on avait fait; elle ne nous crut pas d'abord; mais, voyant son fichu ensanglanté, elle se trouva mal. Le chirurgien incrédule avait alors un visage où se peignaient tant de sentiments divers, sa contenance était si singulière, qu'il prêta à rire à l'assemblée, qui était fort nombreuse.

Comment obtient-on l'insensibilité magnétique ?

Le magnétisme souvent la détermine seul par ses propriétés : il stupéfie la sensibilité; il refoule au loin, dans d'autres cas, le principe qui sent; il paralyse la fonction du système nerveux de manière à la rendre nulle; mais quelquefois ce n'est que par art que l'on obtient l'insensibilité. Il faut l'emploi de *la volonté;* il est nécessaire que vous projetiez sur la partie que vous voulez rendre insensible une plus grande quantité de *force*, et que cette émission soit soutenue par l'*intention* qui vous fait agir.

L'insensibilité ainsi obtenue peut durer longtemps; *le réveil même*, si vous voulez, *ne la détruit pas*, et vous pouvez enfoncer des épingles profondément dans les chairs; le magnétisé, aussi surpris que vous, les voit et ne sent rien. Notez bien que rien ne paraît changé dans l'organisation : le pouls est régulier, il n'augmente ni ne diminue; la chaleur est naturelle dans les parties rendues insensibles, la flexibilité des muscles est la même, et n'offre aucune différence apparente de l'état ordinaire.

Vous voyez que nos grands physiologistes ne connaissent point la vie, et, croyez-le, je ne touche ici que les plus petits faits produits par le magnétisme. Il annonce une si grande révolution dans les sciences, il confondra tant de grands esprits, qu'il faut être sobre de merveilles. Seulement, il faut constater chaque fait, et les laisser se produire en grand nombre; le temps les fera adopter.

Pour obtenir l'insensibilité, il faut une certaine résolution, une volonté énergique; si la peur vous prend lorsque l'instrument tranchant est dans les chairs, l'individu peut tout à coup sentir. Voici un fait récent propre à fixer votre jugement; vous allez reconnaître pourquoi l'individu opéré a pourtant *senti* lorsqu'on faisait la ligature des artères : la faute en est à coup sûr au magnétiseur, qui n'avait rempli qu'à moitié les conditions qui assurent le succès. C'est un cas d'amputation; je l'extrais du *Dundee War-der*.

« L'opération fut faite, au mois de mars 1845, à Alyth, en Écosse, par le docteur Fenton, aidé de plusieurs médecins, sur un jeune homme âgé de dix-huit ans, qu'une tumeur blanche retenait couché depuis deux ans et demi. L'enflure ayant beaucoup augmenté, le docteur Fenton fut d'avis d'amputer la jambe, et aussi de magnétiser son malade, afin de s'assurer jusqu'à quel point on pourrait, en pareil cas, empêcher la douleur. Le 25 janvier, donc, on magnétisa la première fois le malade, et il le fut presque tous les jours depuis. Lundi 24 mars, l'opération ayant été faite, on eut la preuve des bienfaisants résultats du magnétisme. Pendant l'amputation le malade ne donna aucun signe de douleur; il était assis dans un état de tranquillité parfaite, mais quand les médecins firent la ligature des artères, il poussa un faible cri, ce qui a pu arriver de ce que, n'ayant été magnétisé que pendant quelques minutes, le sommeil ne fut pas assez profond; si pendant toute l'opération on eût continué de le magnétiser, il est probable qu'il n'aurait pas crié.

» L'opération, qui dura une demi-heure, fait honneur à l'habileté de MM. les docteurs Fenton et Stirton, de Blairgowrie. Le jeune homme, soigné pendant toute sa maladie avec une extrême bonté et générosité par le docteur Fenton, jouit à présent d'un sommeil paisible pendant la nuit, et promet une prompte guérison. »

Ayez soin de *réveiller* le dormeur aussitôt l'opération terminée. Une seule opération, jusqu'ici, a été funeste, l'ablation d'un sein cancéreux; la malade est morte, non pendant l'opération, mais quelques jours après : cependant elle n'avait point senti. Peut-être le sommeil magnétique avait-il été trop longtemps prolongé, peut-être aussi était-il trop tard : car, dans ces affreuses maladies, le sang est souvent corrompu, et alors l'opération retarde seulement une fin devenue inévitable.

Il est bien rare que l'on n'abuse pas de cet
état d'insensibilité : c'est un si bon moyen de
conviction ! il détruit bien mieux que la lucidité
toute espèce d'objection. Mais souvent je n'ai pu
m'empêcher de plaindre ces nouveaux martyrs ;
car, s'ils ne souffrent point endormis, les chairs
contuses, brûlées ou meurtries par des expériences
de pure curiosité, sont douloureuses en état de
veille, et ne reviennent à l'état primitif qu'en parcourant la période inflammatoire des plaies ou
des contusions ordinaires. Dans la carrière d'enseignement du magnétisme par la pratique, que
j'ai parcourue, on ne me reprochera jamais un
seul acte de cruauté. Je dois dire cependant qu'il
est une foule d'expériences que l'on peut se permettre ; elles n'entraînent avec elles nulle responsabilité, elles ne sont suivies d'aucun mauvais
effet ; mais plus loin je reviendrai sur ce sujet.

Vous pouvez donc, dans un grand nombre
de cas, anéantir toute sensibilité, frapper d'inertie toute la surface du corps, et faire pénétrer
profondément dans les chairs une force qui an-
nihile toute sensibilité. Quel singulier phénomène ! combien il est digne d'examen ! combien
de recherches ne devraient-elles pas être faites
pour connaître le mécanisme d'un si prodigieux

changement, d'une altération si profonde des lois de la vie !

Ne croyez point pourtant qu'il y ait destruction de quoi que ce soit. Non ; vous avez repoussé, refoulé au loin le principe qui donne la sensibilité à toutes les parties ; mais il n'est point anéanti ; il reparaît lorsque vous vous retirez ; un fort inexpugnable lui sert de refuge. Vous pouvez envahir la place, empêcher que rien n'en sorte, et tenir l'âme assiégée un certain temps ; mais vous vous affaiblissez bientôt, et l'âme recouvre son domaine.

Chose singulière, il est des cas au contraire où toute la vie est à la surface ; la sensibilité alors semble doublée ; on sent, on perçoit ce qui échappe dans l'état d'équilibre des forces. C'est un nouveau sujet d'études. Arrêtons-nous un instant pour l'examiner.

Exaltation de la sensibilité.

Le docteur Brierre de Boismont, après avoir rapporté une foule de faits d'exaltation de la sensibilité, ajoute : « On ne saurait nier que, dans certaines maladies, il ne se développe une surexcitation de la sensibilité, qui donne aux sens une finesse et une acuité prodigieuses. Ainsi des individus perçoivent à des distances considérables, d'autres annoncent les personnes qui arrivent, quoique les assistants n'entendent aucun bruit (1). »

Mais quel est le médecin qui n'ait pas observé ce phénomène singulier ? Ajoutons à notre récit; peut-être plus tard rendrons-nous compréhensibles tous ces faits.

« Je crois nécessaire, dit Cabanis (2), de rappeler ici particulièrement ces maladies aiguës singulières, dans lesquelles on voit naître et se développer tout à coup des facultés intellectuelles qui n'avaient point existé jusqu'alors... On voit aussi, dans quelques maladies extatiques et convulsives, les organes des sens devenir sensibles à des impressions qu'ils n'apercevaient pas dans leur état ordinaire, ou même recevoir des impressions étrangères à la nature de l'homme. J'ai plusieurs fois observé, chez des femmes qui eussent été d'excellentes pythonisses, les effets

(1) Brierre de Boismont, *Des Hallucinations*, ou Histoire raisonnée des *apparitions*, des *visions*, des *songes*, de l'*extase*, du *magnétisme* et du *somnambulisme*. 1845, 1 fort volume in-8, page 301.

(2) Cabanis, 7ᵉ mémoire : *De l'influence des maladies sur la formation des idées et des affections morales.*

les plus singuliers des changements dont je parle.
Il est de ces malades qui distinguent facilement
à l'œil nu des objets microscopiques; d'autres
qui voient assez nettement dans la plus profonde
obscurité pour s'y conduire avec assurance. Il en
est qui suivent les personnes à la trace, comme
un chien, et reconnaissent à l'odorat les objets
dont ces personnes se sont servies ou qu'elles ont
seulement touchés. J'en ai vu dont le goût avait
acquis une finesse particulière, et qui désiraient
ou savaient choisir les aliments et même les
remèdes qui paraissaient leur être véritablement
utiles, avec une sagacité que l'on n'observe que
chez les animaux... »

Quel jeu singulier des forces vives !... Il n'est
pas douteux pour nous que le principe de la vie,
l'ensemble des forces peuvent se transporter sur
une seule partie du corps, sur un seul organe, et
s'échapper tout à coup comme le fluide électrique
que contient une bouteille de Leyde.

Un célèbre chirurgien devait faire l'opération
de la taille sur un homme dans la force de l'âge.
Ce malheureux était fixé sur la table fatale, et
dans la position favorable à l'opération; il exa-
minait attentivement les préparatifs du chirurgien, et en suivait tous les mouvements. Son

angoisse et ses appréhensions étaient grandes; il s'exagérait la douleur, et redoutait l'instrument dont pourtant il attendait sa délivrance. Voulant enseigner les procédés opératoires dont il allait faire usage, ce chirurgien parlait aux élèves, et leur montrait la partie qu'il allait inciser la première; le patient redoublait alors d'attention; sa vie, je puis dire, était près de l'organe qui allait souffrir; car, au moment où le chirurgien toucha légèrement avec le doigt l'endroit que devait parcourir l'instrument, cet homme expira instantanément. Une mort si prompte, et que rien ne semblait justifier, car l'opération n'avait pas même été commencée, surprit l'opérateur; on fit avec soin l'ouverture du cadavre, mais on ne découvrit aucune altération, et le mystère de cette mort si subite ne fut point deviné (1).

Je vais vous rendre cette mort plus compré-

(1) Il n'est pas rare, à l'armée, de voir des soldats mourir subitement au moment d'une bataille, sans qu'on puisse constater aucune blessure. On dit dans ce cas que c'est un boulet qui a passé près d'eux.

Une joie subite produit le même effet que l'annonce d'une fâcheuse nouvelle. Quelquefois, dans ces deux cas, la mort est instantanée.

L'aversion des sens, à l'aspect d'un objet hideux, peut aussi causer la mort.

Beaucoup de personnes sont mortes à la vue d'un cadavre ensanglanté. Ce que les maladies et les tortures les plus

hensible par un autre exemple, et ces faits si étranges, que je pourrais multiplier si je voulais faire la moindre recherche, vous convaincront que, dans certains cas magnétiques et dans certaines exaltations morales que cet agent peut produire, des catastrophes sont à craindre. Ceci, sans doute, sera capable de retenir quelques magnétiseurs qui ne doutent de rien; ils deviendront plus prudents s'ils méditent ce chapitre; d'ailleurs il n'est guère sage de dépasser certaines limites. Des craintes nous prirent, à nous-même, plus d'une fois, malgré notre prudence bien connue; nous vîmes le danger, et nous reculâmes épouvanté. Voici l'exemple récent dont je veux vous parler; je l'extrais du *Journal du Havre*, 1845 :

« Hier, un bien fâcheux accident a attristé la

cruelles ne peuvent faire, un seul mot peut le produire. Des hommes sont morts à l'instant d'un outrage. Mais pourquoi s'étendre sur ces faits? Ils sont de tous les temps, car la vie ne change pas.

Un violent coup porté sur un barreau aimanté détruit sa propriété magnétique. Une commotion morale très forte produit en nous la cessation de la vie sans qu'il y ait rien d'altéré dans l'organisation; rien n'est déchiré, la vie a fui épouvantée; l'anatomiste le plus expérimenté ne peut, avec ses moyens d'investigation, découvrir la moindre lésion. Ce n'est pas seulement la faiblesse qui succombe; l'organisation la plus robuste n'en est point exempte.

distribution des prix au couvent des Ursulines.
Madame Monnier, épouse du propriétaire du
café des Abattoirs, assistait à cette solennité,
qui, d'après son espoir, devait être pour sa
jeune nièce une occasion de triomphe. La foule
était nombreuse, et de sa place, la dame Monnier, n'ayant pu suivre les détails de la distribution, s'informa aux personnes qui l'avoisinaient
si le nom de sa nièce avait été appelé. Sur la réponse qu'elle n'avait rien obtenu, la malheureuse tante, qui était debout, tomba de son
haut, comme prise d'évanouissement. On s'em-
pressa autour d'elle; mais quelle fut la conster-
nation des assistants quand, essayant de la rele-
ver, ils reconnurent qu'elle ne donnait plus signe
de vie! Immédiatement transportée à son domicile, elle a reçu la visite des gens de l'art, qui
ont constaté ce cas de mort subite, d'autant plus
étrange que la dame Monnier, âgée d'environ
trente ans, paraissait jouir d'une excellente santé,
et que la cause qui l'a déterminée semble avoir
relativement peu d'importance. »

Il n'y a point de magnétisme là-dedans, nous
dira-t-on; non sans doute, et nous le savons bien,
mais il y a le même jeu des forces, les mêmes
déviations, les mêmes perturbations, et il faut

avoir magnétisé en aveugle pour ne les avoir point reconnues. Je n'insisterais pas sur ces faits étranges; mais il est urgent d'enseigner le magnétisme autrement qu'on ne l'a fait jusqu'à ce jour par des traités qui ne contiennent que l'ombre de la vérité et vous égarent à chaque pas. Mais, dira-t-on, pour tenir un tel langage, êtes-vous donc plus éclairé que beaucoup de magnétiseurs? Sans doute, chaque jour je sens néanmoins qu'il me manque des connaissances bien nécessaires, et je cherche qui pourrait me les apprendre. Soyez-en certains, j'irais à l'*école* si je savais trouver un maître plus habile, et ne m'en croirais pas humilié. Le magnétisme n'est point pour moi une connaissance qui dispense de toute instruction; et je serai bien heureux si ce petit traité peut engager les magnétiseurs à l'étude physique du magnétisme.

Vous voyez que plus nous avançons, plus la force dite *magnétique* se dévoile et se montre à nos yeux. Nous venons de voir les curieux résultats obtenus en magnétisant les *plexus épigastriques*, le *solaire* surtout. Passons maintenant à l'étude des effets non moins positifs, mais différents, que l'on obtient en magnétisant la *tête*.

2° Effets moraux.

Ces phénomènes sont souvent simultanés des précédents, mais ils en diffèrent essentiellement; ils sont à l'esprit ce que les premiers sont au corps. Ils sont, par leur apparence merveilleuse et incompréhensible, peu propres à éclairer l'esprit des masses, qu'ils subjuguent plutôt qu'ils ne convainquent. Ils ont égaré l'esprit de plus d'un magnétiseur, et seront cause de bien des extravagances. Leur développement spontané ne permet guère de douter que Mesmer en ait eu connaissance; mais il ne les a pas fait connaître à ses élèves. C'est à l'un d'eux, M. le marquis de Puységur, qu'est due la première observation de sommeil magnétique lucide, état complexe auquel il donna, par analogie, le nom de *somnambulisme*, mais que l'on commence à appeler préférablement *puységurisme*.

§ I. Somnambulisme.

L'agent magnétique, outre les propriétés que nous en avons fait connaître, possède une vertu sédative, et, par suite, exerce une action soporeuse ou dormitive sur un grand nombre de magnétisés. Aussi n'est-il pas rare de voir tomber

16.

lentement ou tout à coup un être bien éveillé dans un sommeil profond sans administration d'une dose d'opium ou de tout autre somnifère. Vous n'avez fait que promener vos doigts, avec art, devant la face, et tous les sens se sont assoupis ; et toutes les impressions venant du dehors n'arrivent plus jusqu'à lui ; il est dominé, anéanti, comme mort, il ne sent plus rien, *excepté vous ;* un *rapport* mystérieux s'est établi entre vos deux systèmes nerveux (1).

Voici la description, à peu près exacte, de cet incommensurable phénomène. Ce sont des autorités scientifiques qui vont nous la donner.

M. le docteur Husson, parlant à l'Académie de médecine, s'exprime ainsi :

« Lorsque le magnétisme produit le somnam» bulisme, l'être qui se trouve dans cet état ac» quiert une extension prodigieuse dans la faculté » de sentir. Plusieurs de ses organes extérieurs, » ordinairement ceux de la vue et de l'ouïe, sont » assoupis, et toutes les opérations qui en dépen» dent s'opèrent intérieurement.

» Le somnambule a les yeux fermés ; il ne voit

---

(1) Du Potet, *Essai sur l'enseignement philosophique du magnétisme*, 1845. 1 vol. in-8, p. 73 et suivantes.

» point par les yeux, il n'entend pas par les
» oreilles; mais il voit et entend mieux que
» l'homme éveillé. — Il ne voit et n'entend que
» ceux avec lesquels il est *en rapport*. Il ne voit
» que ce qu'il regarde; et ordinairement il ne
» regarde que les objets sur lesquels on dirige
» son attention. Il est soumis à la volonté de son
» magnétiseur, pour tout ce qui ne peut lui
» nuire, et pour tout ce qui ne contrarie point
» en lui les idées de justice et de vérité. — Il
» sent la volonté de son magnétiseur. — Il voit
» ou plutôt il sent l'intérieur de son corps et ce-
» lui des autres, mais il n'y remarque, ordinai-
» rement, que les parties qui ne sont pas dans
» l'état naturel et qui en troublent l'harmonie. Il
» retrouve dans sa mémoire le souvenir des choses
» qu'il avait oubliées dans l'état de veille. Il a des
» prévisions et des présensations qui peuvent
» être erronées dans plusieurs circonstances, et
» qui sont limitées dans leur étendue. Il s'énonce
» avec une facilité surprenante. Il n'est point
» exempt de vanité. Il se perfectionne de lui-
» même pendant un certain temps, s'il est con-
» duit avec sagesse; il s'égare, s'il est mal di-
» rigé. Lorsqu'il rentre dans l'état naturel, il
» perd absolument le souvenir de toutes les sen-

» sations et de toutes les idées qu'il a eues dans
» l'état de somnambulisme; tellement que ces
» deux états sont aussi étrangers l'un à l'autre
» que si le somnambule et l'homme éveillé étaient
» deux hommes différents. »

Puis, continuant, il ajoute :

« Des observateurs modernes assurent que,
» dans cet état de somnambulisme, dont nous
» venons d'exposer analytiquement les princi-
» paux phénomènes, les personnes magnétisées
» ont une lucidité qui leur donne des idées posi-
» tives sur la nature de leurs maladies, sur la na-
» ture des affections des personnes avec lesquelles
» on les met *en rapport*, et sur le genre de trai-
» tement à opposer dans ces deux cas. »

Lisez ce qu'ont écrit encore sur ce sujet
les de Redern, de Puységur, Deleuze, Rostan,
Georget, Bertrand, etc.

Et, si vous voulez, pour plus de sûreté, n'ac-
ceptez aucun de ces puissants et nombreux témoignages; magnétisez vous-même, vous obtiendrez, n'en doutez pas, la production singulière
du somnambulisme magnétique. J'étais comme
vous, je n'y croyais point, ma raison rejetait au
loin toutes ces merveilles; mais, les ayant pro-
duites, j'ai bien dû en accepter la réalité. Plus

de cinq cents personnes ainsi endormies m'ont passé par les mains, ou ont été soumises à mon examen.

J'ai magnétisé d'abord sans avoir appris ; j'ai répété les gestes d'un magnétiseur qui savait à peine son métier. Il ignorait bien des choses, mais il produisait des faits, en vertu de cette loi que je vous ai fait connaître, à savoir : *que tout homme possède suffisamment de force magnétique pour, lorsqu'il le veut, agir sur le système nerveux d'un autre, et y déterminer des désordres momentanés;* plus, le dernier fait que je viens de vous citer, le *somnambulisme.*

Mais, prenez garde! pour avoir produit le fait, vous n'aurez pas la science. Celle-ci ne vient pas tout à coup; ici, comme en toutes choses, il faut travailler. Vous possédez un instrument, il faut apprendre à vous en servir!

En vous recevant médecin, on vous dit : Vous connaissez un peu de grec, de latin; vous possédez votre anatomie; la pathologie vous est familière, la matière médicale aussi. Allez, vous êtes médecin. Et pourtant vous ne l'êtes pas encore; il vous faut l'observation, la pratique, que sais-je? le génie, peut-être!

Un homme à qui l'on donne une palette, un

pinceau, des couleurs, une toile, etc., etc., n'est pas pour cela peintre; il faut qu'il s'exerce longtemps, et souvent, malgré son labeur, il reste médiocre. Il fait des tableaux comme beaucoup de médecins font de la médecine, sans art, sans science, sans génie. Peut-être avait-il en lui ce qui fait le grand artiste, une âme ardente, un désir passionné d'apprendre de la nature et de la vérité; il n'a pas su, on ne lui a pas dit comment arrive le génie!

Ici, croyez-moi, l'étude, toujours l'étude!

Le repos n'est fait dans la vie que pour les laboureurs, les marchands et ceux qui supputent des chiffres. Le médecin, comme l'artiste, doit toujours travailler; ce n'est qu'à ce prix que la nature *lui vend ce qu'on croit qu'elle lui donne:* une supériorité marquée sur ceux qui l'entourent.

Je voudrais, dans l'étude que je vous propose de faire, vous éviter les inquiétudes, les embarras qui vont vous assaillir. Je voudrais être votre compagnon, peut-être votre maître, afin de vous initier promptement à quelques secrets de l'art nouveau. Mais ce ne peut avoir lieu que par un écrit imparfait, pâle reflet d'une vérité qui n'a encore trouvé aucun homme qui puisse faire sentir sa grandeur et ses bienfaits.

L'enfant qui apprend à marcher fait des chûtes, mais il se relève ; vous serez comme lui, et, plus tard, vous marcherez aussi dans votre force et votre liberté.

N'écoutez pas surtout ces magnétiseurs qui, méprisant toute étude, vous diront : *Il ne faut point de science en magnétisme ; cet agent fait tout!* Rappelez-vous que la nature elle-même s'égare parfois, et qu'il n'appartient qu'au savoir et à l'expérience de pouvoir la redresser dans ses écarts et déviations. Le magnétisme doit cesser d'être exercé à la manière des *toucheurs* et *rebouteurs* des campagnes. L'ignorance ne produit qu'une foi aveugle et un fanatisme imbécile. Puységur avait fait de son cuisinier un magnétiseur ; mais il était là pour surveiller ses œuvres et lui donner des conseils. Je me rappelle avec amertume, mais je l'avoue sans honte, qu'une croyance exagérée m'a fait dire des absurdités, et magnétiser avec obstination des personnes dont les maladies ne pouvaient en rien être modifiées par le magnétisme.

La chose la plus difficile est de *savoir gouverner* le somnambule. Vous le croyez tenir, mais c'est un Protée : aujourd'hui il est constant, régulier, vous en tirez des choses merveilleuses ; demain il sera plein d'imperfections. Et ne pouvant prévoir une chute si soudaine, vous vous désespérez ! Laissez-le, il redeviendra sublime, et vous l'admirerez comme si rien ne s'était passé.

Jamais il ne m'est arrivé de produire cette crise singulière sans éprouver une sorte de frémissement nerveux, auquel succédait bientôt une joie secrète, un contentement, comme si mon âme eût voulu m'avertir que je venais de faire une grande chose et que de nouveaux mystères allaient m'être révélés. En effet, il y a tant à apprendre ici ! Chaque somnambule est un instituteur nouveau qui agrandit pour vous le domaine de la nature et qui vous montre la perfection des ouvrages de Dieu. Vous éprouverez le sentiment que je cherche à peindre, non quand vous produirez le sommeil seulement, mais le véritable *somnambulisme lucide*. Il y a alors un *choc d'âme à âme* que vous sentez parfaitement, une sorte d'illumination subite de votre esprit ; vous n'êtes plus le même homme que tout à l'heure ; quelque chose de divin est sorti de vos mains. Bien des magnétiseurs me comprendront, car ils auront éprouvé ce que je cherche vainement à rendre par des mots. Vous tous qui avez un ardent désir de faire du bien, magnétisez, et je vous promets les plus doux moments qu'un mortel puisse éprouver; *votre âme s'unira à une autre âme*, et un voile mystérieux dérobera *aux profanes* cette sainte union !

Le somnambulisme est contemporain des premiers hommes. Au commencement du monde, il a dû être permanent; aujourd'hui il ne se produit que par :

1° une déviation spontanée des forces vives;

2° certaines maladies ;

3° l'emploi du magnétisme.

Sa durée est limitée. Il est le complément de la vie; c'est par lui seul que l'homme peut se connaître et remonter à son auteur, Dieu ; et les plus grandes découvertes qui se feront successivement auront pour point de départ cet état moral où rien n'est inconnu.

Le sommeil naturel et tout ce qui y a rapport devraient trouver place ici comme préliminaires; mais ces questions exigent du développement, et eussent allongé ce petit écrit, qui s'adresse aux commençants, auxquels nous n'avons à tracer que des règles pour qu'ils puissent, sans s'égarer, se livrer à la pratique élémentaire du magnétisme (1).

(1) Voyez *Journal de magnétisme*, tomes I et II : *Études préparatoires de somnambulisme.*

Voyons d'abord quels sont les symptômes précurseurs du sommeil *puységurien*, les avant-coureurs de la voyance :

Prodromes du somnambulisme.

Immobilité des traits, changement de coloration de la face, abaissement fréquent des paupières. Les yeux, plus brillants, prennent un caractère de fixité singulière qu'il est impossible de dépeindre. Quand on a l'habitude de magnétiser, on s'aperçoit que l'action a pénétré dans le cerveau lorsqu'un léger soubresaut du bord libre de la paupière supérieure a lieu. On est certain dès lors de pouvoir produire, en persistant, tous les phénomènes magnétiques, et surtout l'attraction. Je n'avais point d'autre indication quand, interrompant mon opération, j'annonçais avec certitude que l'incrédule soumis à mon action était en ma dépendance, et les preuves ne s'en faisaient jamais attendre si j'étais sollicité de les fournir.

Quelquefois le somnambulisme est précédé de phénomènes singuliers, l'âme semble se complaire à examiner curieusement et à jouir du travail qui s'opère dans les organes. Peu de personnes peuvent décrire ces sensations délicieuses, plusieurs l'ont tenté en vain. Voici ce qui m'a paru le plus remarquable de tout ce que j'ai lu. La première description est extraite de la relation de mon voyage à Saint-Pétersbourg. Cette pièce, écrite en vers russes, est intitulée : *Mon premier sommeil magnétique*. En voici la traduction libre :

« Oppressée, et pourtant à l'aise..., mon âme agitée semble vouloir briser ses liens matériels ; elle bat des ailes, elle a hâte de prendre son essor.... Si on la libérait, elle s'envolerait vers des régions inconnues.

» Des rêves glissent à l'entour...; ils l'attirent, ils l'appellent ; ils l'appellent au delà des bornes terrestres.... Ils sont si confus..., et pourtant ils offrent quelque chose de si tristement doux, de si mystérieusement saint !...

» Et voilà qu'un miroir m'apparaît ; et une voix sans paroles murmure à mon oreille : «Re- » garde, regarde ! dans cette mystérieuse profon- » deur ; ta destinée se retracera miraculeusement.»

» Obéissante, je plonge dans la glace fatidique mon œil et mon âme attentive ; mais ma vue n'est pas assez lucide, je ne connais point le sens de ces mirages fugitifs.

« Et plus je m'absorbe, et plus mon regard

plonge dans un cadre vacillant, plus vif est mon
élan, plus libre est ma poitrine...; et le monde
réel est oublié pour moi!

« Mais les liens du corps me retiennent toujours! mais les chaînes terrestres ne se relâchent
point; encore un instant..., et de nouveau je sens
le poids de l'existence, et des brouillards voilent
le monde des rêves! »

Comtesse J. ROSTOPCHINE.

Cette seconde pièce est extraite d'une lettre
qui me fut écrite dernièrement et que j'ai publiée
également dans le *Journal du magnétisme* (1).
C'est, à mon sens un petit chef-d'œuvre des-
criptif des prodromes du sommeil magnétique.

« Quand vous vous asseyez auprès de moi, et
que votre puissante main, sans me toucher, agite
l'air qui m'environne, je sens comme un réseau
invisible s'étendre sur mes membres, les assou-
plir, les presser sans les serrer, détendre mes
nerfs et me pénétrer, me charmer, à la manière
dont le parfum de la rose pénètre et charme
l'odorat. Puis, à mesure que le magnétisme
opère, une douce langueur s'empare de ma per-

(1) Tome IX, 1850, pag. 110.

sonne, les pensées terrestres deviennent plus
vagues, se poétisent, pour ainsi dire, et se chan-
gent en une rêverie charmante, qui vous isole de
la terre, de ceux qui vous entourent, même de
votre magnétiseur; c'est l'état le plus délicieux
dans lequel un être humain puisse se trouver; ce
n'est pas le sommeil, ce n'est pas le réveil, et
cependant il tient de l'un et de l'autre; du premier, il emprunte l'adorable repos, l'abnégation
complète; du second, il reçoit la conscience de
la vie.

» Enfin, monsieur, que vous dirai-je? Longtemps après que vous êtes parti, je sens encore
ce doux bien-être, cette charmante langueur, qui
me tient enchaînée sur mon fauteuil, me fait
désirer et aimer la solitude. Je ne suis ni à moi,
ni à vous, ni à personne, ni de ce monde, ni dans
ce monde, mais tout entière à la divinité qui m'a
créée, et dont mon âme éprouve tous les effets
magiques. Des deux *moi* qu'il y a en nous, comme
dit Sterne, le *moi* terrestre disparaît sous le *moi*
céleste. Ainsi, monsieur, non seulement le magnétisme me rendra la vue, ce qui est le plus
grand des biens de ce monde; mais il me rendra
aussi la santé, bienfait tout aussi précieux; chaque
fois que vous m'avez fait sentir la puissance de
votre génie, il m'a semblé, chaque fois, que je

17.

recevais un accroissement de vie, de santé, de jeunesse ; et comment ne rajeunirait-on pas ? Le magnétisme employé, comme vous savez vous en servir, monsieur, détend les nerfs, calme les muscles, fait circuler le sang plus régulièrement dans les veines, assouplit les membres et leur rend l'élasticité du premier âge ; la tête aussi est plus légère, et le cerveau, dégagé de ses noires vapeurs, semble ne laisser place qu'à de riantes et d'heureuses pensées. »

EUGÉNIE FOA, née RODRIGUEZ.

Est-il possible de simuler le somnambulisme !

Lorsqu'un magnétiseur novice a obtenu quelques accès de somnambulisme, il s'exalte, pense que rien n'est plus facile que de produire cette crise, n'examine plus, et il suffit qu'on ferme les yeux pour qu'il s'imagine que le sommeil a lieu. J'ajoute qu'il est extrêmement facile à tromper ; sa bonne foi est si grande, il croit si fermement à l'impossibilité de lui résister, qu'il néglige toute règle de prudence.

Ce n'est pas ainsi que nous avons agi au début de notre carrière, et aujourd'hui encore, quoique nous n'ayons pas été trompé, nous prenons nos précautions comme si nous devions l'être, et jamais nous n'annonçons l'existence de ce sommeil qu'après un examen attentif.

Comment, dit-on, croire à une simulation...? Eh! mon Dieu, les honnêtes gens qui vous accusent d'imposture vous en fourniront les premiers l'exemple. S'ils parviennent à vous tromper, ils convaincront ceux qui les entourent qu'il n'y a rien de réel, que tous les *prétendus dormeurs* ont fait comme eux. Cette mystification, comme ils l'appellent, a eu lieu plusieurs fois; ce piége grossier a été tendu à beaucoup de magnétiseurs; certains s'y sont laissé prendre, et le rire, la moquerie, ont récompensé leur zèle prosélytique. Je pourrais en ce genre citer maintes anecdoctes qui passent pour piquantes, mais j'ai honte de pareils faits, et lorsqu'on a, devant moi, essayé l'effet d'un semblable manége, devinant la pensée avant qu'elle se traduisît en actes, je savais faire rougir de honte l'homme sans morale qui avait conçu le dessein de me tromper.

Lorsqu'on veut bien se servir de ses sens pour examiner, la *fraude n'est pas possible*. Les symptômes précurseurs que nous avons décrits sont si caractéristiques, et il survient tant de changements dans l'habitude du corps, que la seule inspection doit suffire pour décider *à priori*.

Le pouls, à la rigueur, peut aussi fournir une indication, car il est *toujours* fortement élevé ou abaissé.

La respiration n'est plus la même, et par suite la chaleur animale subit des modifications profondes.

Les paupières ne se ferment jamais sans que les symptômes que nous avons désignés se soient manifestés. Mais à quoi bon nous arrêter ici? Finissons par une comparaison qui résume tout : Une pièce de monnaie fausse n'est prise pour une de bon aloi que par celui qui ne l'examine point ou qui s'en rapporte à la personne qui la lui donne.

Classification des facultés somnambuliques.

Il y a plusieurs degrés dans le somnambulisme; mais en cela comme pour les sens, quand on veut les décrire, le nombre en augmente et vous vous y perdez bientôt. Néanmoins voici un aperçu de ce que l'on observe le plus fréquemment :

1° Sur beaucoup de magnétisés.	Coma ou sommeil sans perception, comme sans manifestation volontaire. Espèce de léthargie.
2° Sur un certain nombre.	Sommeil avec perception commençante, mais confuse et n'apprenant rien de précis.
3o Sur un petit nombre.	*Lucidité*, ou vue intérieure, avec *instinct des remèdes* pour eux-mêmes. *Prévisions* pour ce qui les touche et concerne seulement.
4° Sur quelques privilégiés.	Tout ce qui manque aux hommes et doit être l'attribut de l'âme dégagée de la matière, c'est-à-dire extension prodigieuse de la faculté de voir et de sentir. La vue intérieure étant sans limites, on peut *tout voir* de près comme de loin; et au travers de tous les corps. Connaissance exacte de la nature et des symptômes des maladies, ainsi que des moyens de les combattre.

Cette classification est loin d'être complète. La synoptie des facultés somnambuliques est encore à faire, chaque jour on observe de nouveaux faits, et il est impossible de fixer les limites où s'arrête l'exercice de ces merveilleuses facultés. Et on a dit avec raison : Le magnétisme par le somnambulisme ouvre une fenêtre sur le monde invisible.

Comment s'altère la lucidité?

Nous sommes quelquefois injustes envers le somnambulisme; nous exagérons ses défauts, sans considérer qu'ils viennent en partie de nous-mêmes. *Faites l'arbre bon, le fruit sera bon.* Comment espérer un bon résultat d'une direction mauvaise ?

Il est bien difficile de conserver le sommeil lucide dans son état de pureté. Ceux qui consultent les somnambules n'apportent ordinairement qu'un sentiment peu propre à la manifestation des facultés de ces êtres singuliers : le désir de les trouver en faute. Ils détournent autant que possible l'attention du dormeur pour l'appliquer à des niaiseries : « Quel âge ai-je ? » Suis-je marié ? Ai-je des enfants ? Voyez ce que » j'ai dans ma poche. Pouvez-vous lire les yeux » fermés ? » Et mille autres questions aussi oiseuses.... Tu veux consulter l'*oracle ?* laisse-le donc parler et t'examiner en silence ; laisse-le fouiller en toi, y poursuivre ce qu'il a découvert à l'entrée ; peut-être saisira-t-il quelque chose de ta destinée, te donnera-t-il des avis bons à suivre pour ta santé ou la conduite de ta vie. Tu veux donc qu'il te trompe, et qu'il soit pour toi ce qu'est un tireur de cartes, qu'il t'amuse et te fasse mille histoires ? Retire-toi, tu n'es pas digne d'approcher *celui qui voit ;* la science divine n'est pas faite pour des pantins.... Mais

vous aurez de la peine à éviter ces communications, elles sont maintenant dans les habitudes;
le somnambulisme est devenu un joujou, on l'a
mis entre des mains d'enfants. Il faut être sévère
pour les consultations, ne permettre qu'un petit
nombre de questions et donner le temps d'y répondre : tout travail forcé est mauvais.

Il faudrait aussi que, lorsque les somnambules sont éveillés, tout entretien avec ceux qui
les consultent fût interdit; que pas un mot sur
ce qu'ils ont pu dire ou faire ne parvînt à leur
connaissance; car voici ce qui arrive : les magnétisés qui tombent dans l'état extraordinaire de
sommeil lucide, ne pouvant, éveillés, se douter
de ce qui se passe durant leur crise, n'ont, par
conséquent, nul souci et ignorent leur valeur.
Mais que l'on vienne leur dire : Vous avez des
facultés merveilleuses; que vous devez être joyeux
de pouvoir rendre tant de services! quel bonheur
pour moi de vous connaître! que de bien vous
m'avez fait! etc., etc. La première fois qu'on
leur tient ce langage, ils en sont peu impressionnés, peu touchés; ils doutent de leurs facultés.
Mais qu'une autre personne, tenant le même
discours, lève leurs doutes; l'orgueil commence
alors à se développer; ils croient à leur mérite,

prennent pour eux *éveillés* ce qui n'est dû qu'à
eux *endormis*; ils deviennent capricieux, exi-
geants, ne se laissent endormir qu'avec répugnance, s'occupent d'eux-mêmes plus qu'ils ne le
devraient; et finalement, vous devenez leur
esclave, lorsque, pour le bien des deux, vous
n'auriez pas dû cesser d'être le maître. Mais vous
n'êtes pas au bout. Ces somnambules croient
toujours que vous leur cachez quelque chose; ils
vous soupçonnent de profiter de leur sommeil
pour obtenir des révélations qu'ils croient sans
prix, et s'imaginent que vous gagnez des mon-
ceaux d'or. Vos protestations sont sans résultat;
vous ne pouvez les convaincre; car, à chaque
instant, on exalte ce qu'ils croient leur propre
mérite.

La fréquence des communications établit bientôt une intimité avec les consultants; c'est alors
que les propositions leur arrivent de toutes parts;
c'est à qui leur demandera de les magnétiser. Ils
cèdent promptement, curieux qu'ils sont de savoir si l'on peut exercer le même pouvoir que
vous, magnétiseur en titre. Envahis par deux
actions différentes, ils perdent le sens exquis
qu'ils possédaient. Mus par deux volontés, ils
sont distraits dans leur sommeil, qui devient

moins profond, moins régulier, et bientôt il s'établit entre le sommeil et la veille une sorte de communication qui, d'imperceptible qu'elle était d'abord, devient plus manifeste. Ces somnambules dissimulent bien quelque temps ces *réminiscences somniluciques*, mais ils ne voient et ne sentent plus qu'imparfaitement. C'est dans ce moment qu'il faut de la défiance; car ils vous disent que rien n'est changé, qu'ils y voient de même. Erreur voisine de la tromperie!...

Cependant, longtemps encore ils verront assez pour étonner, pour surprendre; mais les moyens qu'ils indiquent ne sont plus certains : ils se sont composé une sorte de pharmacopée à eux, et, pour s'éviter tout travail, ils vous ordonnent, à vous qu'ils voient pour la première fois, le médicament qui leur a réussi pour un autre malade. Tant mieux pour vous s'ils rencontrent juste, si vous arrivez dans un de leurs bons moments; car ce n'est plus, dès lors, que de la médecine ordinaire, et, comme telle, accompagnée de dangers.

Ce sont, il faut bien l'avouer, pour la plupart, des magnétiseurs qui vous détraquent ainsi vos somnambules; ils sont constamment en quête de sommeil lucide, et tous les moyens sont bons

pour vous ravir l'instrument précieux que vous
avez formé. Lorsqu'ils le possèdent, on ne s'in-
forme point où ils l'ont trouvé, et on les regarde
comme des gens habiles, tandis qu'il n'en est
rien. Un magnétiseur m'en a enlevé ainsi deux
sans façon : l'une dont le traitement avait été si
long, si laborieux, qu'il m'avait occasionné des
crachements de sang. L'autre sujet avait été
guéri d'un cancer de l'estomac, à la suite de
sommeils qui durèrent quelquefois trente heures,
et pendant lesquels mes angoisses étaient grandes.
Je ne dis pas ceci pour me plaindre, mais pour
montrer combien il est difficile de conserver le
sommeil lucide.

Les parents, les amis mêmes du *dormeur* ou
de la *dormeuse* convoitent ce trésor nouveau, et
la pensée de suppléer le magnétiseur leur vient
vite en l'esprit. Il en est autrement, sans doute,
lorsque vous développez ce sommeil lucide sur
des personnes qui occupent un rang élevé dans la
société : vous êtes le seul arbitre, le seul régulateur; mais les services que vous pouvez rendre
sont bornés à la famille, à quelques amis; et
encore ici que de précautions, que de craintes!
on redoute les indiscrétions de la somnambule,
on tremble qu'elle ne s'inocule les maux des

personnes qui demandent à être mises en rapport avec elle; la plus grande sollicitude l'entoure, et le bien qu'elle peut faire ne se fait pas, parce qu'on y met trop d'obstacles.

Ainsi le magnétiseur parvient à former un instrument; et, de deux choses l'une : ou on le lui gâte, ou on ne lui permet pas de l'utiliser. Souvent aussi, n'ayant que des connaissances magnétiques très imparfaites, il altère lui-même, par des expériences oiseuses ou inutiles, la pureté d'une lumière intérieure qui ne demandait que de la réserve et de la prudence pour se répandre au dehors.

Malgré tant de difficultés et d'empêchements, nous voyons cependant parfois le somnambulisme *public* (j'appelle ainsi celui qui s'*exhibe* dans Paris) jouir d'une grande réputation, devenir, par des traitements qui réussissent, la cause de conversions au magnétisme. Nous n'en sommes nullement surpris; mais, mieux conduit, le bien qu'il pourrait faire serait incalculable.

Nous venons d'énumérer quelques unes des difficultés qu'on rencontre dans l'application du somnambulisme lucide à la thérapeutique; examinons maintenant quel est son degré d'importance dans les traitements.

Direction du somnambulisme dans les traitements.

Dans la majeure partie des cas, la clairvoyance des somnambules ne dépasse pas cependant les bienfaits du magnétisme; car c'est lui qui donne la vie, la puissance et enlève les douleurs. Ai-je besoin de m'appesantir sur ces faits? Non, sans doute; mais je dois vous les signaler. Les remèdes ici ne font qu'aider bien peu; la lucidité vous guide ou plutôt sert à vous encourager. *Ce que vous me faites est bon; je vois le travail qui s'opère en moi; continuez, je guérirai;* telle est la réponse des personnes endormies magnétiquement. C'est donc vous qui êtes l'instrument de la guérison. Les remèdes que s'ordonnent les somnambules, quoique bien indiqués, manqueraient leur effet s'ils n'étaient secondés, soutenus par une augmentation du travail médicateur. Il est probable même que l'on arriverait souvent au but sans médicaments. Les plus belles cures que j'aie faites en ma vie ont eu lieu chez des personnes qui n'étaient point somnambules.

Il faut apprendre à se passer de cette lumière somnambulique, et vous le pouvez en étudiant bien la marche du magnétisme, sa force, sa direction; et vous acquerrez vous-même une sorte d'intuition qui vous fera *voir* dans les cas obscurs. Le somnambulisme vous manquera souvent, et si vous n'avez appris à vous en passer, comment ferez-vous? Laisserez-vous les malades sans secours? Rechercherez-vous la lucidité d'une autre personne pour vous aider? Mais comment vous garantirez-vous des erreurs qui pourraient être commises? Comment oserez-vous prendre la responsabilité des remèdes ordonnés? Comme vous le voyez, il faut encore beaucoup d'études pour savoir ce que c'est que le somnambulisme, sa valeur réelle, et surtout bien apprendre à le régler.

Ce que je vous dis ici n'est dicté par aucune prévention; car qu'importe que le bien soit fait par les remèdes ou par le magnétisme, pourvu qu'il se fasse, ce bien? J'ai vu des erreurs graves commises par les somnambules, et elles ont refroidi l'enthousiasme que j'avais d'abord pour leur étonnante faculté. La confiance due aux somnambules doit être en raison de leurs connaissances médicales; c'est de celles-ci qu'il faut s'assurer avec soin, et ne donner de consultations à autrui qu'après un sévère examen. Même avec ses erreurs, le somnambulisme magnétique est la plus étonnante merveille, et je voudrais

18.

pouvoir le louer sans réserve; mais mon devoir exige que je vous éclaire, que je vous fasse éviter les écueils.

J'ai toujours remarqué que, plus le sommeil magnétique était profond, isolé, plus aussi il y avait de lucidité. J'entends par sommeil profond l'état où il y a insensibilité, où les sens sont fermés complétement aux impressions extérieures. La personne ainsi endormie, placée près d'un malade, doit, lorsque le rapport est établi, sentir dans sa propre organisation les désordres pour lesquels on la consulte; elle doit accuser les mêmes souffrances. Il faut que le malade reconnaisse pour vraie la description des symptômes de son mal. Chez les somnambules parfaits, on doit entendre *exhaler les mêmes plaintes*, sortir de leur bouche les *mots mêmes* dont se sert le malade pour caractériser son mal. Le rapport intime doit faire éprouver et surgir ces phénomènes. Je l'ai souvent constaté; j'étais alors certain que le traitement qui allait être prescrit serait efficace.

Dans le cas où les phénomènes que je viens de décrire ne se présentent pas, on doit être en garde, car ce somnambule n'est plus que comme un médecin. Il impose encore une sorte de respect, mais il n'en est plus digne. Tel est le cas des somnambules ordinaires, qui ont un choix de remèdes qu'ils ordonnent tant bien que mal dans différentes affections.

Je ne veux pas, dans cet écrit, vous parler davantage du sommeil magnétique, qu'on a de nos jours rendu beaucoup plus curieux qu'utile. C'est surtout de l'agent qui le produit que je dois vous entretenir, c'est lui que vous devez d'abord et surtout étudier, parce qu'il est la cause première de tous les phénomènes. Sans cesse à votre disposition, il vous dispensera souvent d'auxiliaire, et, si vous savez l'employer avec sagacité, de magnifiques produits sortiront de vos mains. *C'est lui qui guérit, et le somnambulisme ne saurait le remplacer.* Je ne formule aussi nettement cette proposition que parce que j'ai observé maintes fois que les somnambules *s'indiquent le magnétisme* comme moyen de traitement, et souvent n'ordonnent de médicaments à ceux qui les consultent que pour que leur magnétiseur ne partage point ses soins.

Ne perdez jamais de vue ces faits d'observation ; ils vous préserveront de beaucoup d'erreurs, et vous empêcheront d'abandonner, comme on le fait aujourd'hui, le certain pour le douteux, la cause pour l'effet. En ne voyant ainsi partout

que phénomènes miraculeux, on retarde l'époque
où le magnétisme, comme principe physique ou
force naturelle, devra rentrer dans le domaine
des sciences.

Dans toutes les consultations soyez prudents et
toujours calmes, si vous voulez que vos idées et
votre jugement acquièrent de la netteté; interro-
gez sobrement, et vous obtiendrez des réponses
qui vous guideront dans la recherche des véri-
tables principes du magnétisme.

Je vous offre ici la conversation de deux magnétiseurs avec leurs somnambules; méditez-la,
car elle est propre à votre instruction.

En parcourant les ouvrages qui traitent du
somnambulisme, vous pourrez y puiser de grandes
lumières, surtout si vous lisez avec attention les
réponses des somnambules à des questions qui,
pour la plupart, n'étaient pourtant point dictées
par un esprit de recherches.

Méditez ce qui suit, et tâchez de vous pénétrer des vérités que ce peu de paroles renferme.

« Mes convulsions ont été un peu fortes; c'est
» un peu votre faute, si elles ont duré si long-
» temps. — Dites-m'en la raison. — Vous avez
» eu peur, vous vous êtes troublé et découragé,
» vous vous êtes défié de vos forces. — Mais cela

» peut-il faire quelque chose, quand on a la vo-
» lonté de faire le bien ? — Oui, sans doute; il
» ne suffit pas d'avoir la volonté de faire le bien,
» il le faut faire; chaque pensée modifie vos nerfs
» et votre fluide, la crainte ou le trouble les
» amollit, votre fluide perd sa force; par consé-
» quent, vous ne faites pas le bien, puisque vous
» voulez imparfaitement. — On ne magnétiserait
» donc jamais mieux que quand on est en colère,
» puisque jamais les nerfs ne sont mieux tendus?
» — C'est tout le contraire; les nerfs sont ten-
» dus, à la vérité; mais le fluide acquiert par la
» colère une modification vicieuse, de même que
» toutes les autres passions, qui ne sont souvent,
» dans le système de la société, qu'une combi-
» naison de préjugés; l'instinct n'en a pas; la
» nature est simple, et ne doit pas être for-
» cée, etc. »

Voici l'entretien qu'avait dernièrement un de
mes élèves, M. Laporte, avec un dormeur de
cette espèce, âgé de vingt-trois ans, et ignorant
éveillé ce qu'est le magnétisme.

D. Dormez-vous?

R. Je ne dors pas.

— Définissez l'état dans lequel vous êtes.

(Il cherche).... Je vois un mot..., attendez,

ana.... (Il cherche encore, puis il épelle lettre
par lettre), *ana...go...gie....* Oui, c'est cela...,
anagogie.

— Que signifie ce mot?

— Élévation vers les choses d'en haut, vers
les choses célestes, vers les choses divines.

— Qu'est-ce que le magnétisme?

— Le magnétisme, c'est la médecine de la
nature (et il écrit ces mots sur un morceau de
papier).

— Pourriez-vous me donner une définition du
magnétisme autre que celle que vous m'avez déjà
donnée?

— Pour définir le magnétisme tel que je le
vois, il faudrait écrire plusieurs chapitres; ce serait long. Nous le ferons plus tard.

— Donnez-en maintenant une définition
abrégée.

— Je vais vous la dicter. Écrivez.

« Voici le résumé du magnétisme dans son
» action ordinaire :

» L'homme, créature céleste, n'a pas été tel-
» lement abandonné de son créateur, qu'il ne lui
» soit resté un reflet de la divinité. Ce reflet,
» c'est ce qu'on appelle le *magnétisme.* C'est cet
» ascendant que la volonté d'un homme peut exer-

» cer sur les sens, la matière et la volonté d'un
» autre homme.

» La science, encore en enfance, à laquelle on
» donne communément le nom de *magnétisme*,
» est divisible en deux parties, que l'on confond
» toujours, et qui, bien qu'unies dans leurs effets,
» peuvent être employées séparément.

» Ces deux parties sont : 1° l'essence éthérée,
» j'oserai même dire immatérielle de la matière,
» que l'on appelle *fluide magnétique*; 2° la vo-
» lonté.

» Cette essence n'est que le corollaire de la
» volonté ; c'est-à-dire que la volonté passe avant
» dans les épreuves magnétiques, la dirige et en
» cause les effets.

» La volonté peut se traduire par l'ascendant
» spirituel qu'un individu peut exercer sur un
» autre.

» Avec la volonté, on a l'ascendant; avec l'as-
» cendant, on a le pouvoir ou fluide magnétique.

» Nous établissons donc dans la nature de
» l'homme la volonté, qui a son siége dans le cer-
» veau, et qui, fortement exprimée, peut agir sur
» les sens d'un autre individu, et le fluide qui
» sert de fil conducteur de cette volonté aux sens
» du sujet sur lequel on agit.

» La volonté est actif (1) sur le fluide. Le
» fluide, passif sous la volonté, est actif sur les
» sens; et les sens, passifs sous le fluide, sont ac-
» tifs sur l'être.

» Il est de toute nécessité, pour l'avenir de
» cette science, avenir immense, que le magné-
» tiseur agisse, non seulement avec une volonté
» ferme, mais encore avec esprit bienfaisant,
» c'est-à-dire désir de faire le bien, parce que le
» contact du magnétiseur au magnétisé est en-
» tier, corps et âme, cœur et tête. Il y a entre
» eux deux corrélations d'idées, d'espérance et
» de désir. Si le magnétiseur veut le mal, ou agit
» seulement à la légère, le magnétisé voudra le
» mal ou pensera à la légère. Si le magnétiseur
» est mû par de bonnes intentions, si ses prin-
» cipes de moralité sont justes et sévères, si sa
» conscience est nette, le magnétisé parlera bien,
» pensera bien, agira bien et sera honnête
» homme. »

Ce n'est qu'avec réserve que vous devez parler des facultés merveilleuses de vos somnambules, car on vous demandera à vérifier les faits
que vous annoncez. Vous voudrez qu'il ne reste

(1) Mot pris substantivement dans le sens de *levier, mo-
teur*.

aucun doute sur votre véracité; mais vous n'avez pas calculé que votre instrument n'est pas *une machine* dont le jeu constant et régulier permet à toute heure les observations. Ici la seule approche d'une personne étrangère dérange, altère l'état régulier du sommeil. Votre trouble augmente les désordres, vous voulez cependant! Vain espoir! La lumière n'arrive plus, les facultés ont disparu! C'est là l'histoire de la déconvenue de beaucoup de magnétiseurs...

Il faut être bien sûr de sa volonté et que rien ne soit capable de débiliter moralement, ou bien que l'*instrument* soit d'une grande perfection, pour oser produire en public des phénomènes somnambuliques. L'ignorant magnétiseur peut dans un cas pareil être servi par sa propre ignorance; car, ne doutant pas, il agira avec calme; il rit des doutes; il a vu, il faut que vous voyiez aussi, et cette certitude qu'il a de lui-même le fera réussir.

Je ne vous parle pas ici des procédés pour établir le rapport entre le somnambule et d'autres personnes. Il suffit qu'il y ait contact, souvent même il n'est pas nécessaire; le somnambule voit au loin quand on appelle son attention sur un être souffrant. Une lettre, une mèche de

19

cheveux, un vêtement, un objet quelconque, que la personne a porté ou seulement touché, suffisent dans bien des cas.

De la valeur du somnambulisme dans les traitements (1).

Il est évident qu'aujourd'hui presque tout le monde confond, comme une seule et même chose, le magnétisme et le somnambulisme. On est, en effet, consulté tous les jours par des personnes qui réclament les secours du magnétisme, et qui se retirent, quand on leur dit qu'une consultation de somnambule n'a d'autre bienfait à offrir qu'une indication actuelle d'une médication pharmaceutique dont la puissance est plus ou moins limitée et subordonnée à mille considérations; tandis que l'application du magnétisme est un moyen direct d'agir sur l'organisation malade par des forces vives. — C'est une consultation de somnambule qu'on veut, on ne croit pas à l'action du magnétisme; on se figure que les somnambules trouvent d'inspiration les remèdes infaillibles contre la maladie, et aujourd'hui, comme je le disais, dans le somnambulisme est

(1) Cet article, rédigé par M. le docteur *Charpignon*, médecin à Orléans, est extrait du *Journal de magnétisme*. Tome VIII, page 638.

tout le magnétisme. Cette erreur est grave, elle
est funeste aux malades eux-mêmes et au magnétisme considéré comme science.

Il est temps que les hommes sérieux qui étudient et pratiquent le magnétisme, examinent à
fond ce qu'est le somnambulisme magnétique
dans son essence, quelle est la valeur de ses
révélations, et quelle est la cause qui rend
efficaces un grand nombre de ses prescriptions
médicinales, quoique ces prescriptions soient
souvent reconnues sans valeur, et quelquefois
même contraires, par la science.

Le somnambulisme est un phénomène dont
la magnifique richesse a ébloui beaucoup de
magnétiseurs, et qui a grandement contribué à
fausser la direction des études, à peine commen-
cées, sur cette science si vaste et encore si peu
connue du magnétisme.

L'influence de l'esprit mercantile de notre
époque a eu aussi une large part dans la direction qu'a prise le somnambulisme depuis une
dizaine d'années. On peut dire, sans crainte
d'être démenti, que ce n'est plus le magnétisme
qui est un art et une profession, mais bien le
somnambulisme. Il n'est pas un journal, en
effet, qui chaque jour n'annonce quelque nou-

veau ou nouvelle somnambule lucide, extra-lucide, ayant facultés médicales et prophétiques.

Certes, ce n'est pas moi qui nierai chacune de ces facultés dans tel ou tel somnambule ; mais je ne puis demeurer insouciant à la vue de cet étalage de facultés somnambuliques, toujours prêtes à se montrer à la demande des consultants, qui se renouvellent chaque jour, et souvent à l'heure, pour la satisfaction du caissier.

La lucidité à l'aide de laquelle un somnambule peut indiquer à des malades la nature de leur mal, et les remèdes convenables, est assez rare ; elle est peu durable, si elle est fatiguée par un trop fréquent usage ; celle qui permet de voir quelque chose de l'avenir, ou de suivre par rétrospection un événement quelconque, est encore plus rare et ne se commande pas à volonté. Comment donc alors ces nombreuses sibylles et ces nouveaux oracles sont-ils toujours prêts à répondre aux désirs d'un consultant?

L'expérience, mais l'expérience sévère et dégagée du ver rongeur de l'intérêt, épure une croyance trop enthousiaste au somnambulisme, et permet de rétablir les choses dans leur véritable état ; elle laisse au somnambulisme ce qui lui appartient, et elle restitue au magnétisme

ce qu'un enthousiasme mal éclairé lui avait
ravi.

Deleuze (1), qui devrait servir de modèle sous
tant de rapports, dit en parlant des somnambules
à consultations : «...Ces somnambules sont
rares; et ceux qui ont donné des preuves de cette
inconcevable clairvoyance ne la conservent pas
toujours, et ne la possèdent que dans certains
moments. »

M. Koreff, ce médecin si expérimenté, s'exprime ainsi dans sa *Lettre à Deleuze* (2) : « Je ne
nie point, et je l'ai vu bien des fois, que les somnambules de profession n'aient souvent des aperçus très justes et très surprenants, qu'ils n'opèrent
des guérisons extraordinaires; mais je persiste
dans l'opinion, qu'une longue observation m'a
fait adopter, qu'on trouve chez plusieurs d'entre
eux un mélange inextricable d'aperçus justes,
inspirés par une intuition instinctive, avec des
réminiscences et même avec des *illusions* pro-
voquées par une singulière variété inhérente à cet
état, et que sur cet océan obscur, on manque
tellement de boussole, qu'il est du devoir de se

(1) Deleuze, *Instruction pratique sur le magnétisme animal*, précédée d'une notice historique sur la vie et les travaux de l'auteur, etc., 1850, 1 vol. in-12, p. 264.

(2) *Loco citato*, p. 383.

19.

confier plutôt aux conjectures rationnelles de la science, qu'aux incertitudes incalculables d'un instinct si facilement égaré par l'usage arbitraire qu'on en fait. »

Je le demande, a-t-on aujourd'hui trouvé la boussole qui puisse diriger la lucidité si mobile des somnambules? Celui qui regarde comme sans appel les assertions des somnambules en est à son début, ou manque d'esprit d'observation.

L'étude du magnétisme, qui comprend celle du somnambulisme, est une de celles qui exigent le plus de temps, le plus de sagacité, le plus de profondeur d'esprit; il faut être à même de faire l'examen comparé de la physiologie dynamique de tous les êtres; il faut pouvoir comprendre par une philosophie transcendante les forces et les facultés des âmes; et quand des savants qui ont toutes ces conditions d'étude n'hésitent pas à mettre la valeur d'application du somnambulisme au-dessous de celle du magnétisme, qui est une force vive, on ne comprendrait pas que je protestasse contre les fastueuses prétentions du somnambulisme moderne!

Je ne puis traiter ici du somnambulisme d'une manière assez complète, et je suis forcé de renvoyer à ce que j'ai dit sur cet important sujet dans la deuxième édition de ma *Physiologie du Magnétisme* (1); je veux seulement entrer dans quelques considérations relatives au somnambulisme appliqué aux consultations médicales.

A ce point de vue médical, le somnambule lucide est celui qui, mis en rapport direct ou indirect avec un malade, indique les parties souffrantes, la cause organique de ces désordres, et les moyens de soulagement ou de guérison.

Cette faculté inhérente au somnambulisme lucide, ne l'est pourtant pas d'une manière tellement absolue, qu'elle soit une conséquence du développement de l'état somnambulique. Loin de là, cette faculté d'instinct médicinal est plutôt l'exception que la règle; c'est donc une erreur dont les suites sont très graves, que de croire médecin tout somnambule qui s'annonce comme tel.

L'expérimentation qui doit éclairer sur la véracité et la justesse des dires du somnambule, est plus difficile que ne le pensent généralement bien des personnes. En se renfermant dans des détails généraux, il est facile à quelque somnambule, même de bonne foi, de tromper les autres en se trompant lui-même.

(1) Charpignon, *Physiologie, médecine et métaphysique du magnétisme.* 1848, 1 vol. in-8 de 480 pages.

Mais, lorsque le somnambule indique parfaitement les parties malades, qu'il signale les causes physiologiques de la maladie, ce n'est pas une raison pour que cette lucidité soit la preuve que celle qui fait trouver les remèdes existe, et c'est là l'écueil de la médecine somnambulique. On est, en effet, naturellement porté à recevoir avec confiance les remèdes conseillés par un somnambule qui vient de donner les renseignements les plus exacts sur une maladie, et pourtant, il faut qu'on le sache, il n'y a point de solidarité forcée entre ces deux genres et ces deux degrés de lucidité.

Très souvent les somnambules, assez lucides pour sentir et voir le mal dans sa nature et dans ses effets, ne sont plus que des individus à facultés de l'état de veille, quand ils abordent le traitement. Ainsi, les uns ne coordonnent leur médication qu'à l'aide des moyens divers, dont la connaissance leur est acquise par le commerce habituel de la vie; les autres se sont fait une sorte de méthode de traitement qu'ils appliquent dans tous les cas; chez d'autres, l'habitude et la réflexion en état somnambulique les guident dans leurs prescriptions à l'aide de certaines études de médecine et de botanique. Bienheureux ceux

dont la pharmacopée est inoffensive par sa composition de plantes sans grande puissance ; car ils
n'exposent pas les malades qui les consultent à
des accidents sérieux.

Je crois donc, avec Deleuze, avec les médecins magnétistes de l'Allemagne et bien d'autres,
que les ressources offertes par le somnambulisme aux malades consultants sont très res-
treintes, et qu'elles sont inférieures à celles que
le magnétisme, agent dynamique, renferme par
suite de sa nature et de son mode d'action.

Pour mieux faire comprendre la force des réflexions que je viens d'ébaucher, je citerai deux
faits choisis au hasard parmi des centaines consignés dans mes notes.

Obs. I. — Depuis plus d'un an, une demoiselle
d'environ vingt-cinq ans, éprouvait une maladie
singulière. C'étaient des enflures de grosseur
d'une noix, d'un œuf, de couleur rouge ardent
ou violacé, qui se développaient sur toutes les
parties du corps, soit en même temps, soit en
épargnant telle ou telle partie. Elle ressentait,
quelques heures avant, un sentiment de brûlure,
de picotement à l'endroit qui bientôt devenait
gonflé et plus ou moins tuméfié. Les yeux ou les
joues, le cou ou les bras étaient tour à tour

envahis, quelquefois ensemble; un autre jour c'était le corps et les jambes. L'enflure une fois établie, la fièvre, qui l'avait précédée, diminuait, et pendant quatre à six jours la tuméfaction continuait, puis disparaissait graduellement, pour se montrer sur d'autres points, après un intervalle de six à quinze jours au plus.

Les forces étaient un peu affaiblies, il y avait une toux sèche, de la pâleur, peu d'appétit, de la soif. Rien d'anormal dans les autres fonctions.

Plusieurs médecins avaient considéré cette maladie comme scorbutique, et, pendant une année, avaient vainemement usé des moyens les plus rationnels.

Cette malade désira que je la soumisse à l'examen d'une somnambule fort lucide que j'avais alors, et qui, dans plusieurs cas difficiles, avait non seulement porté un diagnostic très précis, mais avait aussi guéri par des ordonnances médicinales.

Cette somnambule déclara voir du sang congestionné dans tous les organes, principalement dans les intestins et à la gorge; selon elle, le sang était trop liquide et altéré.

Traitement. — Infusion de tilleul et d'ache, avec sirop de chicorée pour tisane. Bains de pieds

à l'armoise; cataplasmes sur le ventre avec verveine et sureau; au bout de huit jours saignée
du pied.

Quinze jours après, il y a eu quelque amélioration. — Nouvelle consultation. Continuer un
mois, et saignée du bras. — Purger tous les dix
jours.

Ce traitement fini, il y avait beaucoup de
mieux; mais les enflures, quoique moins fortes,
revenaient encore. — La somnambule ordonna
de prendre chaque mois, huit jours avant les
règles, un grand bain avec cerfeuil, verveine,
armoise, caille-lait; continuer les purgations, et,
à la sortie du bain, faire une petite saignée au
pied. Suivre six mois ce traitement. On suivit
ponctuellement ces moyens; mais il n'y avait pas
encore de guérison. Je conseille alors à la malade de laisser de côté toute médication et de
recourir au magnétisme.

La magnétisation produisit des effets très sensibles.

Le sommeil magnétique se déclara, offrant de
particulier une torpeur si profonde, que tous les
muscles du corps étaient comme paralysés, et
que, quand, au bout d'une heure, le sommeil
perdait de son intensité et laissait la pensée et

la volonté fonctionner, il était impossible à la magnétisée de faire le moindre mouvement ou d'articuler une parole, malgré des efforts tentés.

Il est d'observation que, quand le magnétisme produit dans l'organisation des effets puissants et nettement appréciables, il est à peu près certain qu'avec de la persévérance et de la méthode, on obtiendra un soulagement notable, si toutefois il n'y a pas guérison. Aussi, dans le cas dont nous parlons, espérant beaucoup, je continuai environ un mois une magnétisation quotidienne, puis je la distançai, pour l'abandonner entièrement.

Au second mois, la santé était redevenue parfaite, et nulle trace d'enflure ne paraissait plus. Depuis cette époque, bien des années se sont passées, et jamais cette maladie n'a reparu.

Il est donc évident que, dans ce cas, l'action du magnétisme a modifié l'organisme d'une manière toute salutaire, et que cet agent a régularisé les forces vitales, bien mieux que n'avaient pu le faire des médications appliquées d'après la science rationnelle et d'après la lucidité somnambulique.

Obs. II. — Une demoiselle, de trente-cinq ans environ, éprouvait depuis près d'une année des douleurs dans la région de l'estomac et dans les intestins, dont le caractère paraissait nerveux. Les digestions étaient très difficiles, souvent les reins étaient pris, aussi, de douleurs, et les urines contenaient des sables très fins et en petite quantité. Parfois, la tête devenait très souffrante, des étouffements très pénibles survenaient, se terminant quelquefois par de légères crises nerveuses, accompagnées de sanglots. La menstruation était régulière, mais diminuée, et son approche augmentait toujours les accidents.

Malgré l'emploi de différents moyens appropriés à cette névrose, l'amélioration était loin de se montrer; la malade, au contraire, perdait ses forces et son courage, et la maladie augmentait d'intensité.

La malade voulut consulter une somnambule.

N'en ayant point à ma disposition, je laissai faire ma cliente, qui envoya des cheveux à une somnambule de Paris, et je lus la lettre, qui ne donnait assurément aucun indice sur la maladie.

La consultation fut un mélange de vérités et d'assertions, erronées sur la maladie et sur la malade. Néanmoins, des aperçus d'une justesse frappante se faisaient remarquer sur la nature de l'affection et sur son siége.

Le traitement était indiqué d'une manière

20

générale; mais il était réellement en rapport avec ce que demandait l'état de la malade. Il fut suivi avec exactitude, amena un soulagement, mais ne guérit pas au temps promis.

Je conseillai alors d'avoir recours au magnétisme. Dès la première séance, le sommeil se manifesta; bientôt il devint somnambulisme, mais sans aucune lucidité. Au bout de dix à douze magnétisations, un mieux sensible était obtenu, et, après trois semaines, la santé était devenue aussi bonne qu'autrefois.

Cette seconde observation montre, comme la première, quelle influence salutaire le magnétisme exerce sur l'organisation malade depuis un long temps; influence bien supérieure à celle de toutes les médications, même somnambuliques.

Loin de moi de vouloir généraliser l'enseignement qui ressort des réflexions qui précèdent; une pareille prétention serait le fait d'une prévention mal fondée contre le somnambulisme, et de l'ignorance, en attribuant au magnétisme une puissance qu'il n'a pas sur beaucoup d'organisations. J'ai seulement cherché à prémunir les esprits contre les dangers de l'enthousiame et de la crédulité, et à les ramener à une juste appré-

ciation de la valeur du magnétisme et du somnambulisme, appliqués au traitement des maladies.

§ II. Extase.

Abandonnant la direction du somnambulisme
à votre sagesse, je vais encore vous faire connaître quelques autres résultats du magnétisme.

Qu'est-ce que l'extase? C'est la mort sans
mort décrite par Platon, une espèce de ravissement de l'esprit où l'âme, niée par la science,
apparaît dans toute sa majesté, un état dans lequel l'âme, dégagée de la matière, la domine au
lieu d'en être dominée, et, semblables aux purs
esprits, les extatiques ont des facultés merveilleuses qui remplissent d'enthousiasme les hommes
qui les étudient sans les comprendre encore.

On lui assigne pour cause diverses maladies,
notamment l'hystérie, les tensions prolongées de
l'esprit sur un même sujet, enfin le magnétisme.

L'extase spontanée, morbide ou morale, ayant
été traitée ailleurs dans ses causes et ses effets (1),

_____

(1) Voir : Encyclopédie progressive, au mot *Extase*, par
le docteur Bertrand ; les savantes recherches du comte
Abrial, dans la *Bibliothèque* et les *Annales du magnétisme;*

nous n'avons à nous occuper ici que de celle provoquée magnétiquement. En voici les caractères les plus saillants :

Privation totale de la parole, impossibilité absolue de communication ostensible avec le magnétiseur, c'est-à-dire interruption de tout rapport par les sens, même par le toucher, mais *communication des pensées*.

La volonté du magnétiseur sur son sujet est bornée.

Vue des lieux éloignés et connaissance de ce qui s'y passe à l'instant même.

Pendant cet état, lorsqu'il est complet, la chaleur du corps diminue et le pouls cesse de battre.

Au réveil, la mémoire conserve seulement pour un temps très court le souvenir des choses vues.

Cette crise diffère essentiellement du somnambulisme et lui est supérieure. Il faut avoir des connaissances parfaites de cet état pour le bien diriger, et j'essaierai, dans un écrit spécial, de rassembler les matériaux propres à jeter quelque lumière sur ce sujet.

mon *Essai philosophique*, page 84 ; et nos *Études préparatoires du somnambulisme*, Journal du magnétisme, tom. II, *Extase*, *Prophétie*, etc.

Comme ces métaux brillants qui se ternissent lorsqu'on les laisse exposés au jour, le somnambulisme et l'extase perdent bien vite les divines facultés qui les caractérisent par des communications trop fréquentes, soit avec les malades, soit avec des observateurs peu scrupuleux sur le choix des expériences et des questions.

PRÉCEPTES GÉNÉRAUX.

Conditions de temps et de lieux pour magnétiser.

Bien que l'on puisse magnétiser partout, à toute heure de la journée, on a cependant constaté quelque différence dans le développement des effets. Outre les causes naturelles, celles qui tiennent à la constitution du magnétiseur, à son éducation, etc., on doit mentionner celles-ci.

Dans notre climat, le temps sec et chaud paraît être le plus favorable à la magnétisation. Le milieu du jour fait gagner quelque chose.

L'hiver, on doit magnétiser plutôt dans une pièce trop chauffée que pas assez; préférablement en plein air que dans un courant d'air.

Les hommes qui paraissent avoir profondément réfléchi sur le magnétisme, les prêtres de

20.

l'antiquité, l'appliquaient loin du bruit, dans des temples, où l'âme recueillie permettait au corps d'en ressentir d'une manière plus puissante encore les énergiques effets. Le magnétiseur également éprouvait aussi moins de contrainte, moins de distraction, et sa pensée n'était nullement contrariée.

Souvent on a vu, il est vrai, des faiseurs de miracles opérer sur les places publiques; mais, outre qu'ils ne s'adressaient qu'à des malades atteints d'affections nerveuses, et par conséquent impressionnables, ils avaient pour eux *la foi* qui remue l'âme, et une force morale qu'ils tenaient de leur genre de vie; car l'austérité, qui donne peu aux sens, affine l'esprit et développe singulièrement la propriété magnétique.

J'ai observé que le temps brumeux, pesant, celui qui vous porte vous-même au sommeil, à la paresse, diminuait les forces magnétiques.

Si, dans une chambre où vous magnétisez, plusieurs personnes occupent votre attention, celle sur qui vous dirigez votre action se ressentira de vos distractions et sera moins impressionnée.

Si des personnes déjà magnétisées antérieurement sont placées près d'un autre sujet d'expérimentation nouveau pour vous, il suffit même qu'elles soient dans la même chambre, vos émissions magnétiques peuvent être détournées de leur direction et aller frapper leur système nerveux.

Vous réussirez plus sûrement, plus promptement, dans une chambre où vous magnétisez souvent que dans un lieu toujours nouveau. Le magnétisme, comme les odeurs, semble s'attacher aux corps et y rester très longtemps.

Causes inconnues d'insuccès.

J'ai remarqué que, certains jours, *tous ceux que je magnétisais* étaient *vivement impressionnés*, et cela en quelques minutes, tandis que dans d'autres temps, où je n'apercevais en moi aucune différence, j'avais beaucoup de peine à obtenir quelques effets appréciables dans un temps plus que double.

Vous remarquerez qu'il est des jours où les effets s'obtiennent plus tôt en employant une main que l'autre ; les malades sentent la différence qu'il y a dans l'action de ces conducteurs. Mais vous-même, si vous faites attention, vous reconnaîtrez ce fait d'observation que j'ai eu l'occasion de constater plus de cent fois.

Causes morales d'insuccès.

Lorsque j'agissais sur un somnambule dans le silence et dans le recueillement, et que je n'avais près de moi que des personnes inoffensives qui ignoraient ce qui allait se produire, ou qui l'attendaient sans suspecter mes intentions, j'étais calme et tranquille ; l'action de mon être sur le somnambule était régulière presque comme celle d'une machine physique, et ce qui se passait dans le somnambule était aussi régulier. La nature alors se manifestait sans contrainte, et les phénomènes qui en résultaient avaient un caractère particulier et presque toujours satisfaisant. Mais il en était autrement lorsque mon désir de faire participer des gens qui doutaient de mes récits me faisait les admettre à mes expériences. Bientôt ceux-ci agissaient sur moi par leur doute exprimé souvent par des paroles mordantes ou des rires amers. Dès lors je cessais d'être calme et tranquille, mon esprit entrait dans une agitation extrême ; mon cœur battait avec violence, et c'est dans cette disposition physiquement et moralement défavorable que j'étais obligé de justifier mes assertions. J'aurais dû avouer que je ne le pouvais plus, mais l'orgueil empêchait d'écouter

la voix de la sagesse. Qu'arrivait-il alors ? L'être
que je magnétisais, et qui n'avait aucun motif
pour être troublé, car il ignorait souvent ce qui
devait se passer dans son sommeil, ne s'endor-
mait plus de la même manière; ses joues se co-
loraient, son cœur battait comme le mien, et,
bien qu'il tombât dans le somnambulisme, j'a-
percevais bientôt que ce n'était plus l'état régulier de ses sommeils passés, et que l'état d'agitation et de trouble de mon être avait développé
chez lui la même surexcitation; et c'est dans
cette disposition toute contraire que je le pressais
d'obéir, que je le sollicitais de me donner des
preuves de sa vision. Il y consentait, à la vérité,
avec peine (car il était averti que des changements s'étaient opérés en lui), mais enfin il y
consentait, et bientôt nous avions la preuve que
sa lucidité n'existait plus, et que toutes ces prévisions étaient inexactes. Ces insuccès, en me
mettant hors de moi, ne faisaient qu'ajouter aux
difficultés qui existaient déjà, et rendaient les expériences négatives. Plusieurs leçons de ce genre
m'éclairèrent enfin, et j'acquis la preuve que j'a-
vais découvert la cause de la non-réussite de ces
expériences, lorsque, les répétant devant les
mêmes hommes, je fus assez résolu pour être in-

sensible à leurs discours et pour ne plus me laisser influencer par leurs regards moqueurs.

L'eau, si transparente qu'elle soit, en état de repos, ne réfléchit plus les objets dès qu'elle est agitée; de même la glace, ternie par un léger souffle, cesse d'être fidèle. Si vous faites pénétrer des courants humides près d'une machine électrique, vous aurez beau tourner la manivelle, vous n'obtiendrez point d'électricité. Ces accidents passagers ayant cessé, l'ordre reprend son cours; mais ceux qui n'ont aperçu que le désordre vous accusent de mensonge, et l'on ajoute votre nom à celui de tous les charlatans.

Que faire donc dans ces circonstances? plaindre les hommes qui vous forcent à courber la tête sous leurs jugements précipités, attendre que le temps vous donne gain de cause sur eux, car, lorsque les hommes nient un fait que la nature prouve, il est bien certain que celle-ci finira tôt ou tard par avoir raison.

Difficultés naturelles d'appréciation.

Toutes les fois qu'il s'agit de démêler les causes des phénomènes qui éclatent avec tant de variété dans l'économie de l'homme, l'esprit humain rencontre un obstacle inévitable et souvent insurmontable. Cet obstacle vient de la liaison si intime dans l'homme entre le physique et le moral ; la constitution, en effet, est telle qu'une je ne sais quelle cause intérieure a le pouvoir d'imprimer à tous les organes matériels les mêmes mouvements : que dis-je ? des mouvements cent fois plus rapides et plus violents que ne peuvent les exciter toutes les causes extérieures et physiques. Quel est l'agent extérieur qui pourra jamais faire mouvoir le bras d'un homme aussi violemment que sa propre colère, aussi rapidement que sa frayeur ?

Or, de cette ressemblance entre les effets produits dans l'homme par la force intérieure que nous appelons l'âme, et les effets produits par des causes extérieures et physiques, résulte cet embarras inévitable de prononcer :

1° Si tel phénomène observé dans l'homme est l'effet de causes extérieures seulement, ou de la cause intérieure, ou du concours de ces deux causes.

2° Quand même ce phénomène serait évidemment produit par une cause extérieure et physique, on peut toujours douter s'il ne pourrait pas être produit aussi, et même très augmenté par la cause interne et morale.

3° Enfin, on peut douter encore si la plupart des effets produits en nous par une cause physique ne peuvent pas être anéantis ou suspendus par la seule puissance de l'âme ou de cette cause intérieure.

Conditions de succès dans les maladies chroniques.

Constance du magnétiseur, son abnégation.

Passivité du magnétisé pendant l'opération.

Résolution de l'un et de l'autre dans les douleurs.

Ne pas mesurer le temps ; car il ne doit pas se compter par jours, mais par mois.

Bien se garder d'user, par de forts travaux ou une application de l'esprit, les forces déposées dans l'organisation. Plus le magnétiseur a le sentiment de sa puissance, moins il doit en user tout à coup. Il faut seulement qu'il dépose graduellement, et par des actes de volonté réglés, dans l'organisation malade, une somme de force suffisante : l'excès n'est pas utile.

Plus il rencontre de sensibilité, moins il doit agir. Il est des malades à qui cinq minutes de magnétisation suffisent ; le plus long temps que l'on doit accorder, dans les cas ordinaires, c'est d'une demi-heure à une heure, en partageant en deux cette séance, c'est-à-dire que le repos du magnétiseur est nécessaire pendant quelques instants, lorsque la magnétisation dure plus de trente minutes.

Dans des circonstances graves, le temps ne doit point être mesuré; la prolongation de la vie dépend souvent des efforts que vous ferez.

J'ai cité de ces cas, le choléra, par exemple.

Il faut éviter que le malade ait des accès de colère ou de violentes contrariétés; il arrête ainsi le travail de la nature, lorsqu'il ne détruit pas ce qui a déjà été produit de bon.

Il faut que le magnétiseur ne se laisse point influencer par la crainte. La responsabilité qui pèse sur lui ne doit point l'effrayer, ou il n'est plus qu'un instrument inutile. Puisque la crainte ôte les forces, il a beau vouloir, le fluide magnétique ne franchit plus les extrémités. Cette émission, au reste, quand elle a lieu, n'a plus les qualités requises.

La douleur, les cris, le délire, l'agonie même, doivent trouver le magnétiseur impassible; qu'il garde sa pitié, ce n'est pas cela qu'on lui demande, mais sa force. Son œuvre accomplie, c'est seulement alors qu'il doit se plaindre, si la nature n'a pas répondu à ses efforts, se réjouir s'il a réussi.

Il ne faut pas que le magnétiseur soit depuis trop longtemps à jeun, ni qu'il ait l'estomac trop chargé.

S'il cause trop, sa besogne s'arrête. Le mieux serait de ne rien dire pendant l'opération : seulement recevoir les observations du malade sur les effets qu'il ressent.

Il ne faut pas que le magnétiseur soit fatigué avant l'opération, sans cela il fera peu de bien. Il en est de même du malade : il doit ménager les forces qu'il possède, et ne pas dépenser sans un impérieux besoin la richesse qu'on lui apporte.

Il est extrêmement rare que le magnétiseur n'abuse point de l'état magnétique qu'il a développé; si c'est du somnambulisme, il le prolongera outre mesure; il fera du dormeur un instrument d'observation, le forcera à chercher et à voir des choses qui ne sont point utiles à son rétablissement.

Si c'est seulement une sensibilité phénoménale, il l'exagérera encore pour montrer sa puissance, il fera cent essais qui fatigueront le magnétisé. D'un côté, il y aura faiblesse, de l'autre abus coupable.

Effets magnétiques latents.

Les traitements les plus désagréables sont ceux qui n'offrent aucun signe physique de la marche de la nature ; bientôt la confiance du malade l'abandonne, le zèle du magnétiseur se ralentit : cependant c'est souvent par un travail sourd, moléculaire, que la nature procède ; la vie est en plus pourtant, mais on ne l'aperçoit point, pas plus que l'on ne se sent croître ou décroître, et cependant, dans ces cas, que de choses se passent en nous !

Il est nécessaire de bien étudier ces cas embarrassants. J'ai guéri des individus, bien gravement malades, et pour lesquels la nature depuis longtemps ne faisait rien. Je les ai vus, dis-je, revenir à la santé, sans que l'on ait fait emploi d'aucune drogue ; ils n'avaient été que magnétisés, et rejetaient le magnétisme comme cause de leur rétablissement ; c'était bien lui pourtant, et, pour m'en assurer, dans des cas semblables, j'ai suspendu mon traitement, et le mieux qui existait déjà a bientôt disparu. Puis, je recommençais la magnétisation, et j'amenais ainsi, en reproduisant l'amélioration perdue, le malade à croire à l'efficacité du magnétisme.

Cependant je ne puis autoriser des traitements

sans fin et être cause de l'exploitation de quelques malades; il faut que l'on sache que deux mois suffisent pour s'assurer que le magnétisme agit et modifie sourdement l'organisation.

Quelquefois le magnétisme aggrave les symptômes du mal; le magnétisé et le magnétiseur s'effraient; il n'y a cependant rien à craindre, mais il faut savoir bien distinguer ce qui est le produit de vos efforts ou de la marche naturelle d'une maladie dont la gravité se manifeste de plus en plus. Ici il faut nécessairement des connaissances en médecine; heureux sont alors les magnétiseurs qui en possèdent : leur jugement peut être un oracle.

On ne se sent, comme nous l'avons dit, ni croître ni décroître; on voit le fait, il se produit, mais nous ne sentons pas le travail moléculaire qui se fait en nous : cependant il est de tous les instants. Il est des maladies qui procèdent comme la vie, à petit bruit, et qui disparaissent sans laisser apercevoir le travail qui s'accomplit en nous-mêmes. Lorsque la vitalité s'augmente par le magnétisme, elle ne change pas toujours cette disposition naturelle, et votre action, quoique réelle, peut être contestée ou vous laisser à vous-même des doutes sur son résultat.

Voyons donc quels sont les procédés à suivre dans les cas où notre marche n'est point éclairée par l'apparition d'effets physiques ostensibles, cas assez nombreux, dont l'examen demande quelque développement.

Un magnétiseur exercé a des ressources infinies, il sait varier ses procédés. Les centres nerveux n'étant point influencés, ou seulement d'une manière générale, il cherche ailleurs; il dirige son action tantôt sur le cœur, tantôt sur le foie, les intestins grêles, en abandonnant le reste du corps. De cette manière, il obtient quelquefois une sensibilité qu'il n'eût point découverte, et peut rendre non seulement visible, mais aussi activer son travail, qui devient plus efficace.

Nous avons assez laissé apercevoir que certaines guérisons sont difficiles, impossibles même pour beaucoup de magnétiseurs : c'est que le magnétisme glisse sur certains corps sans les pénétrer, comme si quelque chose d'idio-électrique les enveloppait. Il faut s'y ouvrir une porte, chercher avec patience et persévérance la partie impressionnable. Lorsqu'on l'a trouvée, c'est un point d'introduction où placer le levier qui doit remuer la masse. C'est donc de *l'intelligence et du savoir faire* que tout dépend. On a égaré l'esprit en disant qu'il suffisait d'une bonne pensée, d'un désir soutenu de faire du bien ; il faut plus que cela pour produire des œuvres merveilleuses. Il faut connaître l'étendue de son pouvoir, les ressources cachées qu'il possède, et suivre, au besoin, une ligne courbe, si sur la droite il existe un obstacle insurmontable.

Mais comment apprendre ces choses? *Par le travail,* et en réfléchissant souvent sur les causes qui vous ont fait échouer ou réussir dans vos traitements. Chercher toujours à s'éclairer, *sonder* tous les organes les uns après les autres, diriger les doigts en pointe suffisamment de temps sur chaque partie, examiner le travail qui s'y fait, travail qu'il faut *deviner* parfois, car les sens apprennent peu. Que de joie alors on éprouve quand on a bien saisi ce que la nature cachait !

On est affligé lorsqu'on lit les écrits sur le magnétisme ; la plupart ne sont ni d'observateurs profonds ni de magnétiseurs habiles. Sans doute ils font du bien ; mais, en suivant les maximes qu'ils renferment, on ne fait que recueillir les paillettes d'or semées sur le sol. Ce qu'il cache encore, c'est la mine riche, et les ouvriers que nous avons examinés n'ont pas cherché à y pénétrer.

Labeur peu profitable ! sueurs souvent inutiles !... Il faut désormais des études plus sé-
rieuses, si les magnétiseurs ne veulent se décon-
sidérer aux yeux de la science !

A ceux qui me blâmeront de ma critique et de
mes attaques, je répondrai : J'ai étudié avec
persévérance les procédés enseignés, les effets
qui résultent de leur emploi, et, pour les résu-
mer, j'ai pris Deleuze pour modèle. Les phénomènes produits ont été ceux dont il enseigne
l'existence, c'est-à-dire modérés, ne sortant pas
d'un cercle étroit, et n'élevant en rien la pensée.
Je me suis mis alors à chercher moi-même avec
d'autres idées ; l'horizon s'est agrandi, et la vérité, sans se montrer tout entière, m'est apparue
avec d'autres formes ; une lumière plus vive a
frappé mon esprit, et j'ai mieux jugé la grande
découverte de Mesmer, que l'on a, il faut le dire,
rétrécie un instant.

Est-il beaucoup de magnétiseurs de ces écoles
dernières qui sachent raisonner sur les effets qu'ils
produisent, satisfaire l'esprit des hommes qui
désirent s'instruire, les initier à des principes
fixes, leur donner une bonne méthode ? Suivant
quelques uns, une séance expérimentale suffit
pour faire des magnétiseurs et un livre creux pour

leur enseigner toute la doctrine !... Comment voulez-vous donc que votre art progresse ainsi ? Vit-on jamais une science se former avec des matériaux incomplets, mal recueillis, souvent tronqués, et des livres bien inférieurs à ceux qui parurent du temps de Mesmer (1) et de Puységur (2), les *Annales de Strasbourg*, par exemple, qui donnaient suite aux savantes leçons de ces grands maîtres ? Sans doute quelques hommes se sont distingués par des faits brillants et quelques aperçus ; mais ils ont abandonné le travail commencé, comme des gens sans courage, qui se sont montrés las dès la première journée.

Je me manquerais à moi-même si je ne disais ces choses, parce qu'elles sont vraies, et qu'à la fin la vérité doit trouver un écho.

Magnétiseurs, ne vous flattez pas de votre pouvoir ; l'être le plus ignorant peut en posséder autant. C'est de la science seule que vous pouvez

(1) Mesmer. *Mémoires et Aphorismes sur le magnétisme animal*, suivi des procédés d'Eslon. Nouvelle édition avec des notes, par J.-J.-A. Ricard, 1846, 1 vol. in-18, br.

(2) Puységur. Du *magnétisme animal*, considéré dans ses rapports avec diverses branches de la physique générale. Deuxième édition, 1820. 1 vol. in-8.

Puységur, *Mémoire pour servir à l'histoire et à l'établissement du magnétisme animal*. Troisième édition. 1820, 1 vol. in-8.

vous prévaloir, car ceux qui parmi vous se distinguent doivent leur supériorité au travail et à la
réflexion. Je voudrais que tous les magnétiseurs
qui vont se former fussent pénétrés de ces idées,
et que, dociles à écouter la voix de l'expérience,
ils ne se crussent point d'une grande habileté
après avoir produit quelques faits...

Tout en avouant l'action curative du magnétisme, le monde ajoute que, s'il soulage beaucoup
de malades, il en guérit cependant peu. Cela
vient de ce que les magnétiseurs n'effacent que
les symptômes et ne poursuivent point le mal
jusque dans sa source en attaquant les organes
primitivement affectés. On sera, je l'espère, bien
pénétré de cette vérité par l'exemple de quelques
observations de maladies que j'ai citées dans le
cours de cet écrit.

Ceci dit, je reviens aux procédés exceptionnels à employer dans les cas qui nous occupent
maintenant.

Il est des circonstances où la sensibilité au magnétisme a besoin pour être produite d'une magnétisation qui ne soit pas directe. Je m'explique.

J'appelle *magnétisation indirecte* celle qui,
contre votre attente, développe des effets sur
une personne que vous ne magnétisez point, mais

qui se trouve placée auprès d'une autre que vous actionnez. Eh bien, ce fait singulier a lieu quelquefois, et des malades qui n'ont rien ressenti d'une forte magnétisation s'endorment ainsi, sans que vous ayez en rien cherché cette crise ; d'autres, sans dormir, sentent s'opérer en eux des changements que l'on a désespéré de produire. C'est donc une indication à suivre et que l'on ne doit point négliger lorsque l'on veut *absolument* agir sur une organisation maladive qui se montre rebelle.

Dans d'autres circonstances, c'est en étant en rapport, *par contact*, avec un somnambule, qu'un malade peut éprouver un commencement de magnétisation inutilement cherchée jusqu'alors. Dans ce cas le magnétisme est soustrait et offre un rapport bien sensible avec les effets de *l'électricité*, la décharge de la bouteille de *Leyde*.

En voici un exemple :

« J'avais déjà, dit de Puységur (1), mis deux fois en *crise magnétique* (2) un homme de trente-trois ans, nommé *Louis Segar*, de la paroisse de *Luy*, près de Soissons. Cet homme, fort et robuste, d'une taille de cinq pieds huit

(1) *Mémoire pour servir à l'histoire de l'établissement du magnétisme animal.* 3e édit., 1820, page 25.

(2) Dénomination primitive du somnambulisme.

pouces, avait une *fièvre quarte* invétérée et qui résistait d'abord à l'effet du magnétisme. Je voulus savoir un jour ce que pensait de lui un autre malade en *crise;* je pris, sans réfléchir, un *jeune postillon* de la poste de *Braino*, arrivé seulement à mon traitement de la veille, et qui venait pour la première fois de tomber dans cet état *heureux de crise magnétique;* je dis à ce jeune homme de toucher Louis Segar, qui était dans l'état naturel. Ce jeune homme m'obéit sur-le-champ; mais, loin de me parler et de répondre aux questions que je lui faisais, il s'obstinait à garder le silence, et touchait toujours son malade. Enfin, après quatre minutes, il dit très haut et d'un ton très brusque : *Eh! je ne vous trouve point de mal;* au même instant il ouvre les yeux, et de l'air le plus étonné il continue: *Ah! me voilà réveillé; où suis-je ici?* Cette scène, la première que je voyais de ce genre, me surprit beaucoup... Ce jeune homme s'était débarrassé de la cause de sa *crise* d'une manière subite, sans que j'y eusse contribué en rien. »

C'était le seul moyen d'agir sur Louis Segar et de le guérir. De Puységur ne nous dit pas s'il usa de ce procédé.

Vous devez, dans d'autres circonstances, recourir à un autre magnétiseur; il est des analogies, des sympathies secrètes qui favorisent singulièrement le développement des effets magnétiques. J'ai vu des personnes s'endormir promptement sous la main d'hommes qui se croyaient peu propres à devenir magnétiseurs. Plusieurs fois il m'est arrivé, car je cherchais ces cas pour mon instruction, d'endormir et de faire éprouver tous les effets du magnétisme à des gens que l'on avait longtemps magnétisés en vain. On parviendra à montrer qu'il n'y a point contradiction dans tous ces faits. Toutes les sciences ont leurs difficultés, à toutes les lois générales il y a des exceptions; c'est à l'esprit ingénieux à en chercher *le pourquoi*.

Nous dirons ici, sous forme d'avis, à ceux qui magnétisent :

La nature souvent épuisée par le mal et les remèdes n'a plus la même activité; les symptômes d'action sont rares ou très difficiles à reconnaître, surtout pour les observateurs peu exercés, dans le traitement des maladies. Le magnétiseur, dans ce cas, a donc tout à faire, puisqu'il n'est aidé par la nature; d'où il suit des difficultés sans nombre dans le cours de son traitement. C'est alors qu'il faut réfléchir sur sa position; voir si l'on est dans le cas de sacrifier son temps, de prodiguer ses soins et ses peines aussi longtemps que peut l'exiger la suite d'une pareille cure, afin de ne jamais abandonner son malade avant sa guérison; car, sans cette résolution, il vaudrait mieux ne pas commencer le traitement.

Sympathie et antipathie.

La communication des malades entre eux, lorsque la magnétisation a lieu en commun, développe des attractions et des répulsions que vous devez connaître. J'en ai constaté un grand nombre d'exemples; souvent elles donnent lieu à des irrégularités dans le traitement, quelquefois même elles peuvent empêcher tout succès.

Dans l'état d'exaltation nerveuse qui résulte ordinairement du travail qui se fait dans les organes, les malades sont expansifs. Réunis, ils sont portés par une attraction puissante vers tels ou tels d'entre eux. Il est difficile d'empêcher alors un surcroît d'activité rendu fébrile. Votre volonté, partagée, affaiblie par une action sur plusieurs, vous sert peu; vous êtes dominé. Vous croyez agir, et l'exaltation continue pour ne plus s'arrêter qu'au bout d'un temps très long. Séparez, vous le devez, deux organisations trop im-

pressionnables. Que vos magnétisations aient
lieu à des heures différentes, ou ne vous promet-
tez plus la guérison, mais seulement une étude
curieuse des sentiments et des penchants.

Dans d'autres cas, c'est une antipathie qui se
développe. C'est surtout lorsqu'il y a somnambulisme sur plusieurs. Le plus fort en puissance magnétique ou en perceptions intuitives, s'il est mal
intentionné, réveillera ou troublera le sommeil
des autres dormeurs; il fera plus encore, il em-
pêchera, par jalousie et pour vous accaparer
tout entier, que vos soins deviennent profitables.
J'ai vu en ce genre des choses incroyables, et
qu'il n'est pas temps de révéler. Prenez l'espèce
humaine pour ce qu'elle vaut, ne vous faites point
d'illusion. Si quelques êtres se distinguent par
des principes sévères et conformes à l'esprit de
charité, ce sont les exceptions; votre métier ici
est de guérir les maux et les plaies physiques, ne
sortez pas de là. Croyez-moi, ne laissez communiquer vos malades entre eux que lorsqu'ils ne
sont point en état magnétique; il est bon qu'ils
puissent se voir et se communiquer leurs sensations, vous n'avez rien à craindre sous ce rapport, vos œuvres pouvant être soumises à l'examen de tous. On puise même dans ces récits un

encouragement que vos assertions ne pourraient pas seules produire; mais ceci fait, agissez isolément.

Je ne prétends pas pourtant que vous vous enfermiez seul avec votre malade. Laissez, au contraire, pénétrer près de vous les assistants, les curieux même, et surtout si vous avez à traiter une jeune personne ou une femme. Que *toujours* il y ait quelqu'un près de vous pour être témoin de vos procédés et de vos actes. Si vous agissez autrement, vous aurez à vous en repentir.

Une vérité morale ne triomphe que par la persuasion ou la force. Une vérité physique n'a besoin que du temps et de l'expérience.

Action magnétique par irradiation.

Ayant pris les précautions que je vous indique plus haut, vous avez à vous garantir d'accidents imprévus. Celui qui est venu comme témoin, ou comme accompagnateur, peut ressentir les effets d'un magnétisme direct, bien que vous ne le magnétisiez point et que sa sensibilité magnétique vous soit inconnue.

Voici un fait curieux; je l'ai publié en 1828 dans mon journal le *Propagateur*.

Je fus appelé chez madame Béranger, femme d'un conseiller d'État, affectée d'une maladie chronique ancienne et compliquée. Persuadé cependant que le magnétisme lui ferait du bien, j'essayai ce moyen, et en effet elle éprouva de suite un peu de mieux. Comme elle était sur le point de partir pour la campagne, je lui fis observer que, le traitement devant être long, elle serait obligée, pour ne pas perdre l'impulsion favorable que j'avais commencée, de continuer à se faire magnétiser par quelqu'un de sa maison. A cet effet, elle jeta les yeux sur une femme de chambre intelligente qui lui était attachée, et qu'elle aimait beaucoup. Cette personne vint assister au traitement de sa maîtresse. Elle ne savait nullement ce qu'était le magnétisme, et n'en avait jamais entendu parler. D'abord elle examina attentivement les procédés que j'employais, afin de pouvoir les imiter pour me remplacer, et soulager ainsi sa maîtresse. Pendant qu'elle fixait son attention sur nous, elle éprouva elle-même les effets du magnétisme; je ne m'occupais pourtant que de la malade, et ne songeais point à diviser mon action magnétique. D'abord elle ne fit point part des sensations qu'elle éprouvait, elle fit même des efforts pour s'y soustraire, et resta

près de nous en luttant contre les atteintes du
sommeil qui l'accablait. La séance terminée, les
effets s'évanouirent. Le lendemain elle vint
comme de coutume se placer à quelques pas de
la malade, et à peine avais-je commencé, que les
phénomènes de la veille se développèrent avec
plus d'intensité; cette fois, pour ne pas y suc-
comber, elle s'enfuit avec précipitation dans une
pièce voisine. Nous ne savions point alors ce que
cela voulait dire, et je ne crus pas même devoir
y donner mon attention. Au bout d'un quart
d'heure environ, elle revint de nouveau s'asseoir
à sa place accoutumée, et lui voyant les traits
altérés, je crus devoir m'occuper un peu d'elle.
Je la vis chanceler, éviter mon regard, se lever
de nouveau et s'enfuir en criant. Je la suivis et
lui demandai ce qu'elle avait. « Je ne sais, me
» répondit-elle, mais ce que je viens d'éprouver,
» je ne l'avais jamais senti. » Je voulus la calmer, car elle tremblait de tous ses membres;
mais quoique ses yeux fussent fermés, elle sentait mon action et me répétait : « Ne me touchez
» pas, je vous en prie! Je vois vos mains; vous
» me faites du mal! » Je dus céder à son désir
fortement exprimé, quoiqu'à regret pourtant,
car j'étais persuadé que le magnétisme la cal-

22.

merait bientôt. Ayant achevé de magnétiser sa
maîtresse, je sortis. La première chose que je fis
en arrivant le lendemain, fut de m'informer de
la santé de cette femme; on me l'a dit être fortement dérangée. Je demandai à la voir; elle y consentit, et après quelques questions sur ce qu'elle
éprouvait, je lui proposai de la magnétiser. Cette
offre parut lui faire beaucoup de peine, elle refusa;
mais, pressée par toutes nos sollicitations, elle
finit par y consentir. En un instant elle fut plongée
dans un profond sommeil. Je l'interrogeai sur la
cause des désordres qui s'étaient manifestés chez
elle la veille, elle ne put me répondre de suite.
« J'ai, dit-elle, beaucoup de difficulté à parler
» pour le moment; je me trouve bien; je n'ai plus
» peur de vous, votre action me soulage beau-
» coup. J'ai de la bile dans l'estomac; il faut
» me donner quelque chose pour la faire évacuer.»
Elle s'indiqua de la tisane de chicorée *très amère*,
très amère. Elle insista fortement, disant que
cela lui ferait du bien, ensuite elle demanda de
l'eau des Carmes avec un morceau de sucre.
Comme tous les somnambules, sortie de cet état,
elle ne se souvint pas d'avoir parlé; mais, sur
l'étonnement des assistants, elle sembla en douter, car elle les pria avec instance de lui répéter

ce qu'elle avait dit; mais il avait été convenu qu'on lui laisserait ignorer ce fait.

Elle passa la journée assez bien, mais la nuit fut mauvaise; des spasmes se manifestèrent, elle eut constamment froid aux pieds. Bien persuadé que le magnétisme, cause malgré nous de tous ces accidents, avait la puissance de les détruire, je le proposai; mais je ne fus écouté ni de la malade ni des personnes qui l'entouraient. Forcé de renoncer à ce moyen, je l'engageai à prendre quelques bains de pieds et entiers, à user d'une boisson rafraîchissante. J'ignore si elle suivit la prescription, mais le malaise augmenta. On appela un médecin, qui, reconnaissant que son état était entièrement nerveux, ne voulut point accéder au désir de la malade, qui voulait absolument être saignée. Il la tranquillisa, lui fit prendre une potion calmante, composée d'eau de laitue, de sirop de nymphæa et diacode. Cette potion ne lui procura qu'un mieux momentané et sa maladie parut inquiétante. Le médecin crut reconnaître l'existence d'un anévrisme au cœur. Il se trompait sans doute, car au bout de quinze jours tout avait disparu.

Quelques heures de magnétisation auraient suffi pour détruire tout symptôme et replacer

cette personne dans son état habituel; on ne le
voulut pas, et je perdis l'occasion qui m'était
offerte de produire des accès de somnambulisme
lucide, et le moyen de justifier l'action curative
du magnétisme sur madame Béranger; car elle
ne voulut plus, quoique se trouvant mieux, continuer l'emploi d'un moyen capable de produire
de tels désordres.

Ainsi fait la raison humaine : elle demande de
la force; la force se montre, elle la rejette au
loin. Et le médecin dira que le magnétisme agite
les nerfs. Sans doute il les agite, mais il les
maîtrise aussi. Laissez donc agir l'instrument,
et attendez le dernier résultat, car il sera la santé
et la vie.

Il faut que vous soyez toujours sur vos gardes.
C'est une chose sérieuse que le magnétisme; ne
jouez point avec cet agent; laissez rire les sots,
qui, ne voyant rien sortir de vos mains, s'imaginent que toute force est visible. Ils sont dignes
de pitié. Celui qui croit que sa vue est faite pour
voir tous les objets de la création est un niais.
Vous pouvez le détromper en mettant sous ses
yeux un instrument d'optique. Pourquoi faut-il
qu'il y ait des savants qui pensent qu'il n'y a plus
d'agent invisible, qu'ils les ont tous saisis? Le

magnétisme en est un nouveau, et mille peut-être restent à connaître encore. Plus je vis, plus je m'aperçois de l'ignorance des hommes en général, et des préjugés encroûtés *des savants* en particulier.

Action magnétique à distance.

Lorsque vous n'avez point de sommeil magnétique à craindre, vous pouvez user de ce moyen. Ce n'est pas ici le lieu d'expliquer par quel mystère l'agent magnétique peut se transporter, envoyé et soutenu par la pensée, à une *grande* distance ; c'est un fait reconnu. Bien que par ce développement les phénomènes magnétiques perdent un peu de leur efficacité, ils suffisent cependant pour entretenir une action commencée et faire du bien. J'ai moi-même plusieurs fois usé de ce moyen, et les malades (bien que souvent ils ne fussent pas prévenus) sentaient en eux-mêmes naître les symptômes qu'une magnétisation directe et approchée leur avait appris à reconnaître. Mais lorsqu'il y a sommeil magnétique, vous devez craindre sa reproduction, et, comme vous n'êtes plus là pour diriger et maintenir cette crise dans certaines limites, vous devez éviter de l'abandonner au hasard. — Le dormeur magnétique tombe quelquefois, n'étant point maintenu, dans une espèce de somnambulisme naturel; il en commet les actes, et la durée de son sommeil ne peut vous être connue. Il y a là plus de motifs qu'il n'en faut pour que vous soyez réservé dans de semblables expériences, ou plutôt pour que vous n'en risquiez jamais une. Je conçois que le désir de convaincre des incrédules et de montrer un grand pouvoir ait fait hasarder cette expérience. Beaucoup de magnétiseurs peuvent être cités, qui ont réussi pleinement, mais tous ont eu des craintes fondées sur les suites, quelques uns même s'en sont cruellement repentis. Un tel pouvoir demande de la sagesse et de la prudence, et le désir de faire du bien ne suffit pas toujours.

Objets magnétisés. — Magnétisation intermédiaire.

Dans certains cas, on peut tirer un grand parti d'objets que l'on a magnétisés : du coton, des mouchoirs, des vêtements même, peuvent ainsi être utiles. Déposés sur une partie malade, ils entretiennent un mouvement tonique fort sensible, et l'on peut obtenir la résolution d'engorgements qui résisteraient aux cataplasmes, aux emplâtres, quelque bien combinés qu'ils fussent.

On prend l'objet que l'on veut magnétiser
entre les deux mains ; on projette par la volonté
la force magnétique, comme si l'on magnétisait
une personne malade. Dix ou quinze minutes
suffisent.

L'eau magnétisée est aussi d'une grande utilité. On dirige les doigts en pointe sur un vase,
qui la contient un peu moins du temps ci-indi-
qué.

Ceci m'a fourni de curieuses expériences.

Donnant à tenir à des personnes qui dormaient
l'objet que je voulais magnétiser, elles n'éprouvaient rien pendant la première minute, mais
successivement, et au fur et à mesure que le magnétisme complétait la saturation, le surplus suivait les mains, puis les bras, et enfin gagnait
tout le système nerveux du somnambule et l'agi-
tait. — Si c'était un verre d'eau, il éprouvait un
sentiment de brûlure aux doigts et cherchait à
diminuer la surface sentante, ou bien changeait
l'objet de place ; si l'on insistait, il souffrait visiblement. D'autres phénomènes bien plus curieux
se manifestent lorsque par la pensée on veut
donner à l'eau une vertu, une qualité. — Pour
comprendre ce fait, il faut déjà être avancé en
magnétisme, et je dois ajourner mes aveux.

Démagnétisation.

Certaines organisations se saturent outre mesure du magnétisme, c'est pourquoi il faut apprendre à forcer son écoulement. Les passes en travers, faites à la base du front, suffisent dans les cas ordinaires; ici, elles ne font qu'ajouter au trop plein qui existe déjà. Il faut établir des courants depuis la poitrine jusqu'à l'extrémité des pieds; bien examiner si la tête se dégage, recommencer plusieurs fois de suite, et, aussitôt les yeux ouverts, s'éloigner; car le sommeil peut se reproduire non seulement à votre contact; mais par votre seule approche, ce qui vous place dans une situation embarrassante. Il est, nous le répétons, des corps qui s'emparent avec avidité du principe magnétique; véritable éponge au contact de l'eau, ils soutirent vos forces avec une promptitude incroyable : si de nombreux exemples n'existaient, on pourrait mettre en doute ce fait. On peut surtout le constater lorsque l'on expérimente devant plusieurs personnes : ces organisations avides soustraient même les forces que vous déposez dans une organisation qui n'est pas la leur.

Il faut éloigner ces personnes, ou renoncer à

vos expériences. Ne trouvez point extraordinaires ces cas. N'est-il pas des corps physiques qui absorbent plus que d'autres le calorique et qui le gardent plus longtemps ? Il en est de même pour l'humidité, etc.

Cette absorption magnétique demande quelque prudence. Suivez la règle que je vous trace plus haut : éloignez ces sujets, si vous ne voulez vous préparer des embarras; vous absent, tout rentre dans l'ordre. Mais ne jouez point avec l'agent magnétique; c'est une mystérieuse puissance qui porte avec elle des vertus que n'ont pas les autres agents naturels.

Dans les maladies graves, ne craignez rien : les désordres que je vous signale sont peu redoutables, mais réveillez après une heure de sommeil. J'ai remarqué que, passé ce temps, le magnétisme ne calmait plus. Il est peu de circonstances où une heure de sommeil ne soit pas assez. Mais tous les *dormeurs* se complaisent dans cet état, ils vous demanderont de les y laisser; vous ne le devez point. Les magnétiseurs n'écoutent également que leur désir d'apprendre; ils prolongent autant qu'ils le peuvent cet état fatigant.

Dangers du magnétisme.

Comme toute force, comme tous les agents, le magnétisme, à côté de ses avantages, a aussi ses dangers.

Je dois vous signaler ceux que j'ai pu apercevoir; ils sont de deux sortes : *physiques* et *moraux*, et relatifs aux magnétisés aussi bien qu'aux magnétiseurs.

§ I. Dangers physiques.

Lorsque le magnétisme rencontre une disposition impressionnable, et qu'il ne la domine pas, il l'augmente et produit un fâcheux excès. Il irrite, agace les nerfs, et vous place ainsi dans une situation qui n'est pas sans dangers. Ou vous devez renoncer à toute magnétisation, et, par conséquent, abandonner le traitement, ou bien, si vous continuez, vous exposez le malade à des crises qui ne se calment qu'avec des précautions et du temps.

Il est des personnes tellement sensibles au magnétisme, que vingt ou trente secondes suffisent pour les mettre en crise, et l'agitation ainsi causée peut durer plusieurs heures, malgré tout ce que vous emploierez de volonté pour les calmer. J'ai renoncé à de semblables traitements ; car, contre les règles que j'avais reconnues efficaces, les procédés que j'employais pour diminuer cet état ne faisaient que l'augmenter. Le plus sûr est *de s'éloigner et d'attendre* qu'une modification se soit opérée.

Ces cas exceptionnels, aperçus par le médecin, lui ont fait dire que le magnétisme irritait *toujours* les nerfs. Ces cas sont extrêmement rares ; ils se rencontrent aussi dans la médecine ; il est des malades dont les organes s'irritent à l'ingestion de la substance la plus faible ; il en est qu'un vingtième de grain d'émétique superpurge. On change de mode, de traitement, voilà tout.

C'est ici le lieu de vous entretenir de la contagion ou inoculation des maladies. Le sujet est grave et mérite une sérieuse attention.

Par cette espèce d'exaltation de la sensibilité dont les somnambules ont souvent besoin pour *sentir* les maux d'autrui, ils sont exposés *à prendre* et à s'inoculer les maladies des personnes avec lesquelles on les met en rapport, soit avec, soit sans contact. Les magnétiseurs même sont pareillement exposés.

1º Inoculation par contact.

Parmi les faits que j'ai constatés, je puis citer
ceux-ci. Une femme malade d'une affection ar-
thritique goutteuse, et qui par suite avait vu ses
articulations se souder, ses membres perdre leur
flexibilité, sa mâchoire même ne pouvoir plus
s'ouvrir entièrement, fut mise en rapport avec
une de mes somnambules; celle-ci, après avoir
parfaitement bien vu le mal et indiqué les eaux
thermales qui devaient la guérir, se plaignit de
souffrir dans les mêmes parties qui étaient affec-
tées chez la malade. Je ne fis pas beaucoup d'attention, car, pour d'autres maux, il en avait été
de même, et aucune suite fâcheuse n'en était
résultée. Je la réveillai, mais quelle ne fut pas
ma surprise ! elle ne put se mouvoir, elle ne
pouvait ouvrir la bouche. J'essayai vainement de
faire cesser ce mal, que je croyais passager.
Après plusieurs heures, son état persistant, nous
fûmes obligé de la descendre, comme on avait
descendu la malade, tout d'une pièce et roide, de
la mettre ainsi dans une voiture et de la conduire
chez elle. Elle resta ainsi trois jours. Pendant ce
temps on fut obligé de la faire manger comme un
enfant, et de lui donner du potage par petites

cuillerées, sa bouche étant fermée aux trois quarts.
Peu à peu le mal la quitta.

Une autre somnambule, après avoir touché
un malade dont le sang était doublement corrompu par un virus syphilitique et scrofuleux,
perdit *tous ses cheveux* quelques heures après le
contact seulement.

Un hoquet convulsif, une toux, un point de
côté furent transmis par le contact à une autre
dormeuse.

Une autre, pour avoir tenu pendant quelque
temps la main d'un idiot, resta hébétée pendant
quelques jours. Ce n'est qu'à ce prix pourtant
que souvent les somnambules trouvent des moyens
de guérison. Plus ils sentent, mieux ils trouvent.
Ils causent très peu, mais ils cherchent ; leur
médication est singulière, mais efficace. Endormis, ils n'ont aucune peur du mal qui leur arrive
dans cet état ; réveillés, ils ont les mêmes craintes
que si le mal devait être durable.

Voici, sur ce sujet, ce que dit Puységur :

« La susceptibilité qu'ont les malades en *crise*
» *magnétique* de gagner avec promptitude cer-
» taines maladies m'a été plusieurs fois démon-
» trée. J'ai vu des *somnambules magnétiques*,
» au milieu d'un *essaim* nombreux de malades,

23.

» demander à quitter leur place, en disant que
» leurs voisins leur faisaient mal ; d'autres s'en
» éloigner d'eux-mêmes avec précipitation. Et
» souvent j'ai eu à réparer des accidents causés
» par l'approche de certains individus.

» Un inconvénient aussi grand m'a fait prendre
» une idée défavorable des traitements nom-
» breux ; et lorsqu'il m'est arrivé depuis un an
» de rassembler plusieurs malades ensemble,
» j'ai toujours eu la précaution de n'y pas ad-
» mettre des sujets dont j'eusse à craindre l'in-
» fluence.

» J'ai consulté un jour mon somnambule *Vie-*
» *let* sur les espèces de maladies qui pouvaient le
» plus aisément se communiquer aux *somnam-*
» *bules ;* lui-même en avait fait deux ou trois fois
» la triste expérience. Sa réponse, qu'il me fit
» par écrit et que je conserve, fut que les plus
» dangereuses étaient : *l'épilepsie, le scorbut, la*
» *diarrhée, la paralysie froide, la goutte scia-*
» *tique, la catalepsie, la gale, les humeurs froi-*
» *des, et tous les maux vénériens.* Il ne convient,
» ajoutait-il, qu'aux magnétiseurs de traiter ces
» espèces de maux, parce que *leur volonté* et
» *leur action* en repoussent les influences, au lieu
» que les crises donnent et reçoivent *la fluidité,*

» *la transpiration*, et que, *l'action du mal* arri-
» vant chez elles en même temps que *la sensa-*
» *tion*, elles sont susceptibles de prendre bien
» vite ce qu'elles ont voulu faire dissiper. »

Moi-même, je n'ai jamais magnétisé un poi-
trinaire et un malade qui ait pris du mercure
sans, dans le premier cas, ressentir des douleurs
de poitrine, et, dans le second, en éprouver
également dans les os, et surtout dans les articulations des doigts et du poignet.

Magnétisant un jeune homme qui avait une
luxation du fémur par suite d'un dépôt lympha-
tique formé dans l'articulation, je fus pris, en
sortant de chez lui, de douleurs très vives dans le
membre du même côté. Croyant que cela m'était
personnel, je n'y fis d'abord pas beaucoup d'attention ; le mal se passa promptement, mais le
jour suivant il en fut de même encore. Cependant, en entrant chez lui, je ne souffrais aucunement ; je ne pouvais croire à ce singulier phénomène, et voulus m'assurer de sa réalité : je
suspendis deux jours le traitement, je n'éprouvai
rien. Je repris, mon articulation fut malade, et
je commençai à traîner la jambe. Je trouvai un
prétexte pour ne pas me charger de ce traitement. J'ignorais alors qu'en magnétisant *sans*

contact l'action était de même efficace, et que cette inoculation pouvait être évitée.

Faisant un jour des expériences sur un jeune homme affecté d'une maladie syphilitique, dont j'ignorais l'existence, ses genoux étaient entre les miens (selon les procédés de Deleuze). Au bout d'un quart d'heure environ j'éprouvai de vives douleurs dans les jambes; je le priai de me dire s'il n'y souffrait pas lui-même; il me répondit que depuis un instant il n'y souffrait plus, mais qu'habituellement le mal qu'il y sentait était intolérable. Je cessai mes expériences, et les douleurs que j'avais prises ainsi persistèrent une partie de la journée.

Par suite de cette découverte, il m'est arrivé plusieurs fois de dire aux malades que je magnétisais : Vous souffrez dans telle partie de votre corps; cela se trouva vrai chaque fois. N'ayant jamais eu de maladie, n'ayant jamais souffert, lorsque je sens quelques douleurs en magnétisant, je sais qu'elles ne viennent pas de moi, et je m'éloigne du malade suffisamment pour discontinuer l'effet de cette inoculation.

D'autres magnétiseurs m'ont raconté le même fait; j'avoue que pendant longtemps j'ai refusé de croire à leurs témoignages ainsi qu'au mien même. Aujourd'hui cela n'est plus possible, j'ai trop d'observations pour conserver un doute.

Un dernier fait semblable s'est produit sur moi, à Saint-Pétersbourg, pendant que j'écrivais ce traité. Magnétisant une dame gravement malade d'une fièvre nerveuse et putride; étant obligé de m'approcher souvent d'elle et de la toucher, j'eus une espèce d'épanchement de sang dans tout le tissu cellulaire des paupières. Je n'éprouvais aucune douleur, mais ces larges ecchymoses durèrent près de quinze jours. C'est seulement le jour où cette dame fut dans un danger réel, où la putridité de ses humeurs avait acquis un grand développement et devait faire craindre une décomposition totale, que ce mal m'arriva. J'éprouvais, en sortant de chez cette malade, des picotements aux paupières, et, pendant un trajet d'un quart d'heure, l'épanchement s'était complétement produit. Mais j'affirme que, pendant cette séance, j'ai senti en moi quelque chose qui m'était étranger, et j'aurais pu dire qu'une espèce d'inoculation venait d'avoir lieu.

C'est pour éviter ces accidents que je recommande de magnétiser en touchant le moins possible.

2° Inoculation sans contact.

Par un jeu singulier des forces magnétiques, et peut-être par l'analogie de deux systèmes nerveux, il arrive parfois des phénomènes inattendus. Ainsi, j'ai vu plusieurs fois un rapport s'établir entre des magnétisés qui ne se connaissaient point, et ce qu'éprouvait l'un était senti par l'autre, quoique souvent ils fussent séparés par des murailles. Ceci vous met dans un grand embarras; car, tandis que, prodiguant vos soins à celui qui se trouve affecté sympathiquement, l'autre, que vous avez laissé calme, reprend l'agitation et les crises déjà passées, et *vice versâ*. Des heures s'écoulent ainsi dans un travail inutile et très fatigant; il faut alors changer les heures ou vous faire suppléer près de l'un des deux malades. Ne croyez pas que l'imagination soit ici pour quelque chose. Dans un hôpital, à Saint-Pétersbourg (1), où l'on m'avait donné à traiter deux affections nerveuses épileptiformes, *maladies que j'ai guéries*, quoique graves et déjà anciennes, eh bien, quoique les malades fussent séparées par une grande distance, et que l'une

(1) Voir *Journal du magnétisme*, t. I, page 289.

occupât le premier étage et l'autre le second, aussitôt que je magnétisais l'une, l'autre tombait en crise. Rien cependant n'avait pu avertir celle que je ne magnétisais pas, et ce n'est pas une fois, mais vingt, et le jour ou la nuit, que nous pouvions observer ce singulier phénomène. Mon entrée était mystérieuse, pas le plus léger bruit, souvent même elles étaient toutes deux en sommeil naturel, et n'importe quelle que fût celle que je magnétisais d'abord, celle à laquelle je ne songeais pas sortait bientôt de son sommeil et poussait des cris affreux. J'ai laissé, pour mon instruction, durer cette sympathie pendant quelque temps, puis je l'ai rompue en produisant des crises artificielles, plusieurs de suite. J'ai détruit ainsi la sensibilité trop vive de leur système nerveux, entretenu par une trop grande abondance de fluide nerveux qui ne trouvait point son écoulement, à cause des crampes et des spasmes qui existaient presque continuellement.

Voici un fait plus incroyable, mais pourtant non moins vrai.

Le magnétisme est destiné à exercer pour longtemps la pensée du physiologiste et du psychologue. Des faits nouveaux et incompréhensibles se manifesteront à chaque instant par les singulières propriétés de l'agent employé.

Je donnais mes soins à un malade qui demeurait à Paris, rue des Mauvaises-Paroles. Il était peu sensible au magnétisme. Un soir seulement il éprouva des commotions assez violentes; je le laissai calme. Le lendemain soir même phénomène; mais un autre malade, auquel je donnais aussi mes soins, et qui ne connaissait point le premier, était parti pour Fontainebleau depuis deux jours. Il était aussi très peu sensible au magnétisme. Mais quel fut mon étonnement, lorsqu'il revint le troisième jour à Paris, d'entendre ses aveux ! Il avait éprouvé des secousses violentes à la même heure, au même instant et pendant le même espace de temps. Je ne fis aucune réflexion sur le moment, mais le soir même je le magnétisai, lui; il demeurait habituellement rue Coq-Héron. Celui de la rue des Mauvaises-Paroles éprouva les mêmes accidents nerveux. Je cessai, plus rien ne se manifesta; je repris à d'autres heures, et ce singulier rapport fut rompu. Je le répète, ils ne se connaissaient, point, et ils ignorent l'observation curieuse qu'ils m'offrirent ainsi.

§ II. Dangers moraux.

Je ne puis toucher cette corde que faiblement
ici ; j'ai d'ailleurs développé, autant que je l'ai
pu, mes idées sur ce sujet dans mon *Essai sur
l'enseignement philosophique*.

Si vous magnétisez avec un cœur corrompu,
vous vous exposez à corrompre ; c'est un fait
autant moral que physique.

Une vérité que vous reconnaîtrez plus tard
dans la vie est celle-ci : c'est qu'à mérite égal,
en opérant de la même manière et dans des cas
identiques, deux hommes d'une même nature en
apparence obtiendront des résultats différents.
Et je ne dis pas ceci pour le magnétisme seulement, mais en toutes médecines, et même en
chirurgie. Cela vient des principes moraux qu'ils
peuvent avoir, et qui ont une influence qui s'étend
sur leur ouvrage. *Nos mains doivent être pures
de souillures.* On rira de ceci, car on ne comprendra pas ; mais c'est un fait. La liqueur qui
sortira d'un vase malpropre ne sera jamais bonne ;
elle agira sans doute, mais ses effets seront mauvais ; quelquefois elle peut empoisonner. Il est
des hommes qui ont des propriétés malfaisantes ;

24

on ne les aperçoit souvent que lorsqu'il n'est plus temps d'en empêcher les effets. Quelquefois même c'est à leur insu, ils ne savent pas... Mais, je le répète, il ne s'agit pas seulement de magnétisme. Placez-vous en dehors et méditez ceci.

Par quel mystère s'opère la réunion des cœurs? On sent le travail commencer; un regard, une main qui touche la vôtre, un mot enfin! et souvent votre sort est décidé. Vous aimerez ou vous serez aimé! La vertu n'a rien à faire ici, la volonté non plus. Ce n'est pas elle qui décide, pas plus que la raison. C'est une espèce de maladie qui vous prend, vous domine, et n'a souvent pour cause qu'une émanation de vos nerfs projetée par les yeux ou exhalée par la peau. On ne peut s'en défaire qu'en fuyant, qu'en changeant de lieu promptement.

Quelques hommes et quelques femmes ont ce triste privilége d'inoculer des passions fiévreuses, et la durée de leurs enchantements ne peut être calculée.

Circé avait ce pouvoir, et ce n'est point une pure allégorie. J'ai connu dans ma vie des hommes supérieurs qui étaient le jouet de femmes indignes, et qui ne pouvaient se soustraire à cette domination qui les abrutissait. D'autres hommes, bien inférieurs, dominaient des femmes d'un esprit élevé, et les tenaient ainsi dans un honteux esclavage.

Il n'est que trop vrai que certains êtres exercent une action malfaisante sur ce qui les entoure; il en est d'autres qui ont des propriétés contraires. Les somnambules savent très bien les distinguer, les malades aussi parfois. Mais que d'obscurité il reste encore ici !

Désordres magnétiques.

Bien souvent j'ai été appelé pour faire cesser des crises terribles, et d'une nature tellement singulière que nulle plume ne saurait les décrire. Ces crises avaient pris naissance pendant ou à la suite de magnétisations faites en jouant. C'étaient souvent des jeunes gens qui, ayant vu magnétiser, appliquaient en riant les procédés dont ils avaient vu faire l'emploi. Les jugeant sans conséquences, ils ne pouvaient s'imaginer que leurs gestes à eux, ignorants du magnétisme, pourraient agir et provoquer quelques effets. L'apparition des phénomènes, loin de les avertir du danger où ils allaient se trouver, ne faisait que les inciter davantage à continuer, et ce n'est que lorsque des convulsions effroyables avaient lieu que la

crainte remplaçait le rire. Ce nouvel état de
l'esprit du magnétiseur venait augmenter le
trouble du magnétisé, et bientôt la folie la plus
prononcée apparaissait avec ses cris, ses transports et ses hurlements (1). Il n'était plus temps
alors de revenir à une action régulière, la volonté
du magnétiseur novice étant également déréglée.
Que faire dans ces moments où tout est en désordre, où un être quelquefois faible soulève les
plus lourds fardeaux, où les bras de plusieurs
personnes ne peuvent contenir ses mouvements
multipliés? Le temps manque pour aviser. Les
médecins ne peuvent rien dans ces cas; vainement
ils ont essayé les moyens mis à leur disposition,
et l'état furieux se prolonge. Accourez, vous qui
avez enseigné la règle qu'on a dédaignée, vous
qui avez fait connaître des dangers que l'on ne
croyait exister que dans votre esprit; accourez,
car vous seul êtes capable de rétablir l'ordre et
de faire cesser un état de choses qui menace la
raison. Ne vous effrayez point, car vous serez
d'abord repoussé comme tous. Tâchez de toucher le cerveau; que votre main puisse être fixée
sur le front; *commandez le calme;* soyez impé-

(1) Du Potet, *Magnétisme opposé à la médecine*, 1840,
1 vol. in-8, page 74.

rieux, mais surtout *faites éloigner* au plus vite celui qui a causé le trouble ; qu'il parte, qu'il aille au loin ; alors vous deviendrez maître, on entendra votre voix, on sentira votre action bienfaisante et régulière ; mais surtout ne quittez pas tant que les *effluves* de l'imprudent sont encore dans les nerfs ; chassez-les par des *passes à grands courants faites jusqu'aux extrémités ;* soufflez sur le front, faites cesser le sommeil, voyez s'il reste le souvenir de ce qui s'est passé, et dans ce cas rendormez, car à coup sûr un retour des mêmes crises aurait lieu. Le souvenir effacé, et vous pouvez le détruire, ne soyez point inquiet de la courbature, de la lassitude qui suivent : ce sont de bons symptômes ; ils dureront deux ou trois jours ; mais vous n'avez plus à vous occuper du magnétisé : il sera dès lors dans son état moral habituel.

Dans d'autres circonstances, le magnétiseur, voulant guérir un malade, ne sait pas toujours à quoi il doit son insuccès. Qu'il médite ce qui suit.

La volonté, les désirs ont besoin d'être réglés.

Je regarde comme une chose importante une grande constance dans les idées. Il ne faut pas

24.

varier à chaque instant dans votre sentiment et dans votre volonté ; il faut que le lendemain vous trouve ce que vous étiez la veille, et que vous repreniez l'ouvrage où vous l'avez laissé. C'est avec cette conduite, c'est pénétré de cette vérité que vous ferez de grandes choses. Songez que les déterminations de votre esprit se traduisent en actes, et qu'à peine vous avez pensé, qu'un messager invisible a déjà transmis le rudiment de votre vouloir. Qu'arrivera-t-il si vous variez à chaque instant ? Un tiraillement dans l'organisation que vous êtes chargé de réédifier, le déplacement des matériaux posés la veille, et le principe ou l'ouvrier principal ne saura plus comment diriger les travaux. C'est le médecin qui modifie chaque jour son traitement ; qui, sans patience aucune, s'étonne qu'une chose qui demande parfois plusieurs semaines pour se produire n'apparaisse pas dans un jour ; vous serez comme lui. Soyez *patient et constant ;* sans ces deux qualités vous serez médiocre magnétiseur, et vous ne réussirez que dans des maux légers et de peu de durée ordinairement.

Plus j'avance, plus je me convaincs que le magnétisme est une grande science, un grand art. Avec le secours des phénomènes qu'il produit,

on expliquera, par analogie, les effets attribués
à l'imitation, à la sympathie, ces espèces d'inoculation de désordres nerveux qui effrayèrent
dans tous les temps et portèrent l'effroi dans tant
de familles, dans tant de communautés et de pen-
sionnats. Où l'on ne voit qu'imitation, il y a un
agent vicié, subtil, qui se transmet de l'un à
l'autre sans contact et par la seule approche, la
seule vue, un seul regard. O ignorance des hommes, quand cesseras-tu? Faut-il donc que les
médecins restent dans l'obscurité, tandis que le
flambeau de la découverte de Mesmer est là pour
les pénétrer de sa vive lumière?

Ne vous étonnez de rien.

Ainsi parlait une somnambule, à propos de
phénomènes bizarres, que les ignorants disent
diaboliques, et que les enthousiastes qualifient
de *miraculeux*.

Archimède demandait un levier et un point
d'appui pour remuer le monde. Nous disons,
nous : Faites que nous ayons un peu plus de
vitalité; avec ce levier invisible, nous agiterons
le corps et remuerons l'esprit de quelque être
que ce soit.

Il est curieux de voir la petite partie de l'agent mise à la disposition de notre volonté agiter de grosses masses de matière organisée et tirer l'esprit de son apathie. Tous les phénomènes décrits dans cet ouvrage sont dus à l'emploi, raisonné ou non, de cette puissance, et résultent de son action sur les nerfs, et quel que soit mon désir de les faire tous connaître, je ne le puis, tant ils sont variés et abondants; mais pour persuader que nous en avons vu une grande quantité et des plus curieux, nous citons ceux qui nous surprirent et nous étonnèrent le plus.

Lorsque par ignorance, ou dans le désir d'expérimenter, on magnétise des personnes faciles à endormir, et qui demandent par conséquent peu de magnétisme, on s'expose à voir surgir des phénomènes surprenants. Le sommeil prend parfois un caractère étrange, il n'est plus pacifique. Une sorte de tourmente du corps et de l'âme se laisse apercevoir : cette agitation et ces phénomènes durent quelquefois plusieurs heures. Le *démoniaque* se démène, tandis que son esprit, évoquant des souvenirs ou prenant connaissance de choses inconnues encore des mortels, parle sans être interrogé; quelquefois même la langue dont il se sert est sans doute la langue primitive, s'il en fut une; car, quoique bien articulée, il est impossible de la comprendre : cependant on a cru reconnaître qu'elle avait quelque chose de l'hébraïque, mais c'est seulement une supposition d'hommes érudits. Les mouvements du corps sont inimitables dans l'état habituel. Le saltimbanque le plus exercé ne pourrait en approcher en cherchant à les rendre. On dit même que certains démoniaques se soulèvent de terre; je ne garantis pas ce fait; mais j'ai vu courir, contre toutes les lois de l'équilibre, un être dans cet état, sur une plinthe autour d'un appartement, et la chute n'avait point eu lieu, et le corps pesant, qui eût dû déranger ou casser cette tringle légère, à peine tenue dans la muraille par quelques pointes, n'avait rien perdu de sa position première.

Les hommes sont donc bien coupables; car ils condamnèrent au supplice de malheureux malades qui offraient dans les temps reculés et même jusqu'au xvie siècle, les mêmes phénomènes que nous venons de décrire. Étaient-ils dus à l'action pervertie d'autres hommes? Non, dans certains cas; car il n'est pas douteux pour nous que la nature, par une irrégularité dans la distribution de ses forces, peut causer tous ces étranges accidents. Le diable venait en aide à l'ignorance des hommes et servait souvent leur méchanceté; on mettait sur son compte le plus odieux des crimes, et c'est ainsi que des milliers d'hommes souffrant de la nature ont vu terminer tragiquement leur existence.

Flattez-vous de votre savoir, grands génies de nos académies; mais si vous voulez apprendre que vous savez peu, examinez la nature dans ses actes qui paraissent bizarres, étudiez ses ressources cachées, sa puissance et cette intelligence qui domine parfois la matière : *alors vous saurez que vous ne savez presque rien.*

En 1846, nous avons eu sous les yeux une jeune fille, nommée Angélique Cottin, âgée de quatorze ans, qui présentait des phénomènes singuliers. *Instrument vivant de physique,* elle faisait éprouver à tous les corps avec lesquels elle était mise en contact, par un conducteur ou seulement l'extrémité de ses vêtements, un mouvement de répulsion ou d'attraction. Nous l'avons vue, par la seule approche de son bras, faire dévier une aiguille aimantée, agiter violemment des corps légers et les forcer de fuir, renverser des corps pesants, et dans certains moments être suivie par ceux-ci; une banquette fut violemment attirée vers cette jeune fille lorsqu'elle l'eut touchée.

Plusieurs personnes tenant une chaise, et l'appuyant de toutes leurs forces sur le sol, ne pouvaient empêcher son déplacement violent lorsque cette enfant essayait de s'asseoir. Un guéridon en bois de chêne était secoué, puis renversé, par le seul contact de son vêtement; et pourtant déjà cette singulière propriété avait faibli, car à son origine cette jeune fille jetait le trouble autour d'elle en renversant tout ce qui se trouvait dans sa sphère d'activité : coffre rempli d'avoine, table de cuisine, etc., etc.; mais cet état singulier n'a rien de l'état magnétique, il n'a pas même troublé la santé de cette enfant.

Plus de quinze cents personnes ont pu constater les faits que nous avançons. M. Hébert (de Garnay) en a fait une étude suivie, dont le résultat est consigné dans le *Journal du magnétisme*.

Je vous ai donné les moyens de faire cesser *toute action déréglée :* des passes à grands courants sur les jambes jusqu'aux pieds, votre main sur le front quand vous pourrez l'y appliquer, ce qui n'est pas toujours possible. Ayez une tranquillité parfaite, examinez sans cesser d'être actif, c'est-à-dire sans perdre un instant de vue que vous avez été l'instrument du *désordre*, et que vous seul pouvez le faire cesser. Je n'ai pas besoin de vous dire que vous ne devez jamais le faire naître;

mais vous le verrez dans quelques cas de maladie
où la nature, pour se débarrasser de ce qui l'opprime, ayant besoin de produire une grande per-
turbation, la développe sans se soucier des idées
qu'elle peut faire naître en nous, et toujours sans
nous demander notre permission. Voilà pourquoi, dans beaucoup d'affections du système
nerveux, ou dans certaines maladies de cause
inconnue, le médecin combat à toute outrance
et cherche à détruire par tous les moyens ce qui
peut seul sauver. Pourquoi la lumière m'a-t-elle
manqué au début de ma carrière, pourquoi ne
l'ai-je pas trouvée dans les livres de magnétisme?
Ma vie sera trop courte maintenant pour combattre l'ignorance et établir la vérité! Que l'expérience acquise vous serve, ouvriers habiles;
vous édifierez, avec les matériaux que j'accu-
mule, le temple de la science nouvelle, si surtout vous vous laissez guider, non par votre
imagination, mais par la lumière acquise de
l'observation et surtout de l'expérience.

Doit-on faire des expériences publiques ?

Oui; bien qu'elles aient des inconvénients.
Mesmer en a fait continuellement; Deslon
imitait Mesmer. Puységur, en disant : « Nous
ne serons jamais que des tourneurs de mani-

velle , » cherchait à s'éclairer par des expériences, et ses somnambules étaient soumis à
l'observation des gens qui doutaient. C'est par
des expériences que les Lutzelbourg et toute
l'école de Strasbourg s'étaient avancés dans la
connaissance du magnétisme. Plus récemment,
Bertrand, Georget, Rostan, Foissac publièrent,
avec de judicieuses observations, les expériences
qu'ils firent, soit pour arriver à une conviction,
soit pour sonder le champ des découvertes.

L'immobilité, tandis que tout marche, vous
place en arrière; et ceux qui, en magnétisme,
ont dit : *point d'expériences*, ne méritent pas
qu'on s'arrête pour les écouter sur ce qu'ils ont
pu apprendre; leurs livres, s'ils en ont écrit,
sont nuls pour la science. Comment peut-on espérer établir une croyance sans preuves? Comment faire arriver la vérité dans les intelligences
sans les pénétrer de la vive lumière jetée par les
faits? N'est-ce pas à l'alchimie que la chimie est
redevable de la plus grande partie des découvertes qui l'honorent? Dans les autres sciences
n'est-ce pas aux tentatives, aux expériences réitérées d'esprits aventureux que l'on doit de merveilleuses inventions? Comment ai-je acquis
moi-même une certitude de diagnostic qui man-

quera longtemps à beaucoup de magnétiseurs, si ce n'est par d'ingénieuses expériences? Et, pour tout dire enfin, *il n'est pas possible de s'éclairer sans cela.* Aussi prié-je tous ceux qui me liront de répéter d'abord toutes celles citées au commencement de ce livre et dans mes autres ouvrages.

Ce n'est pas dire pour cela qu'il faille tout vous permettre, et compromettre, pour votre propre instruction ou la conviction des autres, la vie des malades, la santé des patients qui se sont confiés à vous en se livrant à vos investigations. Un instinct vous arrête lorsque vous êtes sur le point de faire le mal ; si vous n'obéissez pas au frein qu'il vous oppose, jamais les conseils de la prudence ne vous eussent arrêté. Médecin, vous eussiez essayé vos poisons sans souci des malades ; magnétiseur, vous les torturerez sans vous inquiéter des suites que peuvent produire vos iniques procédés.

Les guérisons, en tant qu'expériences *privées*, ne suffisent point pour arriver au but capital : la propagation du magnétisme. Tous les malades, d'ailleurs, ne rendent pas hommage à la vérité ; quelquefois même ils contestent que le magnétisme ait été la cause et vous l'instrument de leur guérison. Mais, fussent-ils tous animés d'une noble reconnaissance, que cela n'agirait que faiblement sur l'opinion. Aux yeux d'un médecin, une guérison ne signifie rien ; il objecte qu'il a vu des malades guérir, contre toutes probabilités, par les seules forces de la nature. L'homme du monde dit, en voyant le résultat de vos efforts, que c'est l'imagination du moribond qui a tout fait. Que dire, quand l'un et l'autre sont de bonne foi ?... C'est donc de l'agent que vous employez qu'il faut à chaque instant donner des preuves physiques ; c'est l'étendue de votre pouvoir, la mesure de vos forces qu'il faut faire connaître, et vous ne le pouvez qu'en agissant devant ceux qui contestent vos assertions et les propriétés de votre être.

Cette marche offre, sans doute, des difficultés ; quelques magnétiseurs chercheront à vous en détourner : ce sont des esprits timides et sans beaucoup de pouvoir magnétique ; ils ne connaissent ni le temps ni l'époque où ils vivent ; ils n'ont point de foi en eux-mêmes ; la crainte d'un insuccès leur donne la fièvre, et le grand jour leur fait peur.... Ah ! je remercie Dieu de m'avoir donné le courage qui leur manque !

Conditions à observer dans les expériences publiques.

Faites vos expériences avec la plus grande simplicité; annoncez peu; que vos discours ne soient point ceux d'un enthousiaste et vos gestes ceux d'un acteur. Disputez le moins que vous pourrez sur la valeur des faits : la réflexion fera admettre ce que le raisonnement n'aurait pu démontrer. Ne forcez point les croyances; elles viendront d'autant plus vite que vous aurez été plus sobre d'explications, et vos défenseurs seront ceux que vous croirez peu persuadés. Tout ce qui semble contradiction ne l'est pas, car c'est ainsi que les choses se passent et doivent se passer. Pour le démontrer, il faudrait entrer dans une explication, dévoiler les secrets du cœur humain, en sonder tous les replis; je n'aurai que trop d'occasions d'accomplir cette besogne, mieux placée ailleurs qu'en ce Manuel.

Lorsque vous serez bien assuré que vous avez la force, l'agent, ne craignez rien; allez, mais *surtout* évitez jusqu'à l'ombre du charlatanisme, et que l'on ne puisse dire que vous avez des *compères*.

Chances de succès dans les expériences publiques.

Sur dix personnes prises au hasard, *trois* peuvent être endormies magnétiquement, *quatre* autres éprouver des effets ostensibles, mais point de sommeil ; les *trois* dernières enfin ne sentiront que faiblement votre action, et par conséquent ne pourront rendre témoignage. Il faut donc que vous ayez assez de puissance pour magnétiser de suite plusieurs personnes. Vous vous attachez à celle qui sent le plus vivement, et les expériences que vous pouvez faire sont si nombreuses et peuvent être si concluantes que les doutes doivent cesser.

Je n'ai pas besoin de vous dire que ces expériences publiques doivent être faites sans abus de puissance. Vous qu'on a prié, sollicité de magnétiser avec toute votre force, vous serez accusé d'avoir produit le *fait extrême* que les incrédules vous demandaient avec instance. Restez à la limite où la souffrance commence.

Ne prélevez surtout aucun salaire ; que tout soit gratuit dans ces sortes de démonstrations. Si vous faites du magnétisme une profession, et que vous soyez habile, les malades viendront vous trouver ; car vous aurez opéré des convictions, et vous trouverez ainsi une compensation

au temps que vous aurez consacré à l'enseignement, une récompense honnête et légitime à
votre travail.

Difficultés que présentent les expériences publiques.

Elles sont nombreuses et puissantes, quelquefois même insurmontables. Essayons de les décrire, car elles doivent être connues de tous les
magnétiseurs.

Magnétiser et obtenir des effets est chose facile
lorsque les conditions de succès se trouvent réunies. Je place en première ligne le silence de
l'assemblée, le recueillement et une passiveté
complète du magnétisé. *J'ai bien rarement obtenu* qu'il en fût ainsi. Notre caractère est si
léger, si moqueur, si rieur, qu'à peine assis le
magnétisé est forcé de répondre à des agaceries,
à des signes d'intelligence de toutes les personnes
de l'assemblée, et vous entendez bientôt les
mots : « Il dort, il ne dort pas. » Les conversa-
tions s'établissent d'abord à petit bruit, le mouvement des chaises commence, les rires se font
entendre ; puis c'est une personne qui entre et
dérange tout le monde pour se placer ; une toux
incommode ou simulée prend l'un des assistants ;
les portes s'ouvrent, se ferment sans précaution,
et le magnétisé, placé en face du public, consi-

dère toutes choses, cherche à comprendre ce que l'on dit de lui, puis il *s'écoute* pour analyser les changements qui s'opèrent, les effets qui se manifestent en lui, etc., etc. Mais quelle puissance est-ce donc que le magnétisme? Vous réussissez malgré toutes ces causes d'insuccès, si vous savez, vous magnétiseur, ne rien voir, ne rien entendre, et fonctionner comme une machine toute physique.

L'individu endormi ou commençant seulement à sommeiller, on se lève, on s'approche malgré vous. Si l'action, portant d'abord sur le système nerveux, le perturbe, en homme prudent, vous arrêtez le développement des effets pour ne point effrayer. Si, au contraire, la même action, engourdissant le système nerveux, amène un sommeil profond, vous êtes obligé d'interroger le dormeur bien avant le temps où vous pourriez raisonnablement vous le permettre. Chacun a une demande à faire, une question à poser, une mèche de cheveux à la main... Vous ne pouvez vous refuser à quelques expériences!!! Il faudrait du temps, on ne vous en accorde pas; et lorsque le magnétisé est fatigué par des demandes et des questions oiseuses, vous le réveillez. Il n'a point satisfait la curiosité, mais ce que vous avez fait est immense : vous avez provoqué le sommeil, prouvé l'existence du magnétisme ; que voulez-vous de plus ? Les esprits deviendront plus sages ; une autre fois ils vous laisseront conduire convenablement votre opération. Déjà ils reconnaissent que vous êtes sincère, vous n'avez plus à vous justifier du soupçon de charlatanisme ; le temps fera le reste.

Le malade, le médecin et le magnétiseur.

Lorsque la douleur nous assiège et que, sur notre couche, nous appelons à grands cris un moment de repos ; lorsque, torturé par le mal, la soif, l'insomnie, nos amis alarmés cherchent à nous consoler : « Tout à l'heure, nous disent-» ils, l'Esculape viendra... ; il a des recettes pour » calmer les souffrances ; la nature, dont il a fait » l'étude, n'a point de secret pour lui ; cher ami, » attendez, voici bientôt l'heure de sa venue ; » peut-être est-il auprès de quelque malheu-» reux. »

Une ombre d'espérance se glisse en nos pensées ; elle ne peut y rester pourtant, car un doute cruel efface cette pâle clarté. Nous demandons au ciel un miracle nouveau ; notre pensée s'élève un instant pour retomber anéantie. Notre couche nous paraît plus dure. Qu'importe la voix d'un ami, d'une femme bien-aimée.... Est-ce de leurs sentiments que nous avons besoin?... Non; plus ils sont sympathiques, plus ils sont déchirants, plus ils nous affaiblissent et nous laissent de regrets.

Et nous écoutons le bruit lointain des pas; notre œil se dirige sans cesse vers la porte par où doit passer notre sauveur, notre dieu. Mentalement nous l'appelons, craignant que notre voix rapproche de nous nos amis, car ce n'est pas eux que nous demandons. Mais bientôt, de bouche en bouche, une télégraphie humaine signale le génie tant désiré, celui dont les arrêts sont craints et respectés.

En quelques instants il a tout vu, tout entendu, tout inspecté : la langue, le pouls et le vide dans les fioles qu'il nous avait vantées. Bientôt sa plume, courant plus vite que la pensée, trace sur le papier la formule banale d'un remède coté dans la science depuis un mois au plus.

L'Esculape essaie de nous rassurer, mais ses paroles stéréotypées dans le langage par l'usage ne calment point notre esprit. Nous *voyons* qu'il ne sait rien, qu'il attend comme nous, comme nos amis, que la nature ait prononcé. Puis il s'échappe, il fuit, tant il craint qu'on ne lui demande quelles sont ses espérances.

Il part, sa besogne est finie; plus de soins, plus d'ennuis; que le malade souffre, languisse ou meure, que lui importe, il ne mérite aucun reproche, il a suivi son code, appliqué l'*article de la loi*. Il était juge sans responsabilité, et personne n'était chargé du soin de la défense! Il n'a plus qu'à se laver les mains et recevoir son salaire. Il peut, de cette manière, courant toute la journée, sans changer d'allure, gagner une somme assez ronde. Le soir, la table, le jeu le réclament. Il se plaindra pourtant, et sa plainte sera fondée : n'est-il pas fatigant de tâter le pouls d'un malade, d'entendre le récit de ses douleurs? Croyez-vous qu'il trouve du charme à avoir sous ses yeux les misères humaines et la vie aux prises avec la mort?

Malade, dans ton désespoir, garde-toi d'appeler plusieurs Esculapes; tu paierais les frais d'une comédie; il s'en joue tant de semblables sans qu'on s'en fatigue. Ton premier médecin, qui n'a pu réussir, sera approuvé, recommandé; on ne changera rien à ses ordonnances, mais tu auras à payer les lumières de l'école, les hauts

et puissants *seigneurs* de l'art, et ils sont chers,
très chers, en raison de leur valeur.

Va, donne de l'or, donnes-en beaucoup, mais
pour qu'ils ne fatiguent point leur esprit et ne
quittent point leurs gigantesques travaux. Il leur
en coûte tant de se déranger, même de se rendre
à l'Académie, qu'ils n'y passent communément
que pour y prendre leur jeton.

Maintenant, imite la nature, qui rejette sans
cesse les fluides qui l'irritent, tout ce qui porte
avec soi quelque chose de malfaisant. Débar-
rasse-toi de toutes les drogues qui t'entourent et
sont si soigneusement étiquetées. Ne les jette
pas par la fenêtre : tu pourrais être cause d'un
double malheur.

Que l'espoir rentre dans ton âme ; cherche
autour de toi, parmi tes amis, tes parents, celui
qui jouit d'une bonne santé : prie-le de te donner du superflu de sa vie ; qu'il projette sur toi,
pendant quelques instants, la force qu'il perd
sans fruit, parce qu'il en ignore la vertu bienfaisante. Engage-le à promener ses mains sur tes
membres roidis, sur ton abdomen gonflé, irrité
par le mal et un feu intérieur ; qu'il te fasse de
douces frictions partout où tu souffres ; bois de
l'eau qu'il aura touchée et magnétisée avec soin.

Si tu n'as pas d'amis, de frère, qu'on aille chercher le premier homme de bonne volonté que
l'on rencontrera, que ce soit un valet, un porte-
faix même. Crois-moi, lors même que ses mains,
ses habits exhaleraient une odeur capable de ré-
volter tes sens, souffre une telle approche; pourvu
que cet homme ait un cœur compatissant, et qu'il
sache ou devine par instinct ce que tu lui demandes, cela suffit.

Tout à l'heure ta langue cessera d'être sèche
et ta bouche aride, ton pouls battra moins, tes
yeux seront moins brillants, et la cruelle fièvre
qui te dévore cessera de t'agiter autant. On n'a
pu te procurer du sommeil; le sommeil viendra
sans narcotique. Mais ce n'est pas assez d'un
essai; répète pendant plusieurs jours cette simple
opération, et tu rendras grâce à Dieu du secours
inattendu que tu auras trouvé, non dans la science,
mais dans la nature. Bientôt l'oubli d'un aussi
grand bienfait viendra chez toi; c'est juste, tu ne
pourras croire que tu as dû la vie à un moyen si
simple, et tes préjugés, ta fausse lumière auront
le dessus sur un grand fait, sur une grande vérité. Il faut bien du temps pour guérir les hommes
de leur faux savoir, il est plus facile de les guérir de leurs maladies; mais le temps approche où

le médecin lui-même rendra compte de ses œuvres; il faudra qu'il s'explique sur ce qu'il sait ou croit savoir; son silence ne sera plus permis. Une vérité brillante comme le jour s'avance; elle éclaire déjà une foule d'hommes convaincus par l'expérience et par des faits innombrables. Ces hommes font ce que ne peut la science, ils guérissent des malades abandonnés par elle; ils sont partout maintenant, enseignant leur art avec plus ou moins d'habileté.

Ah! nous vous le disons, dépêchez-vous, médecins, revenez à la vérité que vous avez proscrite, persécutée ! Et qu'importe pour vous que ce moyen nouveau de guérir et de soulager les souffrances soit autre que ceux indiqués par la science, s'il est plus réel, plus efficace? c'est à vous de le saisir si vous voulez prouver à tous que vous avez du cœur et de l'intelligence. Mais dépêchez-vous, car chaque jour votre faiblesse devient plus manifeste, tandis que le magnétisme voit chaque jour augmenter ses prôneurs. Mais non, vous rirez de nous, et nierez et notre science et nos œuvres. Peut-être la Providence le veut ainsi, afin qu'il ne vous soit plus permis de tromper les hommes; et ne faut-il pas pour cela que le magnétisme, par ses bienfaits, soit connu de tous?

26

Ne faut-il pas enfin que le monde sache ce qu'il en doit attendre, et tous les phénomènes qu'il produit, de manière que, s'il vous prenait un jour fantaisie de guérir vos malades par les nouveaux procédés, vous ne puissiez établir une nouvelle domination, un nouveau despotisme?

Soyez joyeux, magnétiseurs, la vérité que vous défendez courageusement est appelée à régner sur les esprits, elle est trop élevée pour que ses ennemis puissent l'atteindre, trop bienfaisante pour être laissée dans l'oubli ; elle a trop d'attraits pour n'être point aimée et défendue. Et, s'il lui fallait des martyrs, elle en trouverait maintenant ; mais elle règnera sans cela, car nous sommes dans le siècle où toute discussion est permise, où tout ce qui est juste et raisonnable peut s'établir sans faire couler de sang humain.

La nature au médecin.

« Tu prétends être mon guide et mon rival : » ne suffit-il pas à ton orgueil d'être mon disciple » et mon héraut ? Comme mon disciple, je veux » que tu observes longtemps ma sagesse pour ad- » mirer enfin ma puissance ; et comme mon hé- » raut, je veux que tu ne cesses point d'annoncer

» l'un et l'autre aux hommes, qui ne cessent point
» de me méconnaître.

» Mais si tu veux connaître ma sagesse, con-
» nais d'abord ta propre témérité ; et, pour ad-
» mirer ma puissance, apprends à t'humilier
» devant ta faiblesse ; en un mot, connais-toi
» d'abord si tu veux me connaître.

» Rappelle-toi donc que depuis quatre mille
» ans tu n'as point cessé d'agiter, de tourmenter,
» de briser tous mes ouvrages pour te faire à toi-
» même ce que tu appelles un *art*. Que de tra-
» vaux, et quels efforts ? Tu as dévasté les végé-
» taux, égorgé les animaux, extrait les minéraux,
» disséqué des cadavres, discerné les parties les
» plus subtiles et les plus cachées ; ensuite tu t'es
» vanté par toute la terre de tes découvertes et
» des chefs-d'œuvre de ton imagination et de
» ton industrie. Cependant sois sincère et ré-
» ponds-moi : As-tu prolongé la durée de
» l'homme ? as-tu plus que moi guéri les maux ?
» les as-tu du moins adoucis ? n'as-tu pas, au
» contraire, augmenté les maux qu'il avait, et
» suscité des maux qu'il n'avait pas ? Je te de-
» mande enfin si tu te crois plus grand médecin
» que ton Hippocrate, qui ne savait rien de ce
» que tu prétends avoir appris.

» Rentre en toi-même, ou plutôt reviens à
» moi; il n'est qu'un art, et c'est le mien. Cesse
» de vouloir me dicter tes lois particulières, je
» ne les connais pas, et connais toi-même enfin
» les lois générales que je t'ai dictées, ainsi qu'à
» tous les êtres.

» Ma loi universelle est de conduire successi-
» vement tous les êtres de la vie à la mort et de
» la mort à la vie; d'assigner à chacun l'époque
» et la forme où il doit paraître, devra fuir et
» reparaître. La loi générale que j'ai imposée à
» tous les êtres sensibles est de passer du plaisir
» à la douleur et de la douleur au plaisir; tel est
» mon immuable décret : c'est des maux mêmes
» que je fais découler tous les biens. Audacieux
» et aveugles que vous êtes, tantôt vous recon-
» naissez cette loi pour calomnier ma sagesse,
» tantôt vous la niez pour vous exagérer votre
» propre puissance. Vous vous flattez de faire à
» votre gré durer le plaisir et cesser la douleur :
» c'est là le but de vos arts, de vos sciences, des
» travaux de vos journées, des rêves de vos nuits.
» Vous avez fait une morale où vous cherchez le
» souverain bonheur, une médecine où vous
» croyez trouver une santé parfaite; insensés!
» Considérez ce qui vous est revenu de vos chi-

» mères : votre fausse morale a voulu guérir vos
» passions, elle a tué votre âme par l'indiffé-
» rence; votre médecine a voulu guérir vos
» maux, elle a tué vos corps par les remèdes.

» Voyez les animaux, bien plus sages que
» vous, sans efforts de leur part, sans violence de
» la nature, ils jouissent du plaisir et supportent
» la douleur. Paisibles et soumis sous l'influence
» de mes lois, ils abrègent tous leurs maux par
» la patience, et prolongent tous leurs plaisirs
» par la tempérance, tandis que vous, au con-
» traire, vous augmentez vos maux par l'inquié-
» tude, et corrompez tous vos plaisirs par la
» crainte, en les abrégeant par leurs excès; enfin en
» vous débattant avec violence dans les liens mêmes
» dont je vous attachais à la vie, vous vous serrez
» comme dans un lacet, et vous vous étouffez
» vous-mêmes.

» Le malheur de vos arts est de faire penser
» aux hommes qu'ils ont beaucoup de forces, et
» le malheur de vos sciences est de leur persua-
» der qu'ils ont beaucoup de lumières. Je laisse
» le temps et l'expérience les corriger peu à peu
» et les ramener insensiblement à moi.

» Mais quand l'homme est malade, quand la
» folle présomption de la force de ses arts et des

26.

» lumières de ses sciences peut lui coûter l'exis-
» tence même, abandonnerai-je cet être, à qui
» mes lois avaient assigné une plus longue durée?
» Non; et c'est toi, dirait la nature au vrai mé-
» decin, c'est toi que j'ai choisi pour le sauver
» de lui-même.

    » Tu le verras, dans cet état de maladie,
» trembler comme la feuille ou se dépiter comme
» un enfant, ou s'agiter comme un furieux; tu
» l'entendras te demander la vie et la santé, tantôt
» avec le ton impérieux d'un maître à son esclave,
» tantôt avec la soumission d'un homme envers
» un Dieu; et tu riras en toi-même de son or-
» gueil comme de sa faiblesse; tu le flatteras, tu
» le calmeras comme un enfant; promets-lui, j'y
» consens, plus que tu n'espères et beaucoup plus
» que tu ne peux; remplis d'abord son âme du
» baume de la douce espérance. L'espérance est
» pour les maux de l'homme le premier remède
» de la nature.

    » Mais l'âme de l'homme, et surtout de
» l'homme malade, est une mer agitée, et tu
» verras bientôt succéder à l'espérance les
» alarmes de l'effroi; il s'irritera et de ses maux
» et de ton inaction; il t'accusera de ce qu'il
» souffre et de ce que tu ne fais pas; il menacera

» de chercher ailleurs des secours ; il les appel-
» lera peut-être, et tu le verras aussitôt envi-
» ronné d'hommes ignorants, qui, sous le nom
» de remèdes, lui prodigueront des poisons.
» Prends pitié de ce misérable, éloigne de lui
» ces secours, pires que son danger ; cache-lui
» bien, il le faut, que l'unique secours est dans
» lui-même et dans mes bienfaisantes et inévita-
» bles lois ; dis à cet homme crédule que tu pos-
» sèdes un art, et même un grand art ; descends
» jusqu'à le tromper pour son bien même : au
» nom de cet art, présente-lui des boissons douces
» et des aliments sains ; feins d'agir et ne cesse
» point de promettre, et crois qu'en agissant à
» ta place, je démentirai rarement tes pro-
» messes.

» Si cependant j'avais marqué le moment de
» la fin de cet être, que je n'ai fait naître que
» sous les conditions mêmes de finir ; baisse la
» tête, soumets-toi, et supporte avec courage les
» reproches que les hommes mortels oseront te
» faire de la mort d'un homme condamné par
» moi-même.

» Mais aussi, quand tu te verras comblé d'é-
» loges et de reconnaissance pour des guérisons
» qui ne sont que de moi ; quand on appellera

» *tes prodiges* les purs effets de mes lois, prends
» bien garde de me méconnaître dans mes ou-
» vrages, ne rougis point de publier mes bien-
» faits ; accoutume insensiblement l'esprit des
» hommes à s'y confier, et tire ta gloire de celle
» que tu rends à la nature.

   » Que si pourtant, à force de m'observer, tu
» parviens à surprendre quelques uns de mes pro-
» cédés, je te permets de les imiter ; mais n'ou-
» blie jamais, en m'imitant, le respect que tu
» dois à ma puissance, et la défiance que tu dois à
» ta faiblesse ; garde-toi bien alors de confondre le
» moment où je recueille mes forces et celui où
» j'en désespère, le moment où je suspends pour
» revenir et celui où j'abandonne sans retour.
» Rappelle-toi sans cesse que, puisque ma pre-
» mière règle est d'agir, ton premier devoir est
» d'attendre.

   » Écoute, dirait encore la nature, je cache
» au vulgaire les plus beaux de mes secrets, si
» tu parviens à les pénétrer par ta constance et
» ta vertu, il y aura peu de limites à ta puissance.
» Ce que je ne puis produire seule, aidée de toi,
» je le ferai ; mais c'est en vain que je te parlerai
» si tes sens ne s'ouvrent point ; frappe donc à
» la porte de mon sanctuaire, toutes les vérités
» s'y trouvent renfermées ; le magnétisme n'est

» qu'un de mes agents, mais il conduit à la dé-
» couverte des autres. »

Ah! pourquoi ne suis-je pas digne moi-même
d'être l'interprète de la nature? Heureux l'homme
qui recevra ce don. Ce livre n'est qu'une préface,
je le sens trop.

Du concours du médecin et du magnétiseur.

Question délicate à traiter aujourd'hui, à cause
de l'état des croyances. Il est rare, en effet, de
trouver un médecin parfaitement disposé pour le
magnétisme, et, le fût-il, fera-t-il abnégation
de ses principes? réduira-t-il son rôle à une passiveté d'expectation? et si des remèdes sont jugés
nécessaires, pourra-t-il consentir à s'en entendre
avec le magnétiseur? Ne doit-on pas craindre que
le char embourbé soit tiré tantôt à droite, tantôt
à gauche, et qu'il reste ainsi dans l'ornière? Il
ne faut pas ici une demi-croyance; que le magnétiseur soit seulement toléré par le médecin,
et que les mauvaises passions entrent en lice.
Comment établir une confraternité que le médecin repousse, et marcher d'un pas égal vers le
même but, s'il se présente des cas comme celui-
ci, par exemple?

Traitant sous les yeux d'un médecin un jeune

enfant affecté d'une maladie nerveuse, mon traitement était agréé par le médecin; il croyait au magnétisme, mais il jugeait qu'on devait donner au malade un purgatif. Moi je pensais qu'aucun médicament n'était nécessaire, car l'enfant allait bien; ses convulsions étaient apaisées. Il s'éleva une discussion à ce sujet, et nous ne pûmes tomber d'accord. Les parents de l'enfant finirent par être de mon avis. Mais que fit le médecin? il s'en va faire préparer un purgatif où il entrait du calomélas, rentre lorsque je n'y étais plus, fait avaler de force à l'enfant le contenu de la fiole dont il s'était muni, et les convulsions reviennent. Qu'avais-je à faire en pareil cas? me retirer. La raison le conseillait, mais ma conscience réprouvait cette conduite; l'humanité me faisait un devoir de continuer, et j'y cédai. Devais-je me fâcher contre un homme qui était de bonne foi, qui croyait au magnétisme, mais aussi à l'efficacité du moyen qu'il proposait?

Sans citer d'autres exemples, on peut voir combien de difficultés peuvent naître de deux volontés, de deux systèmes mis en présence; il faut que l'un finisse par céder le pas à l'autre; et que de vertu, que de philosophie il faut avoir pour ne point murmurer!

Si je voulais sortir du cercle que je me suis tracé, combien je pourrais citer de faits où le magnétisme était employé mystérieusement, c'est-à-dire des cas où le médecin, continuant de venir au chevet du malade et paraissant jouir de toute sa confiance, faisait des prescriptions qui n'étaient point suivies, et s'attribuait souvent l'honneur d'un changement heureux qui n'était dû qu'à mes efforts ! Souvent même je faisais un choix dans ce qui était ordonné, et à l'insu du médecin j'étais le régulateur de son traitement. Que de fois, retiré dans le cabinet voisin, j'entendais ses discours, la description minutieuse de l'état du malade, et porter un pronostic dont j'appréciais la valeur ! Honteuse supercherie ! dira-t-on, rôle indigne !... Non, mille fois non ; car, avant d'en agir ainsi, on avait sondé le docteur sur le magnétisme ; il s'en était moqué et avait cherché à détourner le malade de l'emploi d'un moyen dont il niait l'efficacité. Mais pourquoi continuer de voir le médecin ?... Pour des êtres indifférents la question est toute simple ; mais lorsqu'on a affaire à un ami et qu'on veut conserver son amitié, lorsque cette amitié est fondée sur des services rendus antérieurement, lorsqu'on est enchaîné à lui par des secrets de

famille, par des relations journalières qui durent
depuis plusieurs années ; dans ce cas, ne doit-on
pas ménager son propre orgueil et une susceptibilité trop grande parfois pour être vaincue ?
Croyez-vous que dans cette circonstance le médecin était le plus malheureux ? non, c'était le
magnétiseur, qui, forcé de se cacher pour faire
une action louable, sentait battre son cœur et
voyait abaisser un homme qu'il eût voulu re-
lever.

Le magnétisme n'est plus autant repoussé
aujourd'hui ; on avoue sa croyance sans craindre
le ridicule, mais il n'en a pas toujours été ainsi,
et les difficultés que je signale existeront longtemps encore. Lors même que l'agent magnétique sera reconnu, par les Facultés, avoir des
propriétés thérapeutiques, les médecins ne céde-
ront pas pour cela leurs malades aux magnétiseurs. Il y aura lutte, guerre sourde ou apparente.
Ce serait mal connaître l'humanité que d'en juger
autrement. Sans doute le temps mettra toute
chose à sa place ; il n'y aura plus que des oppo-
sitions individuelles ; mais bien des malades, qui
pourraient guérir, périront avant qu'il y ait
ENTENTE CORDIALE entre les magnétiseurs et les
médecins.

Nous terminerons cette digression en disant comme Puységur :

« La vérité ne peut perdre ses droits, et la » confusion est toujours le partage de ceux qui, » par mauvaise foi, ne la veulent pas reconnaître.

» Une vérité est toujours une vérité, et tôt ou » tard son flambeau perce les nuages de l'erreur, » de l'ignorance ou de l'envie. Si la science du » *magnétisme animal* n'était qu'un système, je » sentirais toute mon insuffisance de la faire » adopter. Un système n'est souvent que le fruit » d'une imagination exaltée, dont le succès ne » tient qu'au plus ou au moins d'éloquence de son » auteur; mais ici c'est une pratique à la portée » des hommes les plus bornés; tous ont la puis- » sance de l'exercer, *par cela seul qu'ils sont* » *hommes.* »

Difficultés de réussir dans les traitements.

Elles sont nombreuses; je n'en veux aujourd'hui décrire qu'une seule, mais elle est majeure, et m'a causé, à moi, bien des perplexités.

La voici.

Ce n'est, je l'ai déjà dit, jamais sans un travail critique qu'une guérison s'opère; mais ce travail, vous seul l'appréciez, le reconnaissez.

27

Pour ceux qui entourent le malade, ce travail n'est autre chose qu'une aggravation de la maladie. Vos raisons seront sans puissance sur des gens prévenus ou peureux. On vous avait abandonné le malade parce qu'il n'y avait plus de ressources, on est tout prêt de vous le retirer parce que vous développez ce qui peut seul le sauver. Quelle autorité avez-vous? aucune. Vous êtes *un empirique*, on vous traite en conséquence. Il faut que vous sachiez imposer votre croyance, que vos explications soient simples, claires, compréhensibles, et, plus encore, que votre pronostic soit toujours justifié.

Voici, entre cent autres exemples, un fait qui va vous éclairer.

Un malade soutenu par deux domestiques, car il ne pouvait marcher, tant il était accablé de goutte, vint chez moi me demander les secours de mon art. Ses jambes étaient gonflées et tout son corps rempli d'humeurs. Depuis longtemps il était dans cet état, et la *science* ne pouvait rien pour lui. J'entrepris son traitement. Bientôt des crises se manifestèrent; dix, vingt, trente garde-robes survinrent; le malade s'affaiblissait à vue d'œil; la famille en alarmes entourait le moribond; c'était à qui consulterait un nouveau médecin et

demanderait mon expulsion. Le malade avait de
la fortune, et par conséquent on s'occupait
beaucoup de lui dans la ville. Les médecins qui
précédemment lui avaient donné leurs soins
étaient aux aguets; ils blâmaient mon traitement,
et, sur les faits qu'on leur rapportait, ils annonçaient la fin prochaine de celui qui m'avait confié
le soin de sa vie. Je défendis tout médicament,
annonçant hautement que j'abandonnerais immédiatement le malade si une seule drogue lui était
administrée. Mais outre les évacuations alvines
qui continuaient, des sueurs abondantes se déclarèrent, la faiblesse augmenta et les craintes
redoublèrent; ce n'était plus qu'avec une sorte
d'effroi qu'on me voyait prodiguer mes soins au
malade. *Il le tue, il l'assassine* avec son magnétisme, disait-on de toutes parts. J'avoue que
j'eus des moments de découragement; cependant
j'étais convaincu de la marche régulière du traitement; je n'espérais sa continuation que si le
malade ne perdait point confiance, car j'avais été
assez heureux pour lui en inspirer beaucoup.
Mais, pour parvenir jusqu'à lui qui était si faible,
il fallait passer sous les regards terribles de la
famille. Enfin, la crise s'arrêta. Le malade, qui,
depuis quelques jours, sur ma recommandation,

ne prenait que de l'eau, put prendre du bouillon
de poulet, un potage, etc., etc. Les forces revinrent, et le malade fut sauvé. Il avait perdu
plus de la moitié de son poids, il marchait droit.
C'était un miracle du magnétisme; mais que
de peines, que d'angoisses pour celui qui l'avait
opéré !

Croyez-vous que l'on fut reconnaissant, que
l'on rendit témoignage? Non; excepté le malade,
qui avait la conscience de ce que j'avais fait pour
lui, la haine sourde et cachée de certaines gens,
dont les pronostics avaient été démentis, me
poursuivit. Quelle bonne fortune pour eux, si le
malade était mort entre les mains du magnétiseur !

Vous le voyez, ce n'est qu'au milieu d'écueils
que le pauvre magnétiseur conduit sa barque;
mais il les signale à d'autres navigateurs. Lui en
sauront-ils gré? qu'importe?

Ne perdez pas de vue ce fait-ci. Le magnétisme produit des crises heureuses, sachez les
discerner, les distinguer du travail destructeur
qui a lieu dans toute maladie grave. Prononcez-
vous alors, annoncez le succès si vous y croyez,
et, dans le cas contraire, montrez la maladie,
plus forte que vous, amenant à grands pas la fin

de la vie. Ne vous flattez pas d'être fort et puissant en dehors du possible ; car souvent la mort a rendu son arrêt, la vie s'en va, et, lorsque vous croyez la tenir et la fixer, il ne vous reste qu'un cadavre qui n'a plus que les propriétés de tissus. Votre magnétisme peut le faire mouvoir, mais il n'exerce plus qu'une action galvanoïde que votre éloignement ou le froid fait disparaître.

Crises.

Rappelez-vous que le magnétisme peut devenir entre vos mains un instrument rival de la nature, portant dans l'économie animale un trouble qui favorise le retour des crises que la médecine ordinaire ne saurait produire ; Hippocrate lui-même en avait désespéré : ce grand homme a bien trouvé et décrit la marche des crises dans les maladies aiguës ; mais il s'est arrêté là. Dans ces maladies, dit-il, la nature seule guérit. Elle a de la force, elle fait elle-même la plus grande partie de l'ouvrage : il n'y a qu'à l'aider ; mais dans les maladies chroniques, il ne vit que les bornes de son art. En effet, les retours périodiques y sont trop variés et trop incertains pour être saisis, trop longs et trop compliqués pour être étudiés, trop faibles pour être aperçus. Tandis que la nature ne fait que des efforts insuffisants pour retourner à la vie, elle ajoute chaque jour un autre pa à ceux qu'elle a déjà faits vers la mort. Toujours traînants, toujours languissants, nous nous voyons mourir sans savoir comment nous mourrons. Aussi dans ces cas malheureux et trop fréquents Hippocrate défendait-il expressément les remèdes et ne prescrivait-il que régime, exercice, bains, frictions et patience. Depuis sa mort, rien n'a été ajouté à la médecine. Par sa découverte, Mesmer aura porté le système des crises dans le champ des maladies chroniques, ce dont Hippocrate avait désespéré. Nous voyons, en effet, que l'agent magnétique, renforçant la nature, accélère et redouble ses efforts, et la force à reprendre une marche progressive vers un retour à la santé.

Ainsi, on peut le dire avec certitude, le magnétisme employé comme moyen de traitement est, en dernier résultat, *l'action constante de la force qui conserve sur la cause qui détruit.*

Un mot sur la cicatrisation des plaies.

Sachez aussi que beaucoup de plaies incurables, et qui nécessitent par cela seul l'emploi de l'instrument, peuvent être modifiées, guéries

même par les seules forces de la vie, lorsque,
comme dans toute autre maladie, vous avez
magnétisé. La vertu magnétique se fait sentir
sur des plaies blafardes, indolentes. Elle va y
porter l'excitant nécessaire et ranimer cette sensibilité si utile, sans laquelle rien ne peut se
faire. Ne désespérez donc point avant d'avoir
tenté quelques essais. Ce qui nous paraît grave,
incurable même, cède parfois plus promptement
qu'un mal léger en apparence.

Combien d'affreuses maladies ont été jugées
ne devoir guérir! les instruments étaient préparés, on attendait le consentement du malade
pour porter le couteau dans ses chairs, et pourtant, contre toute apparence, un mince délai,
d'heureux changements dans le traitement ont
été suffisants pour changer complétement les
choses et faire mentir de funestes pronostics.

Je voudrais ici vous indiquer comment la nature procède. Voyez s'accumuler autour d'un
ulcère des fluides qui s'altèrent aussitôt et qui,
devenus impropres, stagnent dans ce lieu, sans
être repris par la circulation générale. Qu'en
ferait, au reste, la nature? Elle sait qu'en les
promenant d'une partie à une autre, elle cor-
rompt ou peut corrompre le tout; et elle laisse

s'accomplir lentement la destruction, car c'est encore gagner du temps; dans d'autres cas, elle lutte près du foyer purulent, elle le cerne, construit un rempart, et ne se retire enfin un peu plus loin que lorsque ses efforts sont devenus insuffisants. Aidez-moi, semble-t-elle dire, venez à mon secours; je n'ai qu'une somme de force, hâtez-vous de diminuer le fardeau qui m'opprime. Mais le médecin ne sait pas ou ne voit pas. Magnétiseurs, vous n'avez pas besoin d'une haute intelligence. Donnez de votre vie... C'est un sacrifice sans doute; mais vous imagineriez-vous que l'on fait les choses difficiles sans de puissants efforts? Un fou seul peut le penser, direz-vous; montrez-vous donc raisonnables en exigeant seulement l'équivalent de ce que vous donnez.

Peut-on se faire remplacer dans un traitement ?

Il n'est que bien peu de cas où le magnétiseur puisse, sans faire souffrir son malade, le remettre en d'autres mains. C'est un fait d'observation qui fut saisi dès les premiers temps. Mesmer, et Puységur, à son exemple, prenaient des précautions infinies. Ils magnétisaient celui qui devait les suppléer, afin de lui communiquer le ton de mouvement qu'ils avaient eux-mêmes.

Cette précaution, alors que les pensées qui animaient les magnétiseurs étaient homogènes, pouvait suffire; car l'action, rendue uniforme par ce moyen, n'apportait que peu de différence, assez pourtant pour que les malades la sentissent. Mais aujourd'hui que chacun a des idées à lui, son système, sa doctrine; qu'il est venu à l'esprit de tous de se croire aussi grands, plus grands que les maîtres, et de chercher partout des phénomènes en dehors de ceux qu'ils ont fait connaître, il ne saurait en être de même, et ce changement d'action affecte le malade d'une manière différente.

Ceci, dira-t-on, est contraire aux principes que vous avez établis. Vous avez dit que le magnétisme se comportait à la manière des autres agents physiques; que son action était fixe, et que, quelles que fussent la croyance et les idées de celui qui l'exerce, les résultats étaient identiques. Oui, je l'ai dit, je le répéterai souvent, et voici en passant un fait qui le confirme :

Mandé un jour à l'Académie de médecine pour y magnétiser des malades devant plusieurs membres de ce corps, au lieu de malades, je n'y trouvai que ces messieurs qui me mirent dans l'obligation de les soumettre, eux académiciens, à l'action du magnétisme. Je leur fis observer qu'il s'agissait de malades : « *Mais nous le sommes tous*, » répondirent-ils, et un rire ironique effleurait leurs lèvres. Poussé à bout par cette plaisanterie que je trouvais déplacée, je me promis de tourmenter autant que je le pourrais le premier d'entre eux qui serait sensible à mon action. Je n'avais, je dois l'avouer, aucune bonne intention. La personne que je magnétisai dans cette disposition était un médecin célèbre, M. Itard. Je le mis bien vite dans un état qui rendit ses confrères fort sérieux, et le laissai ainsi. Mais quelle ne fut pas ma surprise ! le lendemain il vint me voir, m'assura que je lui avais fait beaucoup de bien, qu'une affection intestinale fort ancienne avait subitement disparu, et qu'enfin il était venu à pied, lui qui ne pouvait depuis longtemps sortir qu'en voiture. Je le félicitai, en lui avouant que tel n'était pas mon désir, et que j'avais voulu seulement lui faire sentir énergiquement l'action magnétique.

Plusieurs fois depuis, des gens m'ont avoué qu'en les magnétisant dans le seul but d'expérimenter, ils avaient éprouvé des modifications heureuses dans leur état habituel. Un jeune homme qui avait un tic douloureux en fut ainsi débarrassé.

J'ai placé là cet exemple pour vous faire sentir la différence des cas, vous faire remarquer qu'ici j'ai agi seul, au lieu que dans un traitement commencé, l'action est complexe; il y a un fait préexistant, des modifications ont eu lieu, et elles se sont opérées sous l'empire d'idées, d'intentions qui, cessant tout à coup d'être les mêmes, doivent nécessairement produire un changement. La magnétisation sera d'abord différente, et le nouveau magnétiseur ne suivant pas la marche du premier, le travail critique qui s'opérait dans les organes sera contrarié, s'il n'est tout à fait interrompu. Puis, outre ses propriétés physiques, l'agent magnétique en revêt de morales, si je puis m'exprimer ainsi, qui, différentes selon les individus, doivent aussi modifier les forces médicatrices du malade.

Mais sans entrer dans plus d'explications, disons que, malgré la similitude des effets physiques faciles à observer qui se développent sur le même individu sous l'influence d'actions différentes, le bien qui en résulte n'est pas le même, et qu'on doit tenir compte de cette différence, grande quelquefois; cependant, pour l'ordinaire, *petit à petit on efface son devancier*, et le traitement marche.

Ce n'est donc, vous le voyez, qu'avec précaution, et seulement lorsqu'il y a nécessité absolue, que l'on doit se faire remplacer; autant vaudrait n'avoir pas commencé.

Rappelez-vous bien aussi que tout somnambule lucide perd de sa clarté quand il se fait magnétiser par plusieurs magnétiseurs, quoique le sommeil paraisse en tout semblable. C'est un maître nouveau qui est entré dans le domicile, on lui obéit; mais les ordres n'étant plus les mêmes, la confusion règne dans le service. Les organes sont de même : ils obéissent mieux aux impulsions d'une volonté permanente, et leur jeu en est plus régulier, plus parfait.

C'est dans ce cas ou jamais l'occasion d'indiquer l'utilité que l'on peut retirer de l'emploi des *objets magnétisés*.

Forcé parfois de manquer une magnétisation, il m'est arrivé souvent de laisser ou d'envoyer au malade un objet magnétisé pour se l'appliquer à l'heure habituelle des magnétisations. Rien, sans doute, ne peut remplacer une magnétisation directe, mais la pratique que je viens d'indiquer empêche un trop grand vide. Le mouvement imprimé continue, plus faiblement il est vrai; mais ce peu est bien important; car les malades attendent votre arrivée, et si vous ne venez, ils s'irritent, s'impatientent, etc. Or, comme ce trouble est nuisible, vous devez l'empêcher de naître par le procédé que je vous indique ici.

Parmi les objets magnétisés, l'eau est des plus utiles; vous pouvez en laisser à votre malade; mais *vous seul* êtes absolument nécessaire : *vous êtes son pain quotidien.* Il puise dans votre organisation les forces qui lui manquent, et, lorsque le rapport entre vos systèmes nerveux est bien établi, votre approche est sentie. Que vous ayez ou non alors la volonté, le désir d'agir, le fait d'action a lieu par une attraction secrète qui existe entre lui et vous. Il vous *vole* sans le savoir; et il m'est souvent arrivé de sortir aussi épuisé que si j'eusse fait des efforts de volonté d'auprès des malades que je n'avais eu aucune intention de magnétiser.

Que de médecins magnétisent ainsi leurs malades sans s'en douter ! et, dans la société, combien d'actions magnétiques ont lieu, sans que ceux qui les exercent s'en aperçoivent ! Que Dieu garde encore longtemps un semblable mystère ! Nous, qui cherchons la science par amour pour elle, nous avons quelquefois la crainte de trop découvrir et de trop dire.

28

Peut-on se magnétiser et se guérir soi-même ?

Sans nul doute. Ouvrez les *Annales du magnétisme*, page 255, tome II, M. Birot y dit :
« J'éprouvais depuis un an, dans le genou droit,
» une douleur assez vive dont la constance me
» causait quelque inquiétude; je me suis magné-
» tisé pendant quelques jours, et la douleur a
» disparu. »

J'aurais pu, à la rigueur, vous taire cette citation, que j'ai prise entre mille; car il n'est pas un magnétiseur quelque peu instruit qui n'ait, dans un but de recherches, essayé sur lui-même les procédés magnétiques, et ne vous dise qu'il s'est vu modifié par l'agent qu'il avait *lui-même* émis. Cela paraît singulier, inexplicable, mais cela est; et sans vous citer les extatiques de l'Inde, qui savent parfaitement se mettre en crise magnétique sans le secours d'aucun magnétiseur, *j'ai vu* deux exemples de cette *automagnétisation*, sur les résultats de laquelle jusqu'alors j'avais gardé des doutes.

Voici un de ces exemples :

Un jeune étudiant en droit, témoin des soins que je prodiguais à sa mère paralysée, se mit à répéter seul dans sa chambre, et sans en faire la confidence à personne, les gestes qu'il m'avait vu faire. Il s'exerça ainsi plusieurs jours à se tourner les mains sur lui-même avant de se coucher. Il survint bientôt une exaltation morale que l'on ne savait à quoi attribuer, et, à la suite, un délire furieux, qui nécessita l'appel d'un médecin et l'emploi d'une camisole. Ses forces étaient surhumaines, et son langage avait suivi la même progression; il étonnait, confondait la raison par des improvisations sur des sujets que l'on ne pensait pas qu'il eût jamais approfondis. Il se moquait de la médecine, disait qu'il était moins fou qu'elle, qu'il se guérirait bien quand il le voudrait, et que personne, non plus qu'aucun remède, ne pouvait agir sur lui. On le saigna, on le baigna sans succès; son état paraissait alarmant; le délire n'avait pas diminué. Je fus appelé pour l'examiner, et le magnétisai.

Pendant que j'agissais sur lui, il se mit à retourner ses mains sur lui-même, quoiqu'elles fussent enveloppées, et il portait sa propre action magnétique sur les plexus du creux de l'estomac. Il y avait un fait bien curieux à examiner : la lutte évidente de deux volontés, de deux actions. Je le calmais par moments; mais il détruisait lui-même ce calme, ce demi-sommeil, et, sûr de sa puissance, il riait de mes efforts. Il nous avoua alors la cause de ce dérangement, et nous dit comment il l'avait produit; mais nous ne pûmes obtenir la promesse qu'il ne se livrerait plus à ce dangereux exercice.

Il avait, dans cet état de fièvre nerveuse, des facultés surprenantes dont il appréciait la valeur. Aucun raisonnement ne restait sans réfutation, rien ne lui paraissait inconnu; il se réjouissait de l'étonnement qu'il causait par une supériorité intellectuelle qu'on ne lui connaissait point.

Il passa ainsi trois ou quatre jours, la langue sèche, les yeux enflammés, et sans rien manger. Il fut, dans cet état, transporté dans une maison de santé. Là on lui donna des douches, et la contrariété qu'il en éprouva le fit cesser. Il redevint calme, tranquille, et finalement fut guéri; non par les douches, sachez-le bien, mais parce que le système nerveux, ne recevant plus l'excitation qu'il avait su lui donner, se calma, et cette excitation elle-même cessa faute de cause prolongatrice. Alors ce pauvre jeune homme *s'éveilla*, j'emploie ce mot à dessein, ignorant où il était, ce qu'il avait fait, ce qui s'était passé, etc.; il n'avait plus que les facultés intellectuelles assez bornées qu'on lui connaissait, et les forces musculaires surprenantes qu'il avait montrées avaient également disparu. Je rendis Deleuze témoin de ce fait singulier ; il en connut la cause, et me dit qu'il en avait déjà vu un pareil.

Nul, je pense, ne sera tenté d'imiter ce jeune homme, mais chacun fera bien d'essayer sur soi une magnétisation de quelques instants. Lorsqu'un trouble quelconque se manifeste dans la région ou l'organe que l'on actionne, on l'influence davantage en y portant un surcroît de forces et de mouvement ; mais on ne doit jamais chercher à se mettre en crise complète, parce que la volonté se dérègle, et que cet état, dès lors, n'est plus qu'une sorte d'ivresse morale, dangereuse pour l'intelligence, qu'elle peut affaiblir.

Contrairement à ce qu'ont dit les magnétiseurs :

1° Il existe autant de *disposition* au somnambulisme puységurique chez les hommes que chez les femmes.

L'idée contraire s'est perpétuée ; chaque ouvrage nouveau renferme un paragraphe où l'on répète soigneusement cette assertion absolument fausse.

Non, il n'est point vrai que les femmes soient

28.

plus sensibles au magnétisme que les hommes; non, il n'est point vrai qu'il y ait parmi elles plus de somnambules.

La cause de l'erreur que je signale vient de ce qu'influencés par des opinions sans base, les magnétiseurs se sont surtout adressés aux femmes pour expérimenter, et qu'ils n'ont que peu ou point agi sur les hommes. Comment peuvent-ils établir cette différence s'ils n'ont point expérimenté, comparé?

Par suite de ce faux jugement, de ce défaut d'observation, de ce préjugé enfin, ces magnétiseurs contribuent à égarer l'opinion publique.

Mais cet écrit n'est point un livre de controverse, et je n'ai point l'envie de redresser tout ce qui me paraît erreur dans les ouvrages ou les opinions des magnétiseurs. Il est d'ailleurs si commun d'entendre avancer des propositions absurdes, ridicules, que l'on finit par n'y plus faire attention.

Suivez donc la seule marche rationnelle; étudiez chaque fait; tenez-en note pour le comparer. Qu'avez-vous à apprendre? La loi qui préside au développement des phénomènes. Eh bien, elle est à peine soupçonnée dans les livres. C'est à la nature que vous devez faire appel.

2° La *croyance* au magnétisme est indifférente au succès de l'opération.

Nous devons répéter que l'agent magnétique a des propriétés à lui, sans cela il n'existerait pas ; et c'est en vertu de ses propriétés qu'il produit la série de phénomènes que nous avons cherché à décrire dans cet ouvrage. Sous ce rapport, il est en tout semblable aux divers agents de la nature. Ainsi l'opium endort, le vin grise, l'émétique fait vomir, l'oxygène exalte la circulation et perturbe les facultés morales, indépendamment de la croyance de celui qui est soumis à leur action. De même pour le magnétisme.

3° La *santé* n'exclut point la susceptibilité au magnétisme ; je pense même qu'elle est favorable au prompt développement des phénomènes. J'ai réussi dans un si grand nombre de cas de ce genre, qu'ayant à choisir *pour expérimenter*, je prendrais de préférence l'individu bien portant ; car, chez les malades, ce n'est souvent qu'après avoir produit une sorte de richesse vitale factice qu'apparaissent les effets magnétiques et le sommeil. Influencé par les opinions des magnétiseurs, j'ai pu, au commencement de ma carrière, penser comme eux ; mais aujourd'hui je vois qu'ils étaient dans l'erreur sur les faits que je signale.

4° Le *rapport par contact* n'est nullement nécessaire : toucher les pouces, passer les mains
sur les épaules, les descendre le long des bras,
appuyer les genoux contre ceux du magnétisé,
sont des procédés constituant une mauvaise méthode qu'il faut réformer. Qu'elle ait pour origine Puységur ou Deleuze, cela importe peu
dès qu'elle est vicieuse.

Par ces procédés, la plus grande partie de
l'agent magnétique émis est jetée au vent. En
effet, dès le moment où vos mains ne sont plus
dirigées sur les grandes surfaces du corps, vous
ne les pénétrez point; le frottement que vous
exercez sur les épaules et les bras n'est plus
qu'une friction magnétique. Les pouces que vous
tenez entre vos mains, quoique bons conducteurs, font suivre la plus longue route à l'agent
magnétique. Une démonstration sur un sujet
sensible donne la preuve la plus évidente que
l'on puisse obtenir de ce que je vous dis ici.

Vous n'avez pas besoin non plus de ces roule-
ments d'yeux qui pour un instant vous placent
dans la situation d'un fou. Vous exercez, dites-
vous, la fascination; non : vous faites peur, vous
portez le trouble dans l'esprit, vous produisez
de l'inquiétude, et cette action irrégulière n'est

jamais efficace. Elle fait seulement douter de l'existence du magnétisme ; car le premier venu peut par ces procédés, et sans connaître en rien le magnétisme, jeter des femmes impressionnables dans une espèce de délire, ou tout au moins leur donner des spasmes ou des convulsions.

Est-ce là ce que nous enseignons depuis trente ans? Ne pourrons-nous jamais nous faire comprendre? Resterez-vous comme ces guerriers d'un autre âge qui voulaient conserver leur fusil à moulinet et à mèche, et rejetaient opiniâtrément l'arme de guerre perfectionnée qu'on remettait entre leurs mains ?

Théories des magnétiseurs.

Nous pensons, ont-ils dit, *que tous les phénomènes magnétiques appartiennent au système nerveux*, dont toutes les fonctions ne nous étaient point encore connues; que c'est à *une modification*, à *une extension de ce système et de ses propriétés*, *qu'on doit attribuer les effets produits*.

Dans l'état actuel de la science tout porte à considérer le cerveau comme un organe sécrétant, une substance particulière dont la propriété principale est de transmettre ou de recevoir le vouloir et le sentir. Cette substance, quelle qu'elle soit, paraît circuler dans les nerfs, dont quelques uns sont consacrés au mouvement (à la volonté); ils partent de l'encéphale ou de ses dépendances, et vont se rendre aux extrémités; les autres sont affectés au sentiment, et suivent la même direction : les premiers sont actifs et les seconds passifs.

On peut, aujourd'hui, regarder ces propositions comme démontrées.

Lorsque nous voulons mouvoir un membre, notre cerveau envoie au muscle destiné à exécuter ce mouvement une certaine quantité d'agent nerveux qui détermine la contraction musculaire; cette transmission se fait au moyen d'un nerf que l'anatomie démontre, et si nous le coupons, ou si nous en faisons la ligature, il nous devient impossible d'exécuter le mouvement, il y a paralysie. Le même phénomène a lieu pour les nerfs du sentiment; si on les détruit, la sensibilité est anéantie dans la partie d'où ils procèdent. Ces faits, connus de temps immémorial, sont incontestables et généralement admis. Ils avaient fait penser que la fonction de l'innervation était une véritable circulation. Il y avait des vaisseaux nerveux *afférents*, c'étaient ceux de la volonté;

il y en avait d'*efférents*, c'étaient ceux de la sensibilité.

Les travaux de Bogros semblent prouver matériellement ce que le raisonnement avait fait admettre.

Mais de quelle nature est cet agent? Les travaux de MM. Prevost et Dumas portent à croire que cet agent a la plus grande analogie avec le fluide électrique. Ces physiologistes ont démontré que la contraction musculaire était le résultat d'une véritable commotion électrique.

Le savant professeur Béclard assurait qu'ayant mis à nu et coupé un nerf d'un assez gros volume sur un animal vivant, il avait fait souvent dévier le pôle de l'aiguille aimantée, en mettant en rapport ce nerf et cette aiguille.

En 1842, M. du Bois-Raymond avait énoncé la proposition suivante : « Toutes les fois qu'un arc conducteur est établi entre un point quelconque de la *coupe longitudinale*, soit naturelle, soit artificielle d'un muscle, et un point également arbitraire de la *coupe transversale*, soit naturelle soit artificielle du même couple, il existe dans cet arc un courant dirigé de la coupe longitudinale à la coupe transversale du muscle. »

Tout le monde sait que le galvanisme, substitué à l'influence nerveuse, fait contracter les muscles qu'on soumet à son action. On sait comment Galvani et Volta virent et prouvèrent l'existence d'un fluide particulier, que plus tard on a reconnu être le même que l'électricité.

On sait aussi que certains animaux ont la singulière propriété de sécréter, au moyen d'un appareil que la nature a disposé pour cela, une grande quantité de fluide électrique, avec lequel ils donnent de fortes commotions; commotions quelquefois si violentes, qu'elles peuvent tuer, à une grande distance, d'autres poissons ou même des hommes.

Le gymnote électrique, le *silurus electricus*, le tétraodon, le *torpedo unimaculata marmorata*, et beaucoup d'autres, possèdent cette faculté.

On est parvenu à apprécier la quantité et la qualité de leur fluide électrique au moyen d'électroscopes et d'électromètres très sensibles; on s'est assuré que ce fluide était sécrété par le cerveau de ces animaux, puisque, en enlevant celui-ci, ou les nerfs qui se rendent à l'appareil, on anéantissait les effets électriques, ce qui n'avait pas lieu en enlevant les organes de la circulation.

Ainsi, il est bien démontré que, dans quelques animaux, le cerveau sécrète du fluide électrique ; que la contraction musculaire peut avoir lieu par un excitant électrique, etc. ; considérations qui font fortement présumer que l'agent nerveux est du fluide électrique, ou un fluide ayant avec celui-ci une grande analogie.

Toutes ces probabilités sont puissantes, et peuvent faire admettre la circulation d'un agent nerveux, cause des phénomènes magnétiques.

En effet, cet agent, chez nous, ne s'arrête pas non plus aux muscles ou à la peau, il s'élance encore au dehors avec une certaine force, et forme ainsi une véritable atmosphère nerveuse, une sphère d'activité absolument semblable à celle des corps électrisés.

Cette opinion était celle des plus habiles physiologistes de nos jours, Reil, Autenrieth, et de M. de Humboldt.

Dès lors tous les phénomènes du magnétisme nous semblent susceptibles d'une explication plausible.

L'atmosphère nerveuse, active du magnétiseur, augmentée sans doute par l'impulsion que

29

lui donne sa volonté, se mêle, se met en rapport avec l'atmosphère nerveuse, passive de la personne magnétisée, et vient augmenter cette dernière, à tel point que, dans certains cas, il semble y avoir une véritable saturation du système nerveux, susceptible, lorsqu'il y a excès, de se mettre, par des décharges, en équilibre avec les corps ambiants; et l'on ne pourrait expliquer, par une autre hypothèse, les secousses qu'éprouvent parfois les magnétisés.

Le système nerveux du magnétisé ainsi influencé, et éprouvant des modifications en raison de sa sensibilité particulière, expliquerait toutes les perturbations que l'on observe, et rendrait parfaitement raison de la communication des désirs, de la volonté, des pensées même de celui qui magnétise. Ces désirs, cette volonté, étant des actions du cerveau, celui-ci les transmet au moyen des nerfs jusqu'à la périphérie du corps et au delà.

C'est seulement pour satisfaire vos esprits, lecteurs, que je glisse ici cette ombre de théorie; le temps n'est pas encore venu d'expliquer le magnétisme, *nul ne sait ce qu'il est*, et nul mortel peut-être ne lèvera le voile qui le cache à l'œil de notre intelligence. Ici nous matérialisons cet agent, nous le saisissons dans sa loi de circulation ; mais sa nature nous échappe. Dès qu'on admet dans les volontés créées une puissance d'agir sur les corps et de les remuer, il est impossible de lui donner des bornes.

Voyez un peu quelle difficulté présente ici l'étude de cette force humaine. Cette cause invisible des effets magnétiques passe au travers de tous les corps de la nature, ou tous les corps sont conducteurs de ce fluide. Il peut s'incorporer dans tous les corps de la nature ; ou chaque corps peut recevoir ce fluide, le retenir et produire par lui des effets magnétiques.

La *liaison* entre le fluide magnétique animal et les corps qui l'ont reçu est si étroite, qu'aucune force chimique ou physique ne peut la détruire.

Les réactifs chimiques et le feu n'ont point d'effet sur le fluide magnétique animal lui-même. Quelques expériences appuient ces propositions.

Un *corps vitreux magnétisé*, qui avait fait dormir un somnambule en quelques secondes, *fut lavé avec de l'eau* et frotté avec du linge, puis présenté derechef au même sujet. Il s'endormit en une demi-minute.

Un verre magnétisé lavé avec de l'ammonia-

que, produisit le somnambulisme en un quart de minute.

Le même *verre fut mis dans de l'acide nitrique fumant;* après y avoir séjourné pendant cinq minutes, il fut mis dans une tasse de faïence avec de l'eau, et de cette eau le jeune somnambule le prit et s'endormit aussitôt qu'il l'eut dans ses mains.

La même expérience fut répétée avec de *l'acide sulfurique* concentré. L'effet était absolument le même.

Dans ces expériences, aucun réactif chimique ne peut détruire la force magnétique du verre magnétisé; on crut s'apercevoir que cette force ne s'attache pas comme les odeurs, l'électricité et d'autres fluides semblables, à la surface des corps, mais qu'elle pénètre dans leur intérieur. L'expérience suivante confirme cette conclusion.

Un *gros piston de marbre magnétisé* fut entièrement enfoncé dans de l'acide muriatique, jusqu'à ce que l'acide en eût enlevé à peu près la moitié de la masse, puis il en fut ôté, lavé et présenté au somnambule; il s'endormit aussi vite que par l'attouchement du marbre entier.

Les autres fluides impondérables et expansifs sont entre eux dans un tel rapport, que l'un d'eux

étant attaché à un corps solide, il n'en peut être
séparé que par l'effet d'un autre fluide expansif.
Par exemple, le fluide magnétique minéral est
chassé de l'aimant naturel ou artificiel par l'igni-
tion et par le coup électrique, et la combustion
change entièrement tous les rapports des corps
avec les fluides expansifs, tels que leurs facultés
conductrices, leurs capacités, etc. Ainsi, pour étudier la nature du fluide magnétique, on ne pouvait pas se dispenser d'exposer les corps magnétisés à différents degrés de température et à la
combustion même.

On *a donc fondu la cire, la colophane, le
soufre et l'étain magnétisés ;* et après les avoir
versés dans des formes cylindriques, semblables
à celles qu'ils avaient eues d'abord, on éprouva
leur effet sur les somnambules ; ils n'indiquèrent
aucune différence dans l'effet avant et après cette
opération, ils s'endormirent aussitôt qu'ils les
eurent pris dans leurs mains.

*Une baguette de fer magnétisée fut mise dans
le feu et rougie.* Toute rouge, elle fut jetée dans
une tasse avec de l'eau et présentée à un jeune
homme par la même personne qui avait fait l'opération. Il s'endormit aussitôt qu'il l'eut dans sa
main.

Une grande *feuille de papier* entortillée et magnétisée fut *brûlée* sur une assiette de faïence. Le charbon et les cendres qui étaient restées sur l'assiette furent présentés au somnambule, qui en prit autant qu'il put avec sa main et s'endormit en peu de moments.

On fit plusieurs *contre-épreuves* avec des objets qui étaient journellement entre les mains de tout le monde ; on les lui mit sur les cuisses et dans les mains, mais il n'en fut aucunement affecté.

Les objets magnétisés, conservés avec soin, produisirent, au bout de six mois, les mêmes effets. Ils semblaient *n'avoir rien perdu de leur force magnétique.*

« Il y a donc un principe actif qui résiste à toutes les forces mécaniques, physiques et chimiques, qui s'attache aux corps par un lien indissoluble, qui pénètre dans leur substance comme un être spirituel, et triomphe même de l'action du feu. Mais son existence indubitable, par les effets qu'il produit, ne se dévoile pas aux yeux de l'homme dans son état ordinaire ; il n'y a que cet *épanouissement de notre personnalité* effectué par le rapport magnétique, qui nous met à même de voir et de sentir ce principe de vie ; qui reçoit sa vigueur de la volonté de l'homme, et agit avec une énergie proportionnée à la force de cette volonté. Quand il agit avec une grande énergie il est comme l'éclair, et paraît anéantir tout à fait la vie. »

La hauteur de l'explication doit être proportionnée à la sublimité du problème, tout l'ordre physique et organique des êtres, et tous les principes établis à ce sujet ne peuvent résoudre ces problèmes du magnétisme animal, qui appartiennent proprement à la psychologie, où les expériences physiques et chimiques ne peuvent plus servir..... (1).

Je borne cet aperçu, je m'éloignerais trop des limites que je me suis tracées; je ne dois pas oublier que je dois seulement tracer des règles; mon véritable but est l'application raisonnée du magnétisme au traitement des maladies. On s'apercevrait bientôt que mon intelligence ferait défaut.

L'incrédulité a ses dangers.

Il y a quelque temps, une dame vint me demander une consultation somnambulique pour une personne absente. Je lui dis d'apporter les

(1) J'ai publié un livre ayant pour titre : *Essai sur l'enseignement philosophique du magnétisme,* j'y renvoie le lecteur.

objets nécessaires pour faciliter à ma somnambule l'examen du mal, afin qu'elle pût nous donner les moyens de le combattre. Le lendemain
elle revint avec ce que je lui avais demandé, et la
somnambule interrogée, dit : « L'infortunée pour
» qui on me consulte est très malade, beaucoup
» plus qu'elle ne le pense. Elle mourra bientôt ;
» elle a un cancer de l'estomac, et au cœur un
» anévrisme très avancé ; elle éprouve telle ou
» telle douleur.... » Je demandai à cette dame
si le dire de la somnambule était fondé. Elle
m'assura que tout ce qu'elle venait d'entendre
touchant les souffrances de son amie était exactement vrai, et que même elle les manifestait
par les mêmes mouvements que la somnambule.
La consultation terminée, cette dame partit en
me disant qu'elle ferait exécuter la prescription
et me reverrait.

En effet, huit jours après elle revint, non pour
me donner des nouvelles de son amie, mais pour
me compter ses malheurs. Elle s'excusa d'abord
sur son manque de franchise en me confessant
que les objets qu'elle avait apportés lui apparte-
naient ; que, ne croyant pas au somnambulisme,
elle avait choisi ce moyen pour s'éclairer ; que,
depuis qu'elle avait entendu la somnambule faire

la description de ses douleurs et des causes qui
y donnaient lieu, elle ne dormait plus; que les
courts intervalles de repos laissés par son mal
avant cette consultation avaient entièrement disparu, et qu'enfin elle venait dans l'espérance
que je la remettrais dans un état suppor-
table.

Elle me fit palper la région épigastrique, où
je sentis très bien une tumeur de forme oblongue.
Ce qu'elle me dit du malaise qu'elle éprouvait
au cœur et dans la poitrine me confirma tout ce
que la somnambule avait dit. Je cherchai pourtant à lui faire croire qu'on avait pu se tromper
en portant un tel pronostic. Mais il était trop
tard, le coup était porté; elle avait reconnu la
vérité, il n'y avait plus d'illusion possible sur son
état.

Après cette visite, j'interrogeai la somnambule en lui racontant ce qui venait de se passer.
« Il n'y a plus de repos pour cette malade, me
» dit-elle. Si vous l'endormez, elle saura peut-
» être trouver le moyen de se soulager. Je ne
» pouvais pas prévoir qu'elle fût là; je ne sens
» que les personnes avec qui je suis en rapport
» direct. J'ai senti sa maladie avant de juger les
» intentions qui la faisaient agir : c'est un mal-

» heur qu'elle ne peut attribuer qu'à son incré-
» dulité. »

J'ai rarement vu une personne s'approcher recueillie d'un ou d'une somnambule, sans le dessein de les mettre à l'épreuve et de les trouver en faute. On consulte toujours avec des réticences dans l'esprit, une affectation marquée et quelque chose de moqueur dans la parole. C'est pourtant alors que l'on demande ce qui ne peut s'obtenir dans son entier que par un calme de l'âme et cette espèce de résignation évangélique qui fait seule supporter la bonne et la mauvaise fortune. Répétons-le, le somnambule est un miroir magique qui reflète ce qui se présente à lui ; si vous soufflez sur cette glace, elle cessera de rendre l'image des objets dans leur vérité, comme l'eau tranquille dont le vent agite la surface cesse de réfléchir fidèlement l'image de ce qui l'environne.

Supercherie des Somnambules.

Plusieurs magnétiseurs se sont laissé tromper par de prétendus somnambules ; la simulation était si parfaite, que des malades même y ont été pris.

« Un paysan du *carré d'Estampe*, en Bour-

» gogne, dit Puységur, avait passé par l'état
» de *crise magnétique* (somnambulisme), pour
» arriver à la guérison parfaite d'une mala-
» die très grave; dans le temps de ses *crises*, il
» avait des *sensations* très déliées, et tous les
» malades avaient une très grande confiance en
» lui; il découvrait parfaitement la cause du mal,
» et, apparemment au moyen de quelques con-
» naissances acquises précédemment, s'entendait
» assez bien à ordonner des remèdes simples et
» salutaires. Un jour, passant auprès d'un caba-
» ret du village, je demandai la cause de la foule
» que j'y voyais rassemblée; on me dit que c'é-
» taient des malades qui venaient consulter *le*
» *Bourguignon*. J'imaginai, d'après ce, qu'il était
» apparemment en crise magnétique; je m'ap-
» proche; mais quelle est ma surprise de le voir
» les yeux bien ouverts, toucher à droite et à
» gauche tous ces pauvres gens, et leur ordonner
» des remèdes à tort et à travers! heureusement,
» j'étais arrivé à temps pour désabuser tout le
» monde. Je déclarai devant tous que, *passé le*
» *temps de la crise*, il était aussi ignorant que moi
» et les autres hommes dans la connaissance des
» maladies, et je mis mon rusé paysan dans une
» confusion extrême. Je lui fis les reproches les

» plus vifs de la tromperie qu'il venait de faire;
» il m'en demanda pardon, et m'avoua que, per-
» sécuté par beaucoup de gens qui venaient lui
» demander de leur répéter ce qu'il leur avait dit
» dans sa crise, il n'avait pas voulu rester court,
» d'autant qu'on lui promettait de le payer pour
» ses consultations.

　» Voilà comme dans tout le mensonge est au-
» près de la vérité. »

　L'exemple qui suit est extrait d'un mémoire
que m'adressa, il y a quelques années, une dame
de Metz.

　« On me présenta, dit-elle, une jeune fille de
» vingt-cinq ans, pauvre, et fort malade depuis
» onze mois; elle ne tarda pas à tomber dans un
» parfait somnambulisme; elle se voyait très bien;
» les remèdes qu'elle s'ordonnait réussirent; elle
» me fut également fort utile pour mon enfant
» qui était extrêmement souffrant; dans son som-
» meil, elle était très reconnaissante de mes soins
» et me le témoignait avec des larmes. Tout ce
» qu'elle prédit sur sa maladie s'est vérifié. J'at-
» tendais un de mes amis, magnétiseur, je le lui
» dis, et elle me répondit : *S'il veut me voir en*
» *somnambulisme, il faut qu'il se dépêche, car*
» *ma lucidité sera de très peu de durée.*

» Deux ou trois jours après le terme qu'elle
» avait fixé pour la cessation de son somnambu-
» lisme, je la magnétisai ; elle s'endormit de suite.
» Étonnée, et d'après quelques observations, je
» doutais qu'elle dormît du sommeil magnétique.
» Je la consultai néanmoins sur la santé d'une
» personne qui m'était chère, et lui demandai si
» elle voulait rester endormie dans ma chambre
» pendant mon dîner. Elle me répondit qu'elle
» en éprouverait du bien ; mais elle me recom-
» manda de l'enfermer et d'emporter la clef ; ce
» que je fis sur-le-champ, afin qu'elle ne fût point
» troublée. Je quittai mes souliers et revins très
» doucement me mettre derrière la porte. J'a-
» voue que j'étais agitée : l'épreuve que j'allais
» faire devait détruire l'attachement que j'avais
» conçu pour cette fille à qui j'avais donné les
» plus grands soins. Cependant je me décidai à
» regarder par le trou de la serrure, et je vis cette
» fille, que j'avais laissée deux minutes avant bien
» endormie, arrangeant son fichu et se regar-
» dant dans une glace avec deux yeux bien ou-
» verts. J'allai chercher une de mes amies, qui,
» s'approchant avec les mêmes précautions, la vit,
» comme moi, très éveillée. Nous nous retirâmes
» sans bruit.

30

» Après le dîner, je montai, j'ouvris la porte
» avec bruit, et je trouvai ma somnambule pro-
» fondément endormie. Je lui demandai si son
» sommeil n'avait pas été interrompu ; elle me dit
» que non. Je la fis réveiller par mon amie, étant
» trop indignée pour la toucher désormais. Je ne
» lui fis aucun reproche ; mais le lendemain je la
» renvoyai.

» Cette épreuve a coûté à mon cœur et à mon
» amour-propre ; mais elle m'a rendue moins
» confiante et crédule en la lucidité des somnam-
» bules. Celle-ci était une paysanne ignorante,
» qui, ayant entendu répéter ce qu'elle avait dit
» dans ses premières crises, voulut peut-être, en
» feignant de dormir, connaître ce qui se passait
» dans son véritable somnambulisme, et faire
» continuer le tendre intérêt qu'on lui témoi-
» gnait. Que ne doit-on pas attendre d'une femme
» d'une classe plus instruite, et dont l'intérêt est
» de jouer un rôle qui lui donne de l'aisance, et
» qui ne calcule pas les maux dont elle peut être
» la cause...? »

Par le temps qui court, que de somnambules
qui ne le sont plus, ou qui ne l'ont jamais été, si
ce n'est dans les annonces des journaux, donnent
chaque jour des consultations approuvées, certi-

fiées bonnes, et qui n'ont, il faut l'avouer, que la valeur du hasard. Que jamais l'idée de semblable collusion ne se présente à votre esprit! Si vous offrez aux regards des malades un somnambule, qu'il soit ce qu'il doit être : revêtu de son auréole, et possédant les divines facultés que la nature lui a départies et que votre art a développées.

Je ne vous parle point de ces somnambules *privilégiés* qui reçoivent des grâces d'en haut, à qui des anges jettent des couronnes faites d'un métal terrestre ou des fleurs de votre jardin. N'admettez point ceci, car vous seriez dupe, et votre croyance serait allée au delà du vrai.

Dans ce monde, il faut tromper pour réussir; les niais sont les plus nombreux; les éclairés même ont des préjugés, et c'est ainsi que les *habiles* trouvent le défaut de leur cuirasse. N'ayez jamais cette *habileté;* c'est celle du joueur qui triche au jeu, celle du marchand qui vend à faux poids, celle du voleur enfin.

Pourquoi faut-il que je sois obligé de vous prémunir contre ces abus, qui se commettent parfois et qui viennent bien moins de l'ignorance que d'un désir de lucre!

Il est des gens qui se revêtent de tous les habits. La médecine a sa plaie honteuse, le *charlatanisme ;* le magnétisme commence à avoir la sienne, et des charlatans compromettent par des actes coupables la vérité qui se produit. Cela ne fait que commencer; mais attendez-vous à un débordement effroyable; car, je dois le dire, les moyens de tromper sont nombreux et les simulations faciles, si celui qui consulte ces fourbes n'a pas les connaissances nécessaires pour s'en garantir.

Je vous ai donné les signes indicateurs pour distinguer ce qui est réel de ce qui est mensonger; prenez donc garde de confondre. Étudiez, examinez, et si vous reconnaissez la fraude, démasquez les perfides.

Causes qui diminuent ou empêchent complétement l'efficacité du magnétisme.

Il faut placer en première ligne l'opium et tous les narcotiques, l'onanisme, l'abus des plaisirs vénériens, l'usage immodéré des liqueurs fortes, les préparations pharmaceutiques de mercure, d'arsenic, de cuivre, de plomb, le nitrate d'argent et toute cette série de poisons que la nouvelle médecine donne comme remèdes. Avant de soulager les malades, le magnétisme a besoin de repousser de la circulation ces produits étranges de malheureuse invention humaine.

Viennent ensuite l'abus, je ne dis pas l'usage seulement, du café, du thé, et les préoccupations violentes de l'esprit.

Si vous réussissez dans ces cas, c'est que vous aurez doublé vos efforts et que vous les aurez soutenus très longtemps.

J'ai magnétisé des individus pour des affections de la moelle épinière ; je n'en ai ni guéri ni soulagé un seul. Tous, il est vrai, avaient fait usage d'extrait alcoolique, de noix vomique, de strychnine ou d'autres médicaments d'une action aussi violente. Peut-être serez-vous plus heureux que moi dans ces traitements.

L'embonpoint trop prononcé est aussi un obstacle, non pas au développement des effets, mais à un rétablissement prompt.

Une grande confiance en soi-même, LA FOI enfin, passe par-dessus bien des difficultés.

Avant qu'un malade ait retrouvé tout à fait la santé, lorsqu'il l'entrevoit, lorsque déjà le poids de la maladie diminue et que les sens retrouvent par degrés une finesse qu'ils avaient perdue, c'est alors que la reconnaissance éclate et que l'on apprécie votre œuvre. Vous voyez le

30.

convalescent jouir de ce qui ne le touchait plus ;
il est comme s'il entrait tout à coup dans la vie.
Toutes les beautés de la nature, tous les parfums
des plantes l'enivrent. Il est accessible à tous les
sentiments généreux, et souvent des pleurs coulent de ses yeux , qui naguère étaient encore des-
séchés. Vous, son médecin, son sauveur, vous
êtes un dieu pour lui; il sent tout ce qu'il vous
doit, et manque souvent de termes pour vous
exprimer sa reconnaissance. Moment difficile
pour un magnétiseur. Gardez - vous d'imprudence; n'ouvrez votre âme qu'à moitié ; ce soleil
si brillant du matin, et qui doit échauffer toute
cette journée, prépare souvent des orages.

Redoublez de soins et d'attention ; ne croyez
point votre œuvre accomplie; agissez encore
comme si rien ne s'était passé. Les rechutes sont
fréquentes, et la dernière crise peut encore être
loin du temps que vous aviez imaginé. Je vous
le répète, c'est une chose difficile que la cure
radicale d'une affection *chronique*, quels que
soient d'ailleurs la sensibilité du sujet et votre
pouvoir magnétique.

Notre médecine étant d'un ordre *physique* et
moral, vous devez, lorsque vous avez guéri un
malade, l'exhorter à fuir, à éviter les causes qui

ont amené sa maladie, lorsque ces causes ne sont point en dehors des connaissances humaines. Souvent des rechutes pourraient être évitées si on eût rompu tout à fait avec les habitudes qui déterminèrent les premiers accidents. On vous accuse alors de n'avoir point guéri, mais seulement soulagé, et l'on se tait sur ses propres erreurs. Il est facile de prévoir, en étudiant un peu les habitudes et la vie d'un homme, ce qui doit lui arriver, ce qui l'attend. Soyez ferme, tâchez d'agir sur la raison, c'est votre devoir. Votre mission est presque semblable à celle du prêtre : il a besoin d'être sévère pour accomplir sa mission; soyez comme lui, imprimez certaines terreurs à l'âme. Beaucoup d'hommes ne sont que de grands enfants; ils ont besoin d'être éclairés; il faut veiller sur eux pour empêcher leurs chutes. On vous promet tout ce que vous voulez tant qu'on est malade, si l'on espère en vous un rétablissement; rappelez ces promesses en temps et lieu. Vous obtiendrez bien rarement ce que vous désirez, mais alors votre conscience est tranquille, et vous n'avez nul reproche à vous faire.

Méditez ce qu'écrivait Pline à Maximus :

« Ces jours passés, la maladie d'un de mes

» amis me fit faire cette réflexion, que nous
» sommes fort gens de bien quand nous sommes
» malades; car quel est le malade que l'avarice
» ou l'ambition tourmente ? Il n'est plus enivré
» d'amour, entêté d'honneurs; il néglige le bien,
» et compte toujours avoir assez du peu qu'il se
» voit sur le point de quitter. Il croit les dieux,
» et se souvient qu'il est homme; il n'envie, il
» n'admire, il ne méprise la fortune de personne.
» Les médisances ne lui font ni impression ni
» plaisir; toute son imagination n'est occupée
» que de bains et de fontaines; tout ce qu'il se
» propose (s'il en peut échapper), c'est de mener
» à l'avenir une vie douce et tranquille, une vie
» innocente et heureuse. Je puis donc nous faire
» ici à tous deux, en peu de mots, une leçon dont
» les philosophes font des volumes entiers. Per-
» sévérons à être pendant la santé tels que nous
» nous proposons de devenir quand nous sommes
» malades. »

Du salaire.

Le magnétiseur qui se charge, moyennant
salaire, de magnétiser un malade, doit se pénétrer que le bien qu'il peut faire est en raison de
sa conduite et de son travail. Il doit, pour avoir

des forces à sa disposition, éviter soigneusement les excès qui les dissipent. S'il s'adonne aux femmes, il n'a plus qu'une volonté sans valeur, il ne peut plus rien; et en supposant qu'ils produisent des effets, ils sont illusoires et n'opèrent aucune modification sérieuse dans les symptômes de la maladie qu'il est chargé de guérir. S'il est distrait, préoccupé, eût-il des forces, elles n'obéissent point ou sont perdues, car elles ont besoin d'un désir et d'une pensée constante vers le bien.

Ce n'est que par un effort de pensée et un véritable travail moral, soutenus pendant un certain temps, qu'on peut produire plus que des effets : la guérison. Une magnétisation est un travail sérieux, fatigant même; votre organisation doit en souffrir un instant, car vous avez distrait de vos forces pour les faire passer en autrui. Si ce n'est pas la charité qui est votre mobile, que vous ayez mis un prix à vos soins, c'est un vol que vous faites à celui qui vous paie si vous ne remplissez pas les conditions que nous venons de vous faire connaître.

Lorsque le magnétisme sera plus généralement connu, plus étudié, on saura que nous connaissions bien toutes les conditions nécessaires pour obtenir des succès. Mais longtemps encore, nous le craignons, cet agent ne sera considéré que comme ayant peu de valeur, tandis que les instruments qui le dispensent devraient seuls être accusés d'imperfection.

Récapitulation.

Le magnétisme agit comme force physique; son action s'exerce immédiatement sur les nerfs et médiatement sur l'ensemble de l'organisme. Il pénètre de lui-même dans toutes les parties ou dans celles sur lesquelles on le dirige. Il ne s'échappe point de l'organisation ou du corps où on l'a déposé, comme l'électricité, après en avoir ébranlé le système nerveux : il en reste ce qui est nécessaire pour les besoins ultérieurs du corps.

Lorsqu'une forte magnétisation l'a mis en plus dans les organes, la nature trouve le moyen de se débarrasser de ce trop-plein.

Son action sur l'organisme est en général tonique et sédative.

Il augmente les forces médicatrices, favorise le développement des crises heureuses et combat celles qui ne peuvent être utiles.

Doué de propriétés thérapeutiques par excellence, il peut, non pas guérir tous les malades,

mais toute espèce de maladies (1), car il semble
être l'agent qui nous soutient dans la lutte de
chaque jour : ainsi les guérisons obtenues résultent de ses propriétés, du rôle qu'il joue dans
l'organisation où on le dépose, des réactions
qu'il produit et de la vie qu'il augmente.

Vous voyez qu'il n'y a point de miracle en
cela, c'est un fait simple que la physique peut
étudier. Les sens les plus grossiers peuvent le
saisir, la raison l'analyser dans tout son développement.

Il détermine sur l'homme sain ou malade une
longue série de phénomènes dont les plus tran-
chés peuvent être rangés en quatre groupes principaux, savoir :

Premier groupe. — Chaleur ou froid des
membres, accélération ou ralentissement de la
respiration, augmentation ou diminution, en
force ou en fréquence, de la circulation ; pandiculations, bâillements ; trismus des muscles de la
face et quelquefois convulsions ; céphalalgie,
roideur des membres, dureté considérable des

---

(1) Les affections qui viennent des vices semblent réfrac-
taires, ainsi que je l'ai traité à l'article MAUX INCURABLES,
dans mon *Essai sur l'enseignement philosophique du magnétisme.*

muscles qui servent à la locomotion, insensibilité, spasmes, soupirs, pleurs, rire convulsif; difficulté de parler, déglutition fréquente et difficile, sécheresse extrême de la gorge, ou afflux considérable de salive; la tête s'arque convulsivement en arrière ou se penche en avant; clignotements fréquents des paupières, plus rarement leur immobilité; rougeur ou extrême pâleur du visage. Transpiration cutanée souvent abondante à la paume des mains surtout.

Deuxième groupe. — Sommeil artificiel profond ou léger, engourdissement des membres et du tronc; difficulté, quelquefois impossibilité de se maintenir debout (obéissance aux lois de la pesanteur), apparence d'ivresse, trouble des sens; dans quelques cas, ouverture brusque des paupières, fixité des yeux, dilatation, immobilité de la pupille, qui ne se contracte pas, même par le contact du doigt sur le globe oculaire ou l'approche d'une bougie allumée.

Troisième groupe. — Sommeil artificiel plus profond, dit *somnambulique*, dans lequel il y a clairvoyance, vue au travers des corps opaques, prévision de toute nature, c'est-à-dire en dehors des choses de pure conservation et souvent pour d'autres personnes. Connaissance exacte du temps écoulé pendant le sommeil, quelquefois isolement de tous les objets qui ne sont pas *en rapport*, c'est-à-dire fermeture d'un ou de plusieurs sens, simultanément ou successivement, aux impressions extérieures, avec une extension prodigieuse, et souvent transposition de l'un d'eux vers des organes doués on chargés d'autres fonctions : ainsi on peut voir sans les yeux, entendre sans les oreilles, et se transporter en esprit à de grandes distances, prendre connaissance de ce qui s'y passe, en garder le souvenir, etc. Au sortir de cet état, *oubli* total de ce qui s'y est passé.

Les malades dans ce sommeil peuvent voir leurs maladies, s'indiquer les remèdes favorables, prédire les changements qui doivent arriver dans leur organisation, annoncer les crises, etc., etc. Ils peuvent aussi parfois voir les maladies d'autres personnes, et devenir également leurs médecins. Dans d'autres cas, leur sommeil a quelque chose de plus étendu encore, de plus surprenant : ils peuvent vous donner des idées exactes sur le magnétisme. On doit alors les interroger avec méthode, vaincre les légères difficultés qu'ils opposent, et on obtient des données que la science ne pourrait encore fournir. Mais ne mettez jamais cet état en avant comme preuve de l'existence du magnétisme; éclairez-vous par l'expérience; rappelez-vous que toutes les tentatives faites pour convaincre par le somnambulisme ont laissé des doutes dans l'esprit de ceux qui étaient appelés à constater ses divines propriétés. Écoutez cette voix si pure, si ravissante qu'une jeune vierge fait entendre lorsque, loin de tous, elle répète un chant qui lui plaît; puis, forcez-la de reproduire, devant témoin, les sons qui vous ont charmé : vous n'entendez qu'une voix fausse, désagréable même, et vous éprouvez une déconvenue. Les causes n'ont pas besoin d'être décrites, vous les avez toutes saisies.

Il y a une vie à part pour les somnambules. Des êtres faibles en état de veille peuvent, magnétisés, lever les plus pesants fardeaux. Les forces physiques, dans cet état, prennent souvent un développement extraordinaire; je vais vous en citer un exemple.

M. le docteur Foissac magnétisant un hémiplégique devant la commission chargée de l'examen du magnétisme, on fit l'expérience suivante :

Je cite textuellemment le rapport :

« Éveillé, on lui fit essayer ses forces au
» dynamomètre. Pressée par la main droite,
» l'aiguille marquait trente kilogrammes, et de
» la main gauche douze kilogrammes. Les deux
» mains réunies la firent monter à trente et un
» kilogrammes. On le magnétisa : en quatre mi-
» nutes le somnambulisme se déclara. On essaie
» ses forces : la main droite fait monter l'aiguille
» du dynamomètre à vingt-neuf kilogrammes
» (deux de moins qu'avant le sommeil); la main
» gauche (la paralysée), à vingt-six (quatorze de
» plus qu'avant le sommeil), et les deux réu-
» nies à quarante-cinq (quatorze de plus
» qu'avant). »

Quatrième groupe. — Extase ou ravissement
de l'esprit. Privation totale de la parole, impossibilité de communication ostensible avec le magnétiseur, c'est-à-dire interruption de tout rapport par les sens, même par le toucher, mais
communication des pensées, vue des lieux éloignés et connaissance de ce qui s'y passe à l'instant
même; mais la mémoire ne conserve que pour
un temps très court le souvenir des choses vues.
La chaleur du corps diminue et le pouls cesse
de battre. La volonté du magnétiseur sur le
sujet est bornée. Cette crise diffère essentielle-

ment du somnambulisme lucide et lui est supérieure.

Il est essentiel de retenir que, quoiqu'on ait assuré le contraire, les femmes ne sont pas plus susceptibles que les hommes de ressentir les effets du magnétisme.

Il en est de même de l'état sain ou maladif.

L'âge avancé diminue les chances du sommeil lucide. La force physique n'est point un obstacle invincible. Quel que soit l'équilibre d'une balance, un petit poids mis d'un côté fera nécessairement pencher le plateau : il suffit qu'on introduise dans la circulation nerveuse quelque peu de magnétisme, pour faire jouer tout le système nerveux d'une étrange manière.

Si l'on magnétise toujours dans un même lieu et sur les mêmes siéges, les effets sont plus prompts et ont plus de durée.

La diminution de vos forces vous avertira si vous avez agi, lorsque vos yeux n'auront rien découvert. Certains malades attirent, absorbent, s'emparent, soutirent presque toute la somme de fluide magnétique que vous avez en vous, et vous mettent dans un état de faiblesse extrême. Cette faiblesse n'est pas dangereuse, mais elle peut durer plusieurs heures. Le bien ressenti dans ce cas par les malades est en raison directe des forces soustraites par eux. Tous les malades, heureusement, n'agissent pas ainsi ; tous ne sont pas usés jusqu'à la corde, pour me servir d'une expression vulgaire : sans cela le magnétisme, qui est une œuvre de dévouement, en serait une de sacrifice. Ce qui, dès le principe, aurait dû faire reconnaître l'existence d'un agent, c'est cette faiblesse qui ne peut s'expliquer sans une soustraction de forces.

Combien de fois n'ai-je pas reçu cette confidence de magnétiseurs : « Depuis que je magné- » tise, j'ai peu de désirs, j'éprouve moins de be- » soins. »

Serait-ce, par hasard, quelques mouvements de mains qui produiraient les effets que je viens de vous signaler ? Cela est impossible. C'est la *vie* qui a concouru à vos actes et vous a livré des *forces* destinées à d'autres opérations. C'est là le secret de votre puissance et la cause de votre faiblesse passagère. La foi sans la force est inutile ; vos œuvres sont le résultat de la somme de vitalité dont vous pouvez disposer.

L'abstinence recommandée à certaines corporations religieuses d'hommes venait d'un obser-

31.

vateur à pensées profondes. Ils pouvaient alors ce qu'ils ne peuvent plus : éprouver de saints transports, et communiquer à ceux qui les approchaient, non seulement la santé du corps, mais une force morale en raison de celle qu'ils possédaient.

En résumé, il est des principes dont l'expérience démontre la certitude, et qu'il faut admettre sans les expliquer et même sans les discuter. Le magnétisme est jusqu'à ce jour de ce nombre. En attendant que les savants découvrent les lois qui le régissent, jouissons-en, appliquons-le selon ce que l'usage nous a appris.

J'en ai dit assez, vous devez m'avoir compris. Soyez dès lors conséquents avec vos principes. Lorsque vous serez malades, servez-vous avec confiance du moyen que vous aurez employé avec succès sur d'autres; que l'art douteux des médecins s'éloigne de vous; qu'un ami veille à votre chevet et vous pénètre des rayons de sa propre vie. Appelez aussi celui que vous aurez rendu lucide, et si vous mourez alors, c'est que votre dernier moment était marqué d'avance, et qu'il n'appartenait à aucune puissance humaine de pouvoir prolonger vos jours. Je ne

puis vous offrir un plus bel exemple à suivre
que celui d'un de nos maîtres, Puységur; il est
la plus belle conclusion de mon ouvrage, et la
plus solide preuve de l'excellence de la vérité
que je défends. Écoutez donc son récit.

« Ma maladie et détails y relatifs. »

« Après avoir eu, dit-il (1), le bonheur de
rendre la vie à tant d'individus par le secours du
magnétisme animal, rien ne pouvait mieux com-
pléter ma satisfaction, que de devoir ma santé
au même moyen dont je m'étais si aveuglément
et si utilement servi envers les autres.

» Le récit de ma maladie et de ma prompte
guérison va donner, je l'espère, une nouvelle
idée de la puissance du magnétisme animal et
des nouvelles jouissances qu'il m'a procurées.

» Le 20 juin, il y avait près d'un mois que je
manquais d'appétit, j'avais fort peu de sommeil
et beaucoup de lassitude dans les jambes. J'attribuais les dérangements de ma santé à la fatigue
que j'avais essuyée à Paris dans les séances si
infructueusement multipliées du somnambulisme

(1) Puységur, *Mémoires pour servir à l'histoire de l'établissement du magnétisme en France.* 3e édit. 1820, p. 320,

de *Madeleine* ; trop de sensibilité ou, pour mieux dire, trop de susceptibilité peut-être, entretenait en moi en même temps un chagrin véritable du peu de confiance que l'on m'avait marqué. Je faisais des réflexions tristes sur la façon de penser de mes amis à mon égard ; car mes prétentions, trop exorbitantes peut-être, auraient été qu'en dépit de leur raison et de leur surprise ils eussent cru aveuglément à la vérité de mes expériences.

» Enfin, quoi qu'il en soit du plus ou du moins de raison que j'avais de me chagriner, j'étais d'une mélancolie affreuse. Je crois bien que la sécheresse de la saison, qui avait influé sur tant d'individus, contribuait encore à me rendre malade ; j'espérais néanmoins que le temps me remettrait, et malgré le malaise que j'éprouvais, je me livrais toujours au plaisir de magnétiser.

» La femme du *maréchal* du village (Buzancy), dont on a lu l'histoire, était au moment de guérir ; déjà elle avait annoncé le terme de ses crises, et j'en éprouvais d'avance la satisfaction que donne une espérance fondée sur beaucoup de succès : elle n'avait plus qu'une fois à être *touchée*, c'était le soir du 24 mai ; arrive malheureusement, dans la journée, une jeune fille malade. Sa mère l'accompagnait : elle me prie de la faire toucher et consulter par un somnambule. Comme la femme du *maréchal* était un excellent médecin, je la remets au soir au moment de la crise. On sait ce qui en est résulté.

» La peine que me fit l'accident de cette femme, la fatigue que je me donnai toute la nuit dans l'espérance de la soulager, enfin son désespoir à quatre heures du matin lorsque, pouvant distinguer son état, elle m'apprit qu'elle était sans ressource si je l'abandonnais ; tant de secousses multipliées m'abattirent totalement ; je me sentis un serrement de cœur et une oppression d'estomac qui me firent craindre un moment d'avoir moi-même gagné le mal affreux de cette femme. Je me retraçais sans cesse toutes ses paroles ; entre autres il y en avait une qui me saisissait d'effroi. Aussitôt qu'elle avait pu parler, ç'avait été pour me dire que ma petite fille, qui n'a que deux ans et demi, était restée longtemps sous l'arbre de la fontaine, à côté de la malade *épileptique;* que si on ne l'en eût pas retirée, je n'aurais pas été longtemps sans lui voir la bouche de travers et tous les symptômes d'une paralysie épileptique. Je ne pense pas encore à ces détails sans frémir, je me trouvais dans un abattement affreux. Pendant deux jours, je ne pus éprouver du magnétisme d'autre soulagement que de vomir un peu de bile. Enfin, le 27 au matin, la fièvre me prit d'une telle force, qu'il me fallut rester au lit. Je me fis magnétiser par *Ribault* et par *Clément;* ce qui bientôt détermina chez moi des *vomissements de bile verte* en aussi grande quantité qu'un vomitif l'eût pu faire. Cependant la fièvre revint à tel point, que j'eus le transport et le délire par intervalles; ma faiblesse était en même temps si grande, que, dans la matinée même, je n'avais plus la force de me lever tout seul sur mon séant. Presque aussitôt je me sentis tourmenté de *violentes coliques* au point de ne pouvoir les supporter sans me plaindre hautement, et, dans l'après-midi, je commençai à rendre des *glaires et du sang;* cet état violent dura, sans discontinuer, depuis vendredi huit heures du matin jusqu'au lendemain huit heures du soir. Alors j'eus une transpiration abondante qui s'entretint pendant plus de deux heures. Lorsqu'elle fut arrêtée et que l'on m'eut changé de tout, je me trouvai calme : la fièvre avait cessé, de même que les coliques.

» Je dormis la nuit suivante pendant cinq

ou six heures, et le lendemain je pris une médecine qui ne me purgea pas beaucoup. Le surlendemain je ne conservais de ma maladie qu'une extrême faiblesse et un grand tiraillement d'estomac provenant de tous les efforts que j'avais faits pour vomir pendant près de dix heures. Pendant plus de huit jours, je ressentis des douleurs d'estomac, et en tout j'ai bien été une huitaine à reprendre totalement mes forces ; mais le régime que j'ai suivi et les ménagements que j'ai observés m'ont remis entièrement au bout de ce temps. Depuis, je puis assurer m'être beaucoup mieux porté qu'avant ma maladie.

» Après avoir donné le détail de ma maladie, je crois devoir parler de mes *médecins*. Si l'on se représente la situation critique où je me trouvais le matin du 27, on pourra se faire une idée de l'inquiétude et de l'effroi que devait éprouver madame de Puységur. Sans la conviction intime où elle était des bons effets du magnétisme animal, on doit sentir combien elle aurait cru risquer de m'abandonner ainsi aux soins de mes gens sans appeler un médecin. Il est bien vrai que, de temps en temps, elle m'entendait répéter que je n'en voulais aucun ; mais elle m'a assuré depuis, que quand même je ne m'en serais

pas défendu, son intention était qu'aucun ne
m'approchât ; mais pourquoi dire qu'elle ne
voulait pas de médecins ? Eh ! n'en avait-elle pas
un plus sûr que tous ceux qu'elle aurait fait appeler ; en qui elle avait une confiance aveugle, et
qui, par la sûreté de ses lumières, devait bien la
tranquilliser ? C'est de *Vielet* que je veux parler : oui, *c'est à un paysan, c'est à Vielet, en
crise de somnambulisme que je dois ma guérison.*
Cet homme approchait lui-même du terme de
ses crises, et, comme on l'a vu par le détail de sa
cure, il était redevenu clairvoyant et habile dans
la connaissance des maladies : c'est donc en lui
que madame de Puységur mit toute sa confiance.
Cinq à six fois dans la journée on mettait Vielet
en crise ; alors tout en se guérissant lui-même,
il pouvait me venir voir et m'ordonner des
choses qui m'étaient nécessaires. On m'a rapporté
depuis, que, sitôt devenu somnambule, son premier soin était de me considérer de loin à travers mes rideaux ; puis il se levait et arrivait à
mon lit ; là, sans me toucher, il étendait ses
deux mains et jugeait du degré de force de ma
fièvre ; il disait l'effet que le magnétisme me
produisait. *Son ordonnance fut*, dès la première
fois qu'il me vit, *de me faire magnétiser* toutes

les heures par Clément ou Ribault ; quelquefois il voulait qu'ils s'unissent tous les deux ; ensuite de boire toutes les demi-heures une tasse de bouillon fait avec plus de veau que de bœuf, et coupé de moitié d'eau. Comme ma maladie avait le caractère de la plus grande putridité, au point que l'air de ma chambre en était infecté, je lui demandai dans la journée la permission de boire de la *limonade;* à quoi il ne voulut jamais consentir. Le lendemain, avec beaucoup de répugnance, il m'en permit une tasse ; mais à la séance d'après, il prétendit que ma fièvre était augmentée, et que la limonade seule en était cause ; de sorte qu'il la défendit absolument.

» Pendant les deux jours de ma fièvre, Vielet ne me donnait pas grande espérance ; il était morne, silencieux : je croyais même le voir inquiet, et il m'a avoué depuis (étant en crise) qu'en effet il l'avait été le premier jour. Enfin le soir du 28, après qu'il eut été mis dans l'état magnétique et qu'il se fut approché de moi, je vis sur-le-champ son visage s'épanouir et l'air de satisfaction s'y peindre d'une manière qui ne peut se rendre. Aussitôt je lui fais une question, sans en obtenir de réponse ; mais se tournant du côté de madame de Puységur, qui épiait, ainsi que

32

moi, tous ses mouvements, il lui serre les mains avec l'expression de la plus grande sensibilité, et dit pour toute parole : « Réjouissez-vous, madame, » monsieur le marquis est sauvé, il n'y a plus de » risque du tout. » Et un moment après, la joie le fait tomber lui-même dans un spasme de plus d'un quart d'heure.

» Nous étions restés dans la perplexité que donne l'attente d'une bonne nouvelle dont on doute encore, lorsque, revenu à lui, on questionne de nouveau Vielet : alors, avec son zèle ordinaire, il se rapproche de mon lit, étend de nouveau ses mains vers moi, et m'observe en silence. Après m'avoir ainsi considéré quelques instants, il me dit que la détente va se faire chez moi, et que la transpiration que je vais avoir me tirera entièrement d'affaire. Il me promet une bonne nuit et m'ajoute que, comme la fièvre va cesser incessamment, il sera nécessaire de me purger le lendemain. Je lui réponds que, s'il le pense ainsi, je prendrai ma médecine ordinaire, et je la lui indique. « Non pas, me dit-il ; ce sont des *poudres* » *d'Ailhaud* qu'il vous faut prendre. » Oh ! je l'avouerai, dans ce moment je sentis ma confiance s'ébranler. — Des *poudres d'Ailhaud !* m'écriai-je ; mais c'est un remède que je crains beaucoup ; je n'en ai jamais fait usage, et j'ai toujours entendu dire qu'il n'était pas indifférent de s'en servir. — « Rapportez-vous-en à moi, repartit-il » avec une tranquillité admirable : j'ai pris moi-» même des *poudres d'Ailhaud*; j'en connais » l'effet, et c'est ce qu'il vous faut : tout autre » purgatif serait trop *violent* pour vous. » — Je bataillai encore avec lui longtemps : les *poudres d'Ailhaud* me révoltaient. Cependant, après en avoir discuté avec madame de Puységur, elle me fit convenir que, dans pareille occasion, si elle-même fût tombée malade, je n'aurais cru mieux faire que de suivre à la lettre les ordonnances de Vielet. Cette seule réflexion me fit m'abandonner entièrement à lui. — Eh bien, Vielet, lui dis-je, j'y consens : dictez-moi votre ordonnance pour après ma médecine; je ferai à la lettre tout ce que vous exigerez. — Alors Vielet, plus content, m'assura de nouveau que je me trouverais bien de ses conseils. — « Deux heures après votre » médecine, me dit-il, vous prendrez un bouillon » à la reine (autrement un lait de poule), et un » second deux heures après. » — Point d'autres tisanes ? — « Non, rien autre chose; à deux » heures un bouillon gras, et le soir un autre. » » On envoya sur-le-champ chercher à Soissons des *poudres d'Ailhaud*. Je crois n'en avoir employé qu'une prise. Je dis je crois, parce que vers onze heures du soir, Vielet, ayant été remis en crise, arrangea lui-même ma médecine, et je ne me suis pas informé à temps de la quantité qui en était restée dans le paquet. Quoi qu'il en soit, le lendemain j'ai suivi l'ordonnance à la lettre, et m'en suis trouvé à merveille.

» Mon estomac, comme je l'ai dit, me faisait toujours souffrir. Le lundi 30 était le jour que Vielet devait ne plus pouvoir tomber en crise, de sorte que madame de Puységur, conservant encore un peu d'inquiétude, voyait avec une espèce de regret la prompte guérison de mon *médecin*. Il fallut lui demander un régime de conduite pour le temps de convalescence. Beaucoup de ménagements dans la nourriture, avec quelques détails fort peu intéressants, furent le résultat de ses conseils; mais ce qui l'est infiniment, c'est le dernier trait de cet honnête homme. Le lundi matin, prévoyant sa guérison pour le soir, il dit à celui de mes gens qui l'avait mis en crise : « Je » dois avoir une forte colique ce soir, c'est la fin » de ma maladie. Si l'on me magnétise, on me la » fera bien vite passer, et demain je serai guéri. » Au lieu de cela, qu'on ne me *touche* pas et

» qu'on me laisse souffrir, cela ne retardera ma
» guérison que d'un jour, mais du moins demain
» matin je pourrai encore tomber en crise et voir
» comment se porte M. le marquis; cela fera
» plaisir à madame... »

» Quand on me rapporta cette marque si sensible d'amitié de ce bon homme, je ne pus m'empêcher d'en pleurer d'attendrissement, et je re-
fusai absolument son offre; mais lui, avec son
sang froid et sa tranquillité ordinaires, me répéta
qu'il n'y avait aucun risque pour lui à souffrir un
jour de plus; que le plaisir qu'il avait à me rendre
service lui ferait du bien, et que le lendemain
mardi il serait aussi bien rétabli que s'il n'avait
pas souffert... Ces assurances répétées, jointes à
l'inquiétude de madame de Puységur, me firent
accepter ses offres généreuses, et le soir, en
effet, lorsqu'il eut ses coliques, on ne chercha
pas du tout à l'en soulager, quoiqu'il vînt lui-
même se plaindre de ce qu'il souffrait. Il nous a
dit depuis que cette dureté de notre part l'avait
fort étonné.

» Le lendemain mardi, Vielet put me confir-
mer le retour de ma santé, et lui-même, s'étant
réveillé tout seul au bout d'une heure de crise,
me tranquillisa sur son sort, de sorte que le même

32.

jour nous nous trouvâmes guéris en même temps, et je pus jouir, avec un plaisir qui ne se peut rendre, de la douce satisfaction de devoir la santé et peut-être la vie au même homme qui l'avait tenue de moi. Le souvenir de cette action de Vielet sera toujours présent à ma mémoire; il ne me sera jamais possible, je crois, d'être malheureux en y pensant. Puis-je avoir été mieux payé de toutes les peines que je m'étais données auprès de lui? Oh! combien le cœur de l'homme est bon! J.-J. Rousseau, l'homme peut-être dont l'état habituel approchait le plus de l'état de *crise magnétique*, répétait sans cesse à ses amis, qui voulaient le réconcilier avec les hommes, dont il s'éloignait sans cesse : *L'homme est bon, mais les hommes sont méchants.* »

Dernier mot.

Que les difficultés ne vous rebutent point; vous aurez constamment à lutter, à combattre ; différent du médecin, dont les ordres sont des décrets : on prendra de ses mains tout ce qui irrite, tout ce qui détériore, tout ce qui empoisonne même, sans aucune objection ; car il est reconnu que *c'est ainsi qu'il guérit :* vous, au contraire, quoique n'employant nul remède, votre agent, pour guérir, produit souvent des crises,

crises différentes en tout de l'aggravation produite
par des agents chimiques ; mais on vous dira que
vous irritez au lieu de guérir, qu'on attendait de
vous toute autre chose. C'est alors qu'il faut faire
comprendre au malade que la nature ne procède
pas autrement, qu'elle ne le peut même pas, et
que si vous calmiez seulement, vous n'agiriez que
sur les symptômes du mal, mais que vous ne
pourriez guérir ; qu'à la suite d'une action il y a
toujours une réaction, et que c'est celle-ci qui est
sentie ; ce n'est même qu'en provoquant, qu'en
excitant pour un instant l'organe malade qu'on
le fait sortir de l'inertie où il était, ou que l'on
change son mode d'activité.

Rassurez surtout sur les suites ; ici elles sont
toujours heureuses lorsque l'opération est bien
conduite. Différent encore des remèdes ordinaires ou matériels, le magnétisme ne laisse nulle
trace fâcheuse.

Convainquez, si vous voulez guérir ; mais
soyez certain que toujours vous achèterez le bien
que vous ferez, jusqu'à ce qu'enfin le magnétisme ne laisse plus de doute dans les esprits,
jusqu'au temps où tous ses phénomènes seront
bien compris.

Voulez-vous que le magnétisme soit *exact* et
fécond ? recueillez vos observations en tenant

compte des moindres faits; ceux qu'on a négligés parce qu'on les jugeait sans importance avaient une signification et une valeur. Sans doute, il n'appartient pas à tout le monde de rechercher les causes, d'embrasser l'ensemble, et c'est pour cela que la nature a créé des hommes spéciaux dont le génie perce les ténèbres qui les environnent et trouvent l'inconnu. Mais ces hommes rares ont besoin d'être précédés par des observateurs patients, infatigables, qui suivent avec constance le développement d'un fait, et qui, sans le juger, le dégagent de toute enveloppe. C'est l'ouvrier qui déroule le papyrus sans lire les caractères qui s'y trouvent, mais qui se garde bien d'en effacer aucun, sachant bien que son travail serait dès lors inutile. Ce sont les hommes intelligents qui recherchent dans la pierre et les entrailles de la terre les fragments fossiles d'êtres qui ne sont plus, et donnent ainsi à Cuvier le moyen de reconstruire un monde oublié. A chacun son lot ici-bas. Lorsque chacun a bien rempli sa tâche, accompli son œuvre, Dieu ne fait pas de différence pour les récompenses qu'il accorde. Si sur cette terre le haut mérite reçoit son tribut d'admiration, il achète cette faveur par la tranquillité de toute sa vie; le mérite plus obscur n'a pas à prétendre à la renom-

mée, mais il est moins en butte à l'envie. Vous
le voyez, il y a *compensation*, et, des deux rôles
offerts à un homme sage, son choix serait longtemps incertain. Tout ceci doit empêcher, chez
vous, les désirs trop prompts de surpasser vos
devanciers. *Connaissez-vous* d'abord, entrez
dans la science par le labeur, par le travail. Si
vous ne devez être qu'ouvrier, contentez-vous de
ce lot, car il a son utilité. Si une voix intérieure,
qui n'est pas l'orgueil, vous incite, obéissez ; il
y aura toujours à perfectionner et à découvrir :
vous serez l'instrument du progrès. Que jamais
un abus ne puisse vous être imputé. Rejetez de
vos pensées celles qui vous inciteraient à de mauvaises actions. Songez que vous êtes responsa-
bles de l'avenir de cette science ; car les hommes,
dans leur aveuglement, rejettent sur la vérité les
torts des gens qui en abusent.

Que le calme de l'âme vous accompagne,
vous ferez de grandes choses. C'est lorsque,
simple et confiant, j'allais au milieu des incrédules animés de passions que j'ignorais encore,
c'est dans ces circonstances que je réussissais au
delà de mes espérances. Mais lorsque j'ai voulu
discuter et convaincre par le raisonnement, en
cherchant à montrer une sorte de supériorité, je
me croyais fort, j'étais devenu faible, et une hu-

miliation que j'eusse pu éviter me frappait instantanément. Il en était encore de même lorsque, venant de produire de grands faits, je
voulais, en les expliquant, ajouter à mes œuvres,
et faire pénétrer plus avant dans l'esprit de mes
auditeurs la vérité que je venais de faire luire à
leurs yeux. Une sorte de réaction avait lieu
contre moi, et l'impression produite par les faits
diminuait en raison de mon insistance. Il faut
vous retirer à temps et laisser apprécier votre
ouvrage; on vous rendra en votre absence la
justice qu'au moment on vous refuserait. Le cœur
de l'homme est ainsi fait, et vous ne pouvez le
changer. Les mêmes hommes qui, aujourd'hui,
vous flétrissent, vous accablent de leurs railleries
et de leurs mépris, vous honoreront demain si
Dieu vous rappelle à lui.

Plus que toute chose, le magnétisme demande
de la modération. Puységur la conserva jusqu'à
la fin de sa vie; il avait le droit de parler en
maître. Pourquoi donc ai-je eu un moment de
colère, et manqué à la règle que je cherche à imposer? Je l'ai dit: il est des moments suprêmes
où on est forcé d'obéir à des impulsions plus fortes
que la raison. J'ai obéi après avoir longtemps
résisté; l'avenir dira si j'ai bien fait, mais aujourd'hui rien ne pourrait me persuader que je

n'ai pas accompli un grand devoir. Qu'est-ce,
au reste, qu'un jour de plainte sur toute une vie
de résignation et de souffrance ?

Je viens dans ce petit écrit de vous dévoiler un
secret important, le pouvoir que vous pouvez
exercer sur vos semblables. Étudiez-le, d'abord,
comme on étudie un grand fait physique ; produisez des effets ; réfléchissez ensuite sur leur
valeur, et rattachez-les à ce que vous connaissez
déjà des lois de la vie. L'amour de la vérité
pourra un jour vous saisir et vous déterminer à
poursuivre. En ajoutant une connaissance à celles
que vous possédez déjà, votre marche sera moins
incertaine, vous aurez plus de lumière. N'est-ce
donc point assez que cette assurance que vous
aurez acquise de pouvoir soulager vos frères qui
souffrent et que le malheur frappe, en leur donnant un peu de votre vie, un peu de superflu de
votre santé ? C'est une aumône qui excitera de
plus en plus en vous le noble désir que vous avez
de vous rendre utile aux hommes et de leur faire
du bien. Faites-le, ce bien, d'abord par curiosité,
pour savoir si vous pouvez le faire. Vous vous
arrêterez ensuite difficilement dans cette voie, et,
au milieu des amertumes de la vie, car les dé-
ceptions vous attendent comme tous, vous vous
rappellerez avec bonheur que vous avez rendu

en bien le mal que l'on vous a fait. L'ingratitude vous attendra à la porte de celui que vous aurez soulagé, sauvé peut-être !... Qu'importe ? C'est pour nous que nous travaillons en opérant des œuvres de charité ; car les jouissances que nous éprouvons ainsi n'apportent jamais de remords avec elles. D'ailleurs il n'y a pas que des ingrats ; ne serez-vous pas ravis de faire couler de douces larmes ?

Faites donc quelques œuvres qui prouvent que vous n'avez pas seulement de l'esprit, mais un cœur qui comprend et qui sait compatir aux souffrances d'autrui.

Je vous ai dit ce que vous pouviez produire ; ne serait-ce que pour prouver que je me suis trompé, agissez. Dites ensuite : malgré nos efforts répétés nous n'avons pu obtenir aucun effet ; le magnétisme est une illusion. Si vous arrivez à cette conclusion, elle sera encore un bienfait ; car vous vous serez débarrassé d'une erreur, partagée maintenant par un grand nombre d'hommes. Mais nous n'avons pas cette crainte. Ne soyez pas indolent lorsqu'il s'agit d'une vérité ; peut-être celle-ci vous sera utile un jour à vous-même. Faites, quoi qu'on puisse dire ou penser de vous ; n'écoutez point les hommes à préjugés ou ceux que la rouille des siècles passés semble encore couvrir; méfiez-vous surtout des opinions des gens intéressés à ce que le magnétisme n'arrive point à l'état de science. Ils couvriront leur résistance d'un masque hypocrite, où vous croirez voir la bonne foi, la franchise. On ira jusqu'à vous plaindre de partager des erreurs communes; votre résistance passera pour déraisonnable. Soyez honnête homme, ne mentez point à votre conscience; lorsqu'un saint enthousiasme vous prendra en apercevant la grandeur de Dieu, remerciez-le, du fond de votre cœur, d'avoir, par des moyens si simples, donné à sa créature un pouvoir si grand qui l'élève jusqu'à lui.

Instrument de propagation, vous amènerez d'autres hommes à votre sentiment; la vérité s'étendra, vous y aurez concouru, et votre vie aura un degré de plus d'utilité.

Rappelez-vous que tout perfectionnement est, ainsi que toute vertu, le prix de la victoire. « Toujours combattre est, en ce monde, la con- » dition de l'humanité; vaincre est son devoir, » triompher est son immortelle destinée. Toute » vérité utile aux hommes est enfantée avec dou- » leur. Il semble que sans ce pénible enfante- » ment elle serait moins appréciée, moins hono-

» rée, moins aimée : une conquête facile a
» moins de prix. Quand nous voyons, au con-
» traire, la vérité s'avancer à travers les obstacles
» souffrante et radieuse, nous sentons qu'une
» main divine soutient cette fille du ciel, et nous
» sommes tenté de nous écrier avec le poëte :
» *Incessu patuit Dea.* »

En lisant ce petit écrit, ne le considérez que
comme la préface d'un grand livre qui, pour être
livré au monde, attend encore des matériaux.
Vous pouvez hâter sa publication en produisant
vous-même des faits, et en les livrant à la pu-
blicité. Ils seront recueillis, et la *doctrine* se fera.

Dans le tribut de reconnaissance que vous devez à vos maîtres, confondez dans vos hommages
MESMER, PUYSÉGUR et DELEUZE. L'un, par son
génie et sa science, a découvert le magnétisme;
les deux autres ont agrandi le champ des phénomènes et usé leur vie à les propager. Ce sont
trois bienfaiteurs des hommes encore méconnus.
Un jour à venir on leur rendra justice, leur mémoire sera conservée; mais que jamais devant
vous on ne puisse ternir leur renommée: c'est un
devoir pour vous de la défendre.

Du POTET.

FIN.

APPENDICE.

Je ne puis résister au désir d'ajouter, à ce petit Traité : 1° celui de mes faits de guérison qui me paraît le plus extraordinaire ; il eut tant de témoins, et fut si éclatant, qu'il sera pour les magnétiseurs un avertissement de ne jamais reculer devant des œuvres qui paraissent impossibles ; tant qu'il y a vie, il reste un rayon d'espoir ; notre nature est encore inconnue, nul ne sait où finit sa puissance ; 2° un chapitre sur les attractions magnétiques.

1° TRAITEMENT DE MADEMOISELLE L. LAHAYE.

> Secourir un mortel, c'est pour un
> mortel une action toute divine.
> PLINE.

Ils l'ont dit : Pour toi plus d'espoir ! ton mal est incurable !

En effet, les années ont passé sur ta maladie sans en affaiblir la rigueur ; chaque médecin a essayé en vain les propriétés de ses spécifiques et de ses poisons. Toute une pharmacie a été lentement introduite dans tes organes ; cependant tu survis aux remèdes et à la fureur de la maladie. La nature est plus forte chez toi que chez les autres créatures humaines. Mais toute lutte a un terme, et celle que tu soutenais avec tant de courage depuis plus de cinq ans n'était plus que celle du désespoir. Courbée sous le poids du mal, tu fléchissais chaque jour davantage ; tes membres amaigris

avaient la froideur de la mort. Ta face décolorée semblait annoncer par sa pâleur que la vie fuyait aussi cette
partie de ton corps. Ta voix faiblissait par degrés
comme les ressorts de tout ton être, et cette altération
lente et graduée était parvenue à son terme; la mort,
cette fois, était prochaine et inévitable, et, comme
tous ceux qui t'entouraient de leurs soins et de leur
amour, tu n'ignorais pas ton cruel destin!

Qu'est-ce donc qui a fait mentir tant d'oracles?
Est-ce une puissance surnaturelle descendue enfin
des cieux, et que tu avais tant de fois invoquée et
appelée par tes prières? Est-ce elle qui est venue ré-
chauffer de nouveau ton argile et l'animer de son
souffle? Hélas! non; c'est par des moyens humains
que le miracle s'est opéré. Ne nions point la bonté de
Dieu; peut-être ne suis-je que l'instrument de sa providence. Il a voulu qu'une science méprisée des savants fût invoquée à son tour, et que celui qui se dit
son apôtre intervînt pour en montrer la grandeur et
les bienfaits.

Relève ton courage abattu, faible créature de Dieu;
ne crains rien de mon art; je n'augmenterai point
l'ardeur brûlante de tes entrailles par de nouveaux
poisons; l'opium, dont tu t'es nourrie depuis tant de
temps pour te procurer un soulagement éphémère, ne
sera plus employé, et cependant tu dormiras. Tu ne
verras plus sous tes yeux le feu du *moxa* brûlant profondément tes chairs; car il a été et serait encore un
tourment inutile. Ton sang ne coulera plus; tes souffrances vont avoir un terme, et c'est toi qui, supérieure en lumières aux savants qui t'ont traitée, vas
en annoncer la fin. Vois l'inconséquence de tes doc-

teurs. Pour diminuer et éteindre le feu qui te consume, ils introduisent dans ton corps le jus de citron pur ; pour empêcher tes vomissements incessants, ils ont recours à des remèdes qui crispent et contractent tes organes. Ils ont mis en usage tout ce que peut fournir la science humaine ; tu as vécu dans l'eau pendant des années ; des tonnes de boissons mucilagineuses n'ont point éteint ta soif, et ces milliers de cataplasmes, qui couvriraient un arpent de terre, ont laissé te douleurs se perpétuer. Quelle était donc ta maladie ? Les médecins, sans doute, la connaissaient ; car les symptômes ne pouvaient la rendre douteuse. Ils viendront te visiter et s'assurer d'un fait qui les étonnera, qui les confondra ; car la vie, ils savent combien elle est fragile. Ils ont vu tes intestins se dédoubler, et ces selles de sang corrompu qui te laissaient si faible ; ils ont constaté cette prostration extrême, suite inévitable de ces accidents que rien ne pouvait empêcher. Et toi-même alors, combien de fois n'as-tu pas dit : « Je vais mourir !... » Mais bientôt le délire venait mettre un voile devant tes yeux, et présenter à ton imagination un tableau moins lugubre. Hélas ! des vomissements opiniâtres, incessants, faisaient, par malheur, cesser le trouble de ta raison !

Terminons ici un pareil tableau ; un volume, d'ailleurs, ne serait pas suffisant pour contenir l'histoire de cette maladie, et c'est seulement de sa guérison, par un nouveau traitement, que nous voulons parler.

Rappelons d'abord le souvenir des morts, puisqu'il doit augmenter le regret de leur perte et servir à honorer leur mémoire. Broussais, la lumière de l'école, le seul des médecins qui, de notre temps, ait fait épo-

33.

que, a voulu voir la malade dont nous esquissons l'histoire. Fléchissant lui-même alors, il devait être bientôt rayé de la liste des vivants. Il vint, malgré ses souffrances, apporter le tribut de ses hautes lumières; mais que pouvait-il? *Une lampe était prête de s'é-teindre faute d'huile.* Il sentit que la médecine, dans ce cas, ne pouvait prolonger la vie : il indiqua le *ma-gnétisme.* Vous l'entendez, vous, médecins, qui ne pouvez surmonter vos préjugés : celui qui allait partir de ce monde, *Broussais*, le plus éclairé d'entre vous, ordonna le *magnétisme* comme dernière ressource, et le jugement éclairé de cet homme célèbre doit recevoir aujourd'hui le plus éclatant hommage (1).

(1) Je regrette beaucoup de n'avoir pas trouvé mon con-frère, M. Alibert auprès de la malade; je vais donc lui en dire quelque chose. Il me semble qu'il y a chez elle une irritation inflammatoire chronique et très nerveuse de l'estomac et des intestins grêles (duodénum surtout), avec une complication d'accès extatiques et semi-somnambuli-ques, dont j'ai été témoin par hasard. Je pense que les aliments solides, doux, qu'on lui accorde, sont fort indi-qués, mais qu'il faut essayer les narcotiques à dose très minime (un 30ᵉ ou 40ᵉ de grain par dose dans de l'eau panée), et n'en donner qu'un seul à la fois en finissant par la digitale; qu'on pourra ensuite essayer la strychnine à un 100ᵉ de grain par dose, et qu'on fera bien de tenter l'influence du *magnétisme.* Car le fonds de cette maladie est un état d'irritation opiniâtre, fixé dans la substance nervoso-sanguine des viscères de la région sous-diaphrag-matique (estomac et duodénum) et qui se répète dans le cœur et dans la pulpe cérébrale. Les sangsues et les exu-toires ne sont plus de mise. Il faut recourir aux antispas-modiques et en atténuer les doses au point qu'ils ne fati-guent pas les organes. Le *magnétisme* est un moyen empirique à tenter. Si j'avais rencontré mon confrère, nous en aurions dit plus long. BROUSSAIS.

Plus de trois ans s'écoulèrent cependant avant qu'on exécutât *sa dernière ordonnance;* les médecins qui suivirent la malade ne partagèrent pas les idées de Broussais, et c'est en déclinant chaque jour, sans cesser d'user de nouveaux remèdes et de nouveaux régimes, qu'elle était arrivée au dernier degré de marasme et de faiblesse.

Lorsque je la vis pour la première fois, ce fut le 4 décembre 1841. Elle avait alors de nombreuses syncopes; la chute du corps le plus léger sur le carreau suffisait pour produire cette crise; le bruit de la fermeture d'une fenêtre dans un des appartements voisins la déterminait également. Elle ne jouissait que par instants de son état normal, et, de temps à autre, il survenait des mouvements convulsifs. La langue était rouge, ulcérée sur les bords, et d'un brun foncé vers son milieu. L'haleine était aigre et fiévreuse; des douleurs vives, entretenues par d'anciens ulcères, se faisaient ressentir dans les intestins. La région moyenne de la colonne vertébrale était également douloureuse; la malade y éprouvait des picotements insupportables; elle ne pouvait plus même se dresser et se mettre sur son séant. Sa position était demi-fléchie; des étouffements fréquents, des palpitations augmentaient son état d'angoisses; elle avait en outre de violentes douleurs de mâchoires; car toutes les dents avaient été altérées jusque dans leurs racines par les acides qu'on lui avait fait prendre. Les mains étaient si glacées que, lorsqu'il m'arrivait de les tenir dans les miennes, cette sensation d'un froid de cadavre me glaçait moi-même pendant plusieurs minutes. La mort, certainement, n'eût pas altéré davantage la face et tout le corps de cette malade. Je n'hésitai pas cependant à commencer mon traitement. Je voulais essayer si, dans un cas extrême, je pourrais communiquer une assez grande quantité de principe vital pour venir efficacement au secours de la nature. Je n'ignorais point qu'il me faudrait un temps très long et supporter beaucoup de fatigues ; je n'ignorais point que ma santé même aurait à souffrir de ce traitement. Mais où donc est le dévouement, si ce n'est dans des actes semblables ? Triste charité, que celle qui se borne à donner quelque peu du superflu !

J'avais encore à vaincre les répugnances de la malade ; elle ne voulait pas être magnétisée, et ce fut dans un état de délire presque continuel qu'elle en subit, sans le savoir, les premières applications. A peine endormie du sommeil magnétique, elle en reconnut les ressources et les bienfaits ; elle m'annonça que je pourrais la guérir, mais que j'allais entreprendre une grande tâche. Sa lucidité se développant un peu, elle prescrivit son régime et cessa dès lors de prendre aucune drogue. L'eau de son, seule et en grande quantité, fut sa boisson habituelle ; elle s'ordonna ensuite des huîtres ; elle put en manger d'abord trois, divisées en plusieurs parties ; puis quatre, six, dix, et jusqu'à vingt par jour. Ses intestins ainsi rafraîchis, elle put prendre quelque peu de blanc de poulet, des œufs crus, des échaudés trempés dans du lait. Elle eut encore quatre selles de sang qui diminuèrent les forces déjà venues ; mais les douleurs de jambes avaient cessé. La partie de la colonne vertébrale, où l'on supposait une altération grave, avait également cessé de lui faire éprouver des douleurs. La face se colora un peu, ainsi que les mains ; elle put se mettre sur son séant. Ce fut dans un de ses premiers sommeils qu'elle annonça qu'en lui continuant mes soins, elle marcherait le 3 *mars* suivant sans béquilles et sans soutien. Entendue par un grand nombre de personnes, cette prédiction fut recueillie et transmise partout. On la regardait comme née d'un désir de la malade ou le fruit de son imagination ; car, pour marcher, ce n'est pas assez d'avoir des jambes, il faut des muscles pour les mouvoir, et il n'y en avait point encore ; des os, présentant leurs aspérités et leurs saillies, étaient tout ce qu'on pouvait apercevoir. Mais une douce chaleur vint bientôt aux extrémités inférieures ; le sang y amena des matériaux de nutrition et de réparation ; elle n'eut plus autant besoin d'une chaleur factice ; le mouvement même revint, et la malade put se retourner dans son lit. Chaque jour enfin, malgré des inappétences, elle prenait quelque nourriture, et ma main, placée sur l'estomac, en procurait la digestion. Elle ne jouissait alors que du sommeil que j'avais su lui procurer ; le sommeil naturel n'avait pas encore reparu, et depuis plus de cinq ans elle en était privée. Elle s'ordonna quelques bains qui lui firent du bien, et ne cessa de répéter qu'elle commencerait à marcher le 3 *mars*. Comme nous arrivions vers cette époque, j'annonçai moi-même ce fait extraordinaire, et j'engageai beaucoup de personnes à venir le vérifier.

Mais les plus incrédules étaient celles qui vivaient auprès de la malade, celles qui lui avaient donné des soins si assidus pendant tant d'années ; elles ne pouvaient croire, encore bien moins espérer un dénoûment semblable, et ce n'est qu'avec inquiétude qu'elles m'en-

tendaient assurer cet immense résultat. Le prêtre qui
lui avait donné des soins spirituels, et qui avait assisté
à sa longue agonie, était lui-même comme saint Tho-
mas, et le matin du 3 *mars* il répétait encore : « Elle
ne marchera pas. » Malgré ses doutes, il voulut assister
à cette curieuse épreuve, et il fut le premier au ren-
dez-vous.

3 mars 1842.

Cent personnes sont réunies chez moi ; elles attendent avec anxiété l'heure fixée par la malade. A trois
heures, la malade éveillée est dans une grande crainte ;
elle doute de ses forces et me demande, à moi, s'il est
bien vrai qu'elle pourra marcher ; je la rassure à ce
sujet et ne montre auprès d'elle aucune incertitude.
Lorsqu'elle est endormie, elle aperçoit ma crainte et
me rassure à son tour. « *Vous éprouverez une grande
joie*, me dit-elle, *je marcherai comme je l'ai annoncé ;* mais il faut vous conduire ainsi : vous me des-
cendrez, endormie, à quatre heures et me réveillerez
sans me toucher la tête, et seulement en magnétisant
la région du cœur ; sans cela vous appelleriez au cerveau des forces qui ne doivent pas y venir aujourd'hui ;
sans cette précaution encore, je me trouverais mal en
voyant une foule de personnes ainsi rassemblées. Ce
trouble m'empêcherait à coup sûr de pouvoir faire
usage de mes jambes. Il faut que mon estomac et mes
intestins soient fortement soutenus par une ceinture ;
car, ajouta-t-elle, la position horizontale que j'ai conservée depuis cinq ans ne sera plus tout à l'heure la
même, et mes intestins, qui ont été si malades et qui
le sont encore, faisant un mouvement brusque et nouveau, rappelleraient les syncopes. Il faut encore mettre

beaucoup de coton dans mes bas, de manière que mes
brodequins puissent me serrer le bas de la jambe (il
faut que l'on sache que depuis longtemps les deux
pieds avaient perdu leur position naturelle; ils étaient
déjetés et recouverts seulement par la peau). Ceci
exécuté, je marcherai de huit à dix minutes, à deux
reprises, et vous devrez me soutenir seulement le premier pas. »

Pourquoi suis-je ému? Pourquoi ces mouvements
de mon cœur? Ah! c'est que, dans un instant, si la
malade s'est trompée, la responsabilité de son erreur
va tomber sur moi. Je serai un sot, un fou, un enthousiaste, et partout on répandra la nouvelle de ma décou-
venue. Pourquoi aussi laissai-je venir cette foule? La
malade et moi, en avions-nous besoin pour que l'œuvre
de sa guérison s'accomplît? Non, sans doute; mais
une science semblable à celle du magnétisme ne s'é-
tablit que par des guérisons authentiques, irrécusables.
Ce n'est pas assez de dire : « J'ai produit ce fait mer-
veilleux; » il faut qu'il soit constaté par plusieurs; il
ne faut pas enfin qu'il reste un seul doute, et les incrédules surtout doivent avoir toute latitude pour l'examen. Aussi, m'adressant à eux, je leur disais : « Assu-
rez-vous, messieurs, de l'exactitude de mes récits;
vérifiez avec soin s'ils ont été sincères, et si vous dé-
couvrez que j'ai cherché à abuser vos esprits en alté-
rant la vérité, démasquez sans pitié l'homme qui a
voulu tromper votre bonne foi. »

L'heure venue, j'allai chercher la malade, que j'avais
laissée endormie; elle était habillée suivant ses prescriptions; toute sa famille était réunie autour de son
lit et attendait dans un morne silence le moment so-

lennel. J'avoue qu'alors la crainte me prit un instant ;
mais la malade s'en aperçut aussitôt et me rassura en
disant : « N'aie aucune crainte ; je marcherai comme
je l'ai annoncé, et tu auras une grande joie. »

Je la descendis moi-même, car elle avait bien recommandé de ne la laisser toucher par personne. Elle fut
mise ainsi, toujours en sommeil, sur un divan. Je
commençai immédiatement l'opération du réveil sans
agir sur le cerveau ; les yeux s'ouvrirent, et sans attendre qu'elle eût regardé attentivement les personnes
qui l'entouraient, et dont les rangs étaient pressés, je
lui dis de *se lever et de marcher* ; et, l'aidant légèrement à se mettre debout, elle fit quelques pas dans
l'espace réservé, d'abord en tremblant, avec une
crainte marquée ; mais bientôt, prenant plus d'assurance, on la vit marcher sans hésiter. Je l'arrêtai ; il
était temps, elle commençait à fléchir ; reposée six minutes, elle marcha de nouveau devant toute l'assemblée.

Quelque chose d'électrique parcourait tout mon
corps ; l'émotion dont j'étais pénétré était partagée par
tout le monde, et la joie des parents, du frère surtout,
s'exprimait par des convulsions et des pleurs.

Pour la malade, il lui sembla que c'était un éclair
qui lui frappait l'âme de secousses et qu'elle revenait
de l'autre monde.

2° FORCES MAGNÉTIQUES ATTRACTIVES.

C'est cette force employée pour chasser les *diables en possession des corps humains*, c'est elle dont se servit saint Paul contre Ananias, d'une manière si terrible; c'est cette puissance connue des Gymnosophistes, d'Apollonius de Thyane et de tous les faiseurs de miracles; c'est enfin ce magnétisme humain lancé par la volonté, qui anéantit la résistance qu'on lui oppose. Car le corps vivant obéit, ici, comme le ferait une paillette de fer à l'aimant qui l'attire.

Quel grand mystère est ici près de se dévoiler ! !

Mais quel est celui qui osera le révéler au monde? Il est une limite où l'homme doit s'arrêter un instant dans la recherche de la vérité. En abordant un pays nouveau, il faut apprendre à distinguer les productions du sol; il faut rechercher avec soin celles qui peuvent servir de pâture et celles qui peuvent donner la mort. Le temps est nécessaire pour que les hommes soient préparés à jouir de nouvelles lumières.

Prenez garde, novateurs ! les *sages* du XIXe siècle vont vous traiter de fous, et *leur haute raison* saura bien trouver des arguments pour contredire vos assertions. Heureusement les temps sont changés : si la persécution vous atteint comme Galilée, comme lui vous ne serez pas contraints de vous mettre à genoux ; ainsi que Socrate, vous ne mourrez point par la ciguë; plus heureux que Jésus, vous ne serez point mis en croix par nos modernes *Juifs*. Qu'importe, après tout, la nature des chagrins qui vous sont réservés? Cette vie est si rapide, les ennuis qui l'accompagnent si nombreux, que peu d'entre vous, sans doute, désirent rester sur la scène du monde. Courage donc, attaquez, dévoilez, et, si la mort vous surprend, qu'elle soit naturelle ou forcée, elle sera toujours glorieuse. Songez qu'il n'existe pas au monde une vérité plus importante, plus merveilleuse que la vôtre; elle ne me laisse, à moi, ni trêve ni repos. J'essuie, en ce moment, la boue qu'un académicien vient de me jeter à la face, et je suis moins touché de cet outrage que de l'indifférence de ses tristes collègues.

Nous ne mentionnerons pas tous les phénomènes qui naissent, et dont la plupart sont décrits ailleurs, mais seulement ceux qui nous ont, à nous, paru nouveaux, et qui semblent n'avoir pas été observés par d'autres, excepté depuis que nous les avons produits en public.

Ne perdez pas de vue ce que j'ai dit ailleurs, que cette vapeur infuse avait, outre ses propriétés physiques, des propriétés plus merveilleuses encore: celles de transmettre dans un autre corps, comme dans le vôtre propre, les déterminations de votre volonté, vos désirs et vos exigences.

Vous qui avez été témoins, dans vingt lieux différents, des effets surprenants d'attraction, n'apercevez-vous pas cette tension des muscles, tiraillés dans un sens opposé à leur fonction normale, cet œil fixe dirigé sur moi, et cette figure où se peint une sorte d'angoisse, impossible à rendre dans un écrit? Je n'exécute pas un mouvement qu'il ne soit senti par un autre moi-même; en vain on voudrait nous séparer: les liens invisibles qui nous attachent l'un à l'autre ne connaissent point de force contraire. Et si vous, étrangers à l'émotion que j'éprouve et que je communique, vous approchez et pénétrez dans ce cercle magique, entraîné bientôt, vous viendrez dans ma direction, vous sentirez vos membres s'envahir, et les courants du fluide magnétique, en montant à votre cerveau, vont y détruire ou y changer vos déterminations premières sans que vous soyez maître de lutter contre cette invasion. Ce n'est que la faiblesse ou l'épuisement de mon être qui fait cesser ces terribles phénomènes et vous rend votre liberté; ce n'est dans d'autres cas que mon consentement qui peut vous laisser retrouver votre état primitif.

Ne faites plus parade de vos forces, hommes vains et orgueilleux, car c'est une vanité de croire qu'elles peuvent toujours être à votre disposition. Ici, ce n'est pas l'adresse ou la ruse qui peut les annihiler, mais l'emploi d'une puissance supérieure à la vôtre, quoiqu'elle parte d'un être physiquement faible et que vous pourriez briser dans une autre circonstance.

Dès l'instant que l'action magnétique a dominé en quoi que ce soit le magnétisé, le magnétiseur peut, en s'éloignant lentement et par degrés, le faire venir dans sa direction, le faire incliner à droite, à gauche, en arrière, en avant, et enfin le faire tomber comme une masse inerte. Ce n'est pas tout. Cette puissance peut être graduée de telle sorte que ce mouvement d'attraction s'opère lentement ou par une impulsion dont la rapidité dépassera les prévisions de celui qui opère; si celui-ci se met à courir, il sera suivi avec la même vitesse par le magnétisé. Mais la différence est très grande entre les deux êtres; l'attiré présente beaucoup de roideur des membres; cependant il marche : ses yeux sont hagards, et ses traits immobiles donnent à la face la plus singulière expression.

Interrogé, il vous dira qu'il lui était impossible de résister plus d'un instant, qu'il sentait en lui quelque chose qui le *remuait* et *le poussait* à obéir. Il ne voyait rien, si ce n'est la personne qui l'attirait ; il eût passé sur le corps de ceux qui lui auraient barré le passage ; et nous avons vu, dans nos expériences de l'Athénée de Paris, de Besançon, de Nancy et de Metz, de Londres et de Saint-Petersbourg, un groupe de huit ou dix personnes serré dans un espace étroit, et opposant la plus grande résistance, être impuissant pour empêcher le magnétisé d'avancer.

Il n'est pas nécessaire, pour obtenir un semblable phénomène, d'être vu par celui qui est attiré : on obtient de même ce résultat en lui faisant tourner le dos, et en le tournant soi-même. Chose singulière dans ce cas, il avance à reculons et son dos vient toucher le vôtre, à tel point que, si vous vous inclinez, il s'inclinera avec vous. Une muraille ne diminuera en rien la possibilité de cette attraction ; le magnétisé viendra dans la direction où vous êtes ; il se heurtera contre l'obstacle qui vous sépare et oscillera comme une aiguille qui *sent* le fer aimanté et cherche à s'en approcher.

Si vous exercez cette attraction sur plusieurs personnes ensemble, l'effet est aussi prompt ; seulement il varie dans ses résultats. Placés sur une ligne droite, ceux que vous attirerez ne la quitteront pas, mais les plus sensibles marchent plus vite au but et renversent les autres.

Si vous les placez tous en un cercle dont vous occupez le centre, ils gravitent vers vous avec plus ou moins de promptitude, et parvenus près de vous, il cherchent encore à s'en rapprocher, comme s'ils devaient être soudés à votre chair.

Dirigeant votre force vers une seule partie, elle acquiert parfois une dureté et une insensibilité sans égales ; les doigts, par exemple, si vous avez agi sur un seul membre, se courbent, se plient, et les ongles entrent dans la chair ; si dans cette main vous mettez une autre main ou un corps étranger, il est serré comme dans un étau, et cette pression, qui dure autant que vous le voulez, est toujours au même degré. Semblable à celle que produirait un pas de vis, on la sent augmenter au fur et à mesure que la saturation du membre a lieu. C'est dans cet état, appelé *catalepsie magnétique*, qu'on a pu couper un membre et faire d'autres opérations chirurgicales sans occasionner la moindre douleur.

On peut aussi roidir tout le corps, et ceux qui sont ainsi magnétisés ressemblent à des êtres privés de la vie. Couchés, on peut les lever par une extrémité sans que le corps fléchisse en rien ; mis sur les pieds, ils tomberont tout d'une pièce, sans pouvoir se servir de leurs mains pour diminuer les accidents de leur chute. Cependant ils sont parfaitement éveillés, la plupart conservent leur jugement ; ils ont la faculté d'analyse et n'éprouvent qu'une gêne légère ; revenus à l'état habituel, ils ne s'opposent presque jamais à une seconde, à une troisième épreuve.

Ces expériences ont été faites par moi un grand nombre de fois ; j'étais forcé, malgré ma répugnance, de les répéter souvent ; car ceux qui ne les avaient

34.

point vu faire sur leurs amis ou sur eux-mêmes me proposaient des défis, que, dans l'intérêt de la propagation du magnétisme, j'étais forcé d'accepter.

Que les hommes sont vains et sots ! N'ai-je pas vu des gens qui, après ces récits, rejetaient tout ce que des hommes sincères leur racontaient de ces prodiges produits sur eux-mêmes ? N'ai-je pas été défié avec des termes insolents et provocateurs ? Et lorsque, résistant à ces propos insensés, je voyais attribuer à d'autres causes qu'à ma modération mon refus d'agir, j'étais enfin forcé de défendre la vérité avec les armes que Dieu m'a données.

Sans doute alors je n'étais plus pacifique ; c'était un *duel* véritable, car cette lutte offrait pour les deux champions des dangers trop réels. Prenant mon parti d'une chose aussi grave, ma résolution était terrible, car je me disais : « Tout à l'heure j'aurai cessé de vivre ou cet homme obéira. » Il ne se doutait pas de la situation de mon esprit ; il ne savait pas quelle violence je me faisais et à quelle torture je mettais mon âme. Enfin, je voyais mon fanfaron inquiet, je le voyais s'avancer pâle et tremblant ; mes yeux fixés sur les siens l'avertissaient de l'état de mon esprit ; il sentait que son premier pas serait suivi d'un second, et que dans un instant j'allais être maître de sa vie. Lorsque mon triomphe était devenu certain, la pitié me prenait ; je ne voyais plus devant moi un *homme*, mais un enfant ; ma colère se changeait en gaieté, et, après avoir fait incliner jusqu'à terre mon antagoniste, je lui rendais la liberté. Ce jeu cruel ne le devenait que pour moi, puisque je pardonnais et qu'il me restait une fatigue extrême ; je faisais, il est vrai, des défenseurs dévoués, mais j'enseignais une fatale route ; ceux qui vont la suivre n'auront pas le même caractère de modération et les insensés ne manqueront pas.

Un autre ordre de faits non moins curieux se produit lorsque l'esprit du magnétiseur est exalté par des discussions qui développent en lui une surexcitation nerveuse ; cet état devient contagieux ; il veut convaincre, il le peut ; sa croyance se communique alors comme sa colère, il lui est facile d'agir sur le corps et sur l'âme, et tout obéit aux impulsions rapides de sa volonté.

Jamais le magnétiseur froid ne produira des phénomènes de cette nature ; jamais, non plus, l'artiste ne sera inspiré s'il n'a senti cette fièvre, et les spectateurs resteront glacés devant l'acteur qui ne sait pas inoculer les passions dont on a doué son héros ; mais aussi l'erreur, dans ce premier cas, exerce autant d'empire que la vérité (1) ; le trouble de la raison pénètre dans le cerveau d'autrui comme *les émissions* d'idées les plus sublimes.

Vous vous êtes donc trompés, disciples de Fourier et de Saint-Simon, en voulant satisfaire tous les appétits de l'homme. Croyez-moi, vous en feriez une brute semblable aux plus vils des animaux ; car, pour que l'homme soit supérieur à lui-même, il lui faut la lutte, les combats, la douleur, les chagrins et les privations ; car c'est au prix de la souffrance qu'il *sait* et *connaît*, c'est en torturant son âme qu'il en fait jaillir les pensées créatrices de ses chefs-d'œuvre.

Le vulgaire ne comprend pas d'abord les hommes

(1) C'est Mahomet et son ignorance qui établirent la secte la plus nombreuse qu'il y ait sur la terre.

supérieurs. Le peuple poursuivait le Dante dans les rues de Florence en criant : *C'est le diable, c'est le fou.* Puis, lorsque ce fou sublime fut éteint, on lui rendit justice et on voulut bien le réhabiliter.

Les hommes, en général, ne demandent pas qu'on les instruise ; ce qu'ils veulent avant tout, ce sont des choses qui les divertissent. Aussi ai-je été obligé, pour répandre la découverte de Mesmer, de faire quelquefois des espèces de tours de force ; en forçant la nature, en la violentant, j'obtenais des résultats qui auraient dû repousser : ils attiraient ; et, loin qu'on me criât d'arrêter, on me disait de poursuivre, et lorsque des convulsions étaient la suite de mes expériences forcées, mes auditeurs étaient extrêmement satisfaits.

Quelquefois cependant je les ai remplis d'effroi ; mais c'est dans quelques circonstances où toutes les faiblesses de quelques uns étaient divulguées par le somnambule, ou bien lorsque, saisissant l'à-propos, je faisais, par une espèce d'évocation, apparaître au dormeur les événements malheureux qui l'attendaient dans le cours de sa vie. Il me souvient qu'un jour, entouré de beaucoup d'élèves, l'un d'entre eux s'étant endormi près d'un magnétisé, je m'avançai près de lui, et lui demandai s'il était malade ; il se recueillit un instant et répondit qu'il l'était. « Guérirez-vous ? » lui dis-je. Sa réponse fut instantanée : « *Non.* — Quand mourrez-vous ? — *Dans trois ans.* » Le désespoir s'était emparé de lui ; sa figure était décomposée, et l'accentuation de sa parole, sombre et caverneuse, avait glacé tout le monde. Éveillé aussitôt, la surprise de tous fut extrême, car il ne se rappelait aucun de ses aveux ; il ne savait même pas qu'il eût dormi. Qui le croirait ? A peine sorti du lieu de nos séances, la discrétion que j'avais recommandée ne fut point observée, et on lui répéta mot pour mot ses terribles aveux. Heureusement il nia qu'il eût dormi et crut qu'on lui faisait un conte. Déjà deux ans se sont écoulés, et je suis certain qu'il approche de sa fin.

Oui, il existe une force merveilleuse, rayon de la puissance et de la lumière divines ; cette force versée en nous avec une libéralité que nous avons méconnue, nous agite et nous maîtrise à chaque instant, sans que jamais la science actuelle daigne la reconnaître et en faire usage. Elle s'échappe de nos yeux par torrents, elle enveloppe la surface de notre corps, et chaque mouvement que nous exécutons en lance au loin des flots précipités. Notre pensée la porte dans autrui, et deux corps organisés ne se sont jamais approchés sans s'en pénétrer mutuellement.

De là les attractions et les répulsions, les sympathies et les antipathies ; de là enfin ces passions subites qu'un regard a fait naître et qui survivent quelquefois jusqu'au delà du trépas.

La découverte du magnétisme devrait être le sujet d'un enseignement public où seraient exposés ses avantages et ses inconvénients. Il devrait sortir de cette chaire des principes de morale et de conservation. L'amour du bien public, qui devient plus rare aujourd'hui, pourrait être réédifié. Les hommes seraient de cette manière rappelés aux vrais préceptes de l'Évangile, car le sens caché des Écritures pourrait maintenant être dévoilé. On purifierait la médecine et on assurerait sa marche si vacillante et si incertaine. On prouverait enfin l'existence en nous d'une force qui ne

peut périr avec le corps, et bientôt la crainte d'un châ-
timent éternel et terrible, suite des mauvaises actions,
empêcherait ce débordement de crimes et d'assassinats.

Mais rien ne sera fait, car ce n'est pas le gouverne-
ment qui dirige ; il est traîné à la remorque des mauvaises passions. Il a bien à songer à la conservation des
hommes et des doctrines qui doivent contribuer à leur
bonheur ! Il faut d'abord qu'il s'occupe de sa propre
conservation, et, on doit l'avouer, il a beaucoup à faire.
Que lui importent les principes moraux ? En voyant ce
qui l'entoure, il doute de leur existence. Il n'a pas le
loisir de s'enquérir d'ailleurs d'une vérité ; il partage
l'erreur des hommes et laisse à d'autres temps le soin
de les moraliser, de les guérir et de les éclairer.

Je vous le dis, à vous tous qui lirez cet écrit : n'écoutez pas vos savants, vos médecins, qui vous diront, avec
le sourire de la moquerie : Le magnétisme n'existe pas ;
il ne peut, par conséquent, ni faire le bien ni faire le
mal. C'est un jugement venant de gens peu éclairés,
car le magnétisme est la force la plus réelle qu'il y ait
au monde ; on peut produire par son emploi le bien ou
le mal ; il n'est nécessaire d'aucun instrument pour
agir ; la pensée même peut suffire, et parfois des résultats prodigieux sont obtenus en quelques secondes.

ESSAI
DE
VOCABULAIRE MAGNÉTIQUE.

—

Anesthésiant, e. Qui provoque l'anesthésie ; le magnétisme est un agent *anesthésiant*.

Anesthésie. Insensibilité à l'action des agents physiques, chimiques et mécaniques, qui permet de faire des opérations chirurgicales sans douleur.

Anesthésique. Qui a rapport à l'anesthésie.

Animal. Qualificatif donné par Mesmer au magnétisme, pour le différencier de l'aimant ou magnétisme terrestre.

Attraction. J'ai appliqué ce nom : 1° à l'action volontaire et mécanique, qui a pour but d'attirer les magnétisés dans la direction de leur magnétiseur ; 2° au fait par lequel le magnétisé s'approche du magnétiseur, comme le fer gravite vers l'aimant.

Automagnétique. Cet adjectif, dont l'usage est encore très restreint, s'applique 1° à l'action mesmérique que l'homme exerce sur lui-même ; 2° aux résultats de cette pratique, *effet automagnétique*.

Automagnétiquement. D'une manière automagnétique : agir, se guérir *automagnétiquement*.

Automagnétisation. Action de se magnétiser soi-même.

Automagnétisable. Qui est susceptible d'éprouver les effets de sa propre action magnétique.

Automagnétiser. Se magnétiser soi-même.

Automagnétisé, e. Qui s'est mis soi-même en état magnétique.

Autopathique. La lucidité des somnambules, quand elle s'applique à leur propre mal, est dite *autopathique*; on ne l'a point encore qualifiée dans son exercice aux maladies d'autrui.

Biotique. Equivalent de *vital*, *animal*, *humain*, appliqués à magnétisme.

Catalepsie. Etat complexe, principalement caractérisé par l'aptitude qu'ont les membres à garder, indéfiniment, la position qu'on leur donne dans les attitudes les plus diverses.

Cataleptique. Se dit de tout ce qui a rapport à la catalepsie, personnes et choses.

Cataleptisable. Personne susceptible d'être cataleptisée.

Cataleptiser. Produire la catalepsie ; mettre quelqu'un en cet état.

Cataleptisé, e. Qui est en état de catalepsie.

Clairvoyance. Synonyme de lucidité, seconde vue, etc., somnambulique.

Clairvoyant, e. Somnambule lucide. Ce mot est préféré par les Anglais aux deux qui lui servent, chez nous, d'équivalent. L'usage s'en répand chaque jour davantage.

Coma. Sorte de sommeil. Les magnétisés à ce degré sont souvent insensibles et presque toujours paralysés du mouvement. Cet état est parfois si profond qu'on a peine à en tirer les sujets. On le confond fréquemment avec le somnambulisme dont il n'est que le précurseur.

Comateux. Qui a rapport au coma.

Comatisable. Susceptible d'être comatisé.

Comatiser. Produire le coma.

Comatisé, e. Qui est en état comateux.

Comatisation. Action de comatiser.

Crise. A l'origine du mesmérisme cette expression signifiait *convulsions;* plus tard on l'employa dans le sens de *somnambulisme.* Alors mettre en crise, être en crise, étaient synonymes de somnambuliser, dormir, etc. Presque inusité maintenant dans ces acceptions, mais souvent employé dans le sens hippocratique.

Démagnétiser. Faire cesser, détruire les effets magnétiques, quels qu'ils soient.

Démagnétisation. Action de démagnétiser.

Dégager. Démagnétiser incomplétement, soit pour diminuer l'intensité d'un état, soit pour ne laisser subsister qu'un ou plusieurs effets, quand il en existe deux ou un plus grand nombre.

Dormeur, euse. Somnambule. Bien que ce mot s'emploie indifféremment pour désigner les somnambules lucides et ceux qui ne le sont pas, et même les comatisés, on s'en sert plutôt que dans le sens de voyant.

Epopte. Mot proposé par l'abbé Faria, comme équivalent de somnambule lucide; il signifie *voyant.*

Endormir. Produire le sommeil magnétique, dans la plus vague acception de ces mots.

Eveiller. Faire cesser le sommeil magnétique quel qu'en soit le degré : coma, somnambulisme, extase.

Extase. Ravissement d'esprit. Les magnétisés qui

35

sont dans cet état ont des facultés intellectuelles et morales encore plus développées que les somnambules.

Extatique. Se dit : 1° des personnes sujettes à l'extase ; 2° de ce qui a rapport à l'extase.

Extatiser. Produire l'extase ; mettre quelqu'un en cet état.

Extatisable. Susceptible d'être mis en extase.

Extatisation. Action de mettre en extase.

Extatisé, e. Qui est en extase.

Fluide. On désigne ainsi la cause des phénomènes magnétiques, à cause de son analogie apparente avec les autres fluides impondérables, tels que l'électricité, le calorique, l'aimant, etc. Voy. *Magnétisme* 1°.

Fluidiste. Partisan de l'existence du fluide magnétique ; opposé de spiritualiste.

Humain. Qualificatif de magnétisme. Employé quelquefois pour animal, vital, biotique.

Hydroscopes. Les somnambules qui, spécialement affectés par l'eau, comme d'autres le sont par divers métaux, en indiquent la présence dans le sol, à la manière des *sourciers*, sont appelés *hydroscopes*.

Hydroscopie. Faculté, art, profession, etc., de trouver des sources d'eau.

Hypnologie. Science du sommeil ; c'est-à-dire, ensemble de données sur les manifestations de cet état, soit naturel, soit artificiel ; tels que rêves, songes, visions, lucidité, etc., etc.

Hypnoscopie. Somnambulisme lucide.

Hypnoscope. Clairvoyant, somnambule lucide, épopte, voyant, etc.

Hypnoscopique. Qui a trait au sommeil puy-ségurique.

Inmagnétisable. Insensible au magnétisme.

Insensibilité. Suspension du sentiment. Bien que cet état soustraie l'être aux impressions agréables et douloureuses, on n'emploie le mot que relativement à ces dernières. Voy. *Anesthésie.*

Insensible. 1° Qui peut être piqué, pincé, brûlé, amputé, etc., sans souffrir ; 2° qui n'éprouve point d'effet magnétique.

Insensibiliser. Produire l'insensibilité, rendre quelqu'un insensible à la douleur.

Ipsomagnétisable.

Ipsomagnétiser.

Ipsomagnétisé, e.

Ipsomagnétique.

Ipsomagnétiquement,

Ipsomagnétisation.

Même signification que les mots commençant par *auto...*

Lucide. Cette épithète sert à qualifier : 1° le somnambulisme, accompagné de perceptions visuelles, malgré la distance ou des obstacles matériels ; 2° le sujet doué de la faculté de voir au travers des corps opaques, etc.

Lucidité. Voy. *Clairvoyance.* Quand cette faculté s'exerce dans l'espace, on l'appelle proprement *vue à distance ;* lorsqu'elle a lieu dans le temps, elle prend le nom de *prévision* pour le futur et de *rétrospection* pour le passé.

Magnétique. Qui a rapport au magnétisme.

Magnétiquement. D'une manière magnétique.

Magnétisable. Susceptible d'éprouver un effet magnétique quelconque.

Magnétisation. Action de magnétiser.

Magnétiser. Diriger, par des *passes* ou autrement, le fluide magnétique sur quelqu'un ou sur quelque chose.

Magnétiseur, se. Qui pratique le magnétisme. Le sens de cette expression est très large ; on l'emploie aussi bien dans l'acception de science que d'art : il est au magnétisme ce que le médecin est à l'art de guérir.

Magnétisme. Sous cette dénomination on comprend trois choses différentes :

    1° La *cause* des phénomènes mesmériques, appelée aussi fluide, force, principe ou agent magnétique.

    2° L'*art* de magnétiser ; c'est-à-dire, la connaissance des procédés propres à l'obtention des divers effets magnétiques.

    3° La *science* qui coordonne les faits, formule les principes et trace les règles de l'art. Doctrine, système.

Magnétiste. Qui s'occupe de magnétisme ; amateur, partisan, croyant, non praticien.

Magnétechnie. Art de magnétiser. Voy. *Magnétisme* 2°.

Magnétechnique. Qui se rapporte à l'art de magnétiser : séance *magnétechnique*, c'est-à-dire, expérimentale ou pratique.

Magnétologie. Science, doctrine, système du magnétisme. Voy. *Magnétisme* 3°.

Magnétologique. Qui a rapport à la magnéto-logie : société, séance *magnétologiques*, c'est-à-dire, de théorie, de dissertation sur le magnétisme.

Magnétorama. Tout ce qu'on *voit* dans le magnétisme. Tout ce qu'on en raconte. Expériences, récréations, exhibitions, etc., ayant le magnétisme pour sujet.

Magnétologiste. Magnétiseur érudit, instruit ; qui parle, qui écrit sur le magnétisme.

Magnétophile. Qui aime bien le magnétisme ; qui en est partisan déclaré.

Magnétophobe. Ennemi, antagoniste acharné du magnétisme.

Magnétomane. Qui exagère la portée des faits ou la puissance de l'agent ; qui voit du magnétisme en tout, en parle à tous propos, etc.

Magnétomanie. Passion pour le magnétisme.

Mensambule. Somnambule puységurique.

Mensambulance. Somnambulisme lucide.

Ces deux mots reposent sur la théorie du transport de l'âme des voyants dans les lieux et les temps où se passent les scènes qu'ils décrivent.

Mesmérien. Adepte de Mesmer, partisan de sa doctrine, magnétiseur enfin.

Mesmérien, enne. Qui a rapport à Mesmer, procédés *mesmériens*, vérité, découverte *mesmérienne*.

Mesmériser. Magnétiser. Ce mot, encore peu usité en français, est préféré par les Anglais, par la raison que magnétiser signifiant proprement *aimanter*, il faudrait, pour être correct, dire *magnétisanimaliser*, etc. On dit bien *Galvaniser*, pourquoi non *Mesmeriser* ?

35.

Mesmérisé, e. Magnétisé, e.

Mesmériquement. Magnétiquement.

Mesmérisme. Synonyme de magnétisme animal, vital, humain, biotique ; outre qu'elle rappelle le nom du maître, cette expression a l'avantage d'être unique.

Mesmérique. Qui a rapport au mesmérisme ; équivalent de magnétique.

Mesmérite. Voy. *Magnétiste.*

Mesmérologie. Voy. *Magnétologie.*

Mesmérologiste. Voy. *Magnétologiste.*

Mesmérologique. Voy. *Magnétologique.*

Mesmérotechnie. Voy. *Magnétechnie.*

Mesmérotechnique. Voy. *Magnétechnique.*

Passe. Mouvement ambulatoire des bras, à l'aide duquel on magnétise le plus ordinairement. Les passes sont dites *longitudinales*, *transversales*, *à grands courants*, selon leur direction ou leur étendue.

Prévision. Vue de l'avenir. Voy. *Lucidité.*

Puységurien, enne. Qui a rapport à Puységur, découverte, opinion *puységurienne.*

Puységurique. Qui a rapport au puységurisme : état, sommeil *puységurique.*

Puységuriquement. A la manière de Puységur, somnambuliquement.

Puységuriser. Somnambuliser.

Puységurisé, e. Somnambulisé, e.

Puységurisme. Somnambulisme lucide.

Rapport. Pour se faire entendre des somnambules et des extatiques ou communiquer avec eux d'une manière quelconque, il faut les toucher ou leur faire tenir un objet qui a été en contact immédiat avec soi; tel qu'une bague, une lettre, un vêtement, ou mieux encore des cheveux : c'est ce qu'on appelle se mettre en *rapport*.

Remagnétiser. Magnétiser de nouveau ; soit pour reproduire un effet, soit pour le soutenir, le faire persister lorsqu'il s'affaiblit.

Répulsion. Inverse d'attraction ; voyez ce mot.

Rétrospection. Vue dans le passé. Voy. *Lucidité*.

Sensible. Très fréquemment employé, ce mot signifie vaguement : apte à être magnétisé.

Sensitif, ve. Se dit des somnambules qui *sentent*, plutôt qu'ils ne voient (lucides), les maux des personnes en rapport avec eux.

Somnambulisme. Etat mesmérique caractérisé par un prodigieux développement de facultés cérébrales ; espèce de sommeil extatique, dont la dénomination est loin de donner l'idée.

Somnambule. Qui est sujet à la crise puységurique.

Somnambulique. Qui a rapport au somnambulisme.

Somnambulisé, e. Qui est en état de somnambulisme.

Somnambuliser. Produire le somnambulisme, mettre, plonger quelqu'un en cet état. Voy. *Endormir*.

Somnambuliste. Qui s'occupe particulièrement du somnambulisme.

Somnambuliseur, se. Qui produit spécialement le somnambulisme et fait consister tout le magnétisme dans le puységurisme.

Somnambulisation. Action de somnambuliser.

Somnicule. Qui voit en dormant.

Somnilucie. Sommeil lucide.

Somnilucique. Qui a rapport à la somnilucie.

Spiritualiste. Qui attribue la cause des effets magnétiques aux esprits célestes et infernaux; opposé de fluidiste.

Tétanique. Qui a rapport au tétanos.

Tétanisable. Susceptible d'être tétanisé.

Tétanisation. Action de tétaniser.

Tétaniser. Produire le tétanos.

Tétanisé, e. Qui est en état tétanique.

Tétanos. Contracture musculaire ; rigidité, partielle ou totale, des membres. Cet effet est souvent confondu avec la catalepsie, qui en diffère par la souplesse.

Trance. Mot anglais signifiant extase, contemplation.

Voyance. Lucidité, hypnoscopie, etc.

Voyant, te. Somnambule lucide.

Vital. S'emploie indifféremment pour humain, biotique, animal, dans la qualification du magnétisme.

Vue à distance. Lucidité dans l'espace. Voy. *Lucidité.*

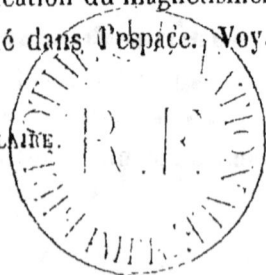

FIN DU VOCABULAIRE.

TABLE DES MATIÈRES.

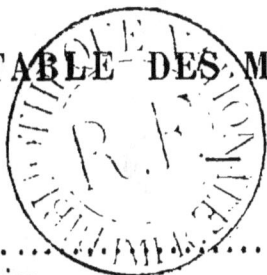

FIN DE LA TABLE.

JOURNAL

DU MAGNÉTISME

RÉDIGÉ PAR

UNE SOCIÉTÉ DE MAGNÉTISEURS ET DE MÉDECINS,

SOUS LA DIRECTION

DE M. DU POTET DE SENNEVOY.

Ce Recueil paraît, depuis 1845, par cahier de 32 pages, les 10 et 25 de chaque mois, avec des planches explicatives du texte.

PRIX DE L'ABONNEMENT :

PARIS ET BANLIEUE :

Un an, 10 fr. — Six mois, 6 fr. — Trois mois, 3 fr.

DÉPARTEMENTS ET ÉTRANGER :

Un an, 12 francs. — Six mois, 7 fr. — Trois mois, 4 francs.

PAYS A SURTAXE POSTALE :

Un an, 14 fr. — Six mois, 8 fr. — Trois mois, 5 fr.

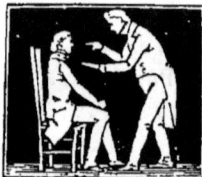

Séances gratuites pour les abonnés.

PARIS.

BUREAUX : RUE NEUVE-DES-PETITS-CHAMPS, 20.

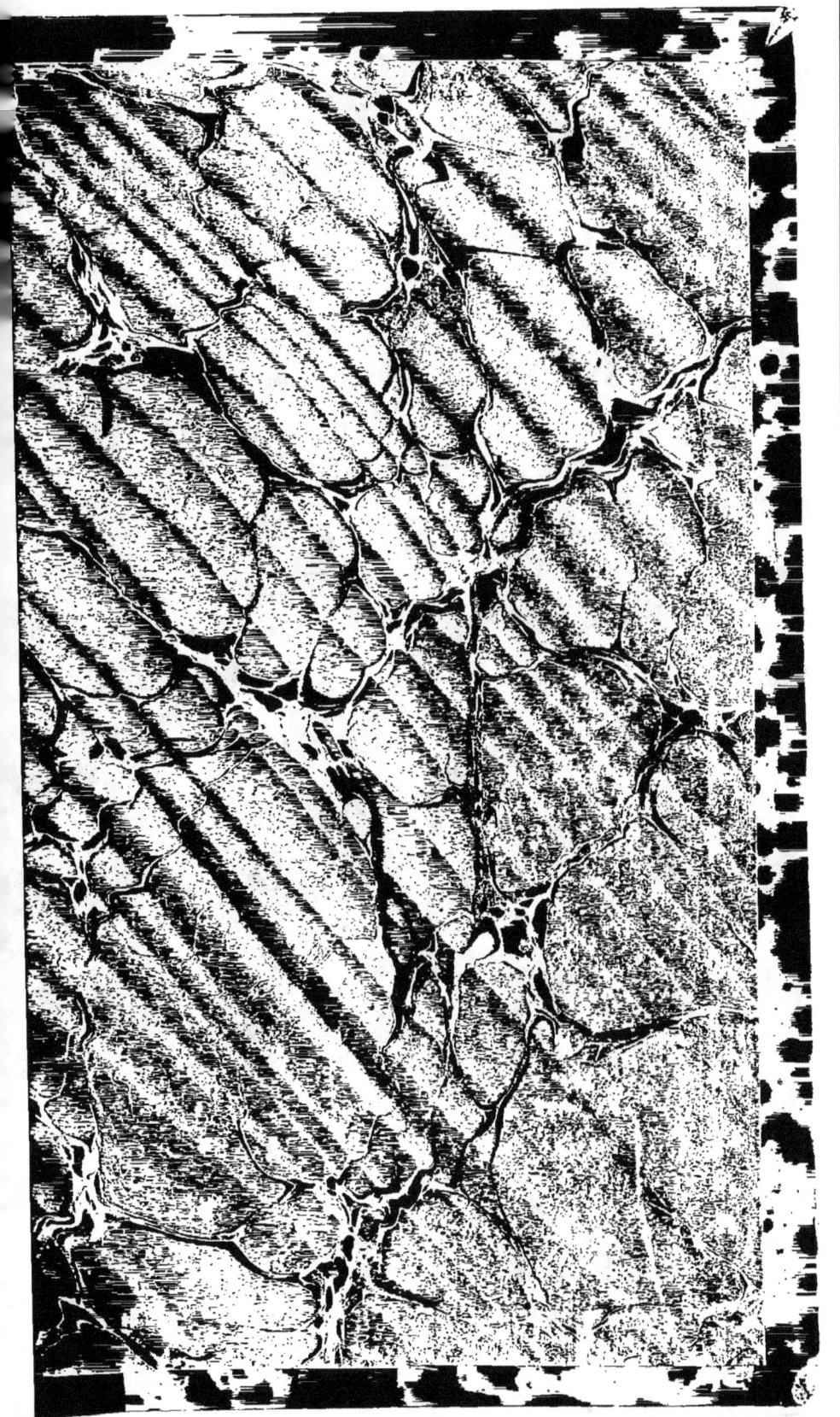

www.ingramcontent.com/pod-product-compliance
Lightning Source LLC
Chambersburg PA
CBHW052101230326
41599CB00054B/3568